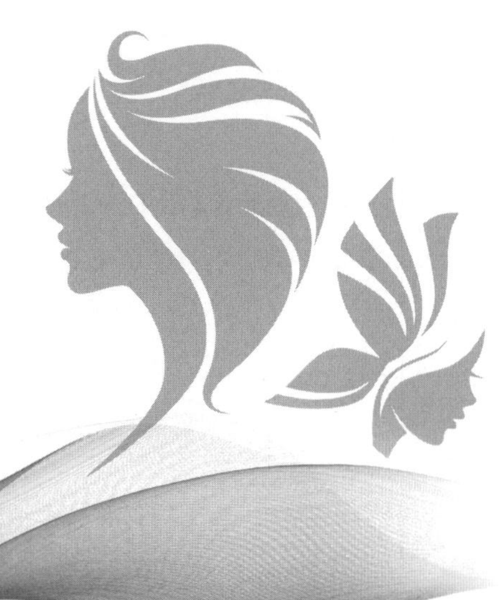

更年期多学科管理

规范化培训教程

主　编　白文佩

副主编　顾　蓓　韩历丽

田宗梅　郑睿敏

人民卫生出版社

·北　京·

图书在版编目（CIP）数据

更年期多学科管理规范化培训教程 / 白文佩主编
. —北京：人民卫生出版社，2023.12
ISBN 978-7-117-35758-6

Ⅰ. ①更…　Ⅱ. ①白…　Ⅲ. ①更年期 – 保健 – 岗位培训 – 教材　Ⅳ. ①R167

中国国家版本馆 CIP 数据核字（2023）第 248148 号

人卫智网　www.ipmph.com　医学教育、学术、考试、健康，购书智慧智能综合服务平台
人卫官网　www.pmph.com　人卫官方资讯发布平台

更年期多学科管理规范化培训教程
Gengnianqi Duoxueke Guanli Guifanhua Peixun Jiaocheng

主　　编：白文佩
出版发行：人民卫生出版社（中继线 010-59780011）
地　　址：北京市朝阳区潘家园南里 19 号
邮　　编：100021
E - mail：pmph @ pmph.com
购书热线：010-59787592　010-59787584　010-65264830
印　　刷：北京瑞禾彩色印刷有限公司
经　　销：新华书店
开　　本：787 × 1092　1/16　　**印张：**17
字　　数：414 千字
版　　次：2023 年 12 月第 1 版
印　　次：2024 年 1 月第 1 次印刷
标准书号：ISBN 978-7-117-35758-6
定　　价：89.00 元
打击盗版举报电话：010-59787491　E-mail：WQ @ pmph.com
质量问题联系电话：010-59787234　E-mail：zhiliang @ pmph.com
数字融合服务电话：4001118166　E-mail：zengzhi @ pmph.com

编　委

按姓氏汉语拼音排序

白文佩　首都医科大学附属北京世纪坛医院
陈　沂　首都医科大学附属北京世纪坛医院
陈明皇　首都医科大学附属北京世纪坛医院
陈秀娟　福建省妇幼保健院
崔广霞　首都医科大学附属北京世纪坛医院
高帅英　首都医科大学附属北京世纪坛医院
顾　蓓　首都医科大学附属北京世纪坛医院
顾佳晖　中国医科大学附属盛京医院
郭志强　中国医科大学附属盛京医院
韩历丽　首都医科大学附属北京妇产医院
韩昕倬　首都医科大学附属北京世纪坛医院
何耀娟　广州市妇女儿童医疗中心
黄小琛　福建省妇幼保健院
金雪静　杭州市妇幼保健院
连成瑛　福建省妇幼保健院
林　元　福建省妇幼保健院
鲁艳明　中国医科大学附属盛京医院
马晓欣　中国医科大学附属盛京医院
庞　丽　中国医科大学附属盛京医院
任　芳　中国医科大学附属盛京医院
宋　宁　中国医科大学附属盛京医院
孙　宇　首都医科大学附属北京世纪坛医院
田宗梅　首都医科大学附属北京世纪坛医院
王　爽　广州市妇女儿童医疗中心
王诗卓　中国医科大学附属盛京医院
王小雪　首都医科大学附属北京世纪坛医院
王子君　首都医科大学附属北京世纪坛医院
熊秀梅　杭州市妇幼保健院
杨　慧　中国医科大学附属盛京医院
杨慕坤　首都医科大学附属北京世纪坛医院
张治芬　杭州市妇幼保健院
郑睿敏　中国疾病预防控制中心妇幼保健中心
朱连成　中国医科大学附属盛京医院

指导专家

按姓氏汉语拼音排序

冯晓玲　黑龙江中医药大学附属第一医院
高洪伟　北京大学第三医院
李艳萍　首都医科大学附属北京世纪坛医院
马袁英　浙江大学医学院附属妇产科医院
阮祥燕　首都医科大学附属北京妇产医院
陶敏芳　上海市第六人民医院
王世宣　华中科技大学同济医学院附属同济医院
魏　杨　首都医科大学附属北京世纪坛医院
夏建红　广东省妇幼保健院
杨　欣　北京大学人民医院
易念华　湖北省妇幼保健院
郁　琦　北京协和医院
张海澄　北京大学人民医院
祝佩芹　河北省中医院

序　言

妇科内分泌疾病是一类非常独特的疾病，其最大的特点是虽不致命，但严重影响人的生活质量，且大多病因不清、机制不明。此外，有些妇科内分泌疾病不是疾病，而只是现象，是由多种疾病导致的，如不孕症和反复流产都是很多病因导致的临床表现；另一方面，妇科内分泌疾病可能涉及多个系统，如多囊卵巢综合征、绝经。

虽然绝经是卵巢功能的衰退，但是卵巢功能衰退带来的雌激素缺乏，以及 KNDy-下丘脑-垂体-卵巢调节功能的紊乱所带来的一系列近期、中期和远期的健康损害会涉及包括生殖系统在内的几乎全身所有的组织和器官。因此，作为一名妇科内分泌医生，特别是绝经管理的工作者，其工作难度可想而知。妇科内分泌医生不仅需要了解生殖内分泌的变化、雌激素缺乏所造成的各种后果，还必须了解针对这种几乎涉及全身组织和器官的退行性变的相应治疗和长期管理方案；此外，绝经激素治疗作为绝经管理的重要医疗干预措施之一，其适应证、禁忌证和慎用情况又涉及身体的多个器官的多种疾病，也需要妇科内分泌医生广闻博采，了解多个学科的相关知识，有能力判断多种疾病的存在迹象，以最终决定是否能够采用相关的治疗方案。但要求一个医生掌握几乎所有专科的诊治能力是不现实的，因此采用多学科综合诊治（multi-disciplinary treatment，MDT）成为妇科内分泌，特别是更年期管理专业的一个非常重要的举措。MDT 就是要把多个相关学科的专家组织在一起，针对一位患者的具体情况进行有针对性的讨论，集大家的智慧对特定的患者会诊，制订该名患者更年期管理的整体方案。

由于雌激素缺乏会导致各种近期更年期症状、中期整体萎缩表现及远期的老年慢性代谢性疾病，而且某些更年期症状似乎与特定疾病所导致的症状极其相似，作为妇产科医生可能难以判断，因此在 MDT 的组成中需要内分泌科、乳腺科、骨科、心内科，甚至耳鼻喉科等多个科室的全面参与，把这些专家组织在一起，让患者能够在一个较短的时间内得到多位专家的共同判断，将极大提高患者的满意度，同时使诊疗流程更流畅。这是一个在医学领域针对涉及多系统的复杂疾病的很好的临床诊疗措施，已经在多个学科得到广泛的应用，也带来了多方面的好处。

在进入老龄化社会的今天，中国更年期管理确实已经得到了从基层医生到国家医疗卫生管理机构的广泛认可。据不完全统计，全国约有半数的医疗机构已经在开展更年期的诊治工作，其中有国家级更年期特色专科门诊的医院有 42 家，各个省也在这些特色专科门诊的引领下进行区域辐射，把更多的基层医院纳入到更年期管理工作体系中，这无疑是一件好事，开展多学科联合诊疗，也是这些医疗机构所需要的。

鉴于这些现实的需求，相关领域的专家聚集在一起，编写了这本《更年期多学科管理规范化培训教程》，对如何开展 MDT、需要具备什么样的条件，包括人员、场地及如何组织平台等进行了相关的介绍，也对目前存在的问题进行了梳理，以教材的形式呈现给大家。希望能够对各级医疗机构更年期 MDT 的工作有所帮助。

郁　琦

2023 年 12 月

前　言

在全球人口老龄化的背景下，我国人口老龄化的速度也不断加快。2020 年，我国 65 岁以上老年人口已达 1.91 亿，占人口总数的 13.50%，比 2005 年提高了 5.81 个百分点。随着社会老龄化进程的加速，对中老年疾病防控需求日益凸显，养老关口前移，更年期保健需求激增。女性更年期是人生重要且特殊的生理阶段，目前已有 2.3 亿妇女进入更年期，并以每年 500 万的数据递增。如此庞大的隐含健康问题的人群，使更年期保健工作的重要性日益凸显。

2015 年以来，国家卫生健康委员会先后发布了《各级妇幼健康服务机构业务部门设置指南》和《妇幼保健专科建设和管理指南（试行）》等文件，鼓励各级妇幼保健机构设置更年期门诊，并加强更年期保健专科建设。

为进一步推进我国更年期保健工作的服务质量和水平，加强更年期保健专科建设，2018 年，国家卫生健康委员会妇幼健康司启动了国家更年期保健特色专科建设工作，并以专科建设为抓手，从全国层面推进更年期保健服务能力提升，丰富妇幼保健专业发展。“共建共享”是建设健康中国的基本路径，国家卫生健康委员会推出了一系列促进更年期保健工作体系建设的举措。2019 年国家卫生健康委员会发布了《国家卫生健康委妇幼司关于开展国家更年期保健特色专科建设工作的通知》，指出：“此工作目的旨在通过国家更年期保健特色专科建设，坚持典型引路，发挥示范作用，推动相关医疗机构加强更年期保健服务，丰富服务内涵，提高服务质量。”从国家层面要求和规范管理，大力推进了更年期保健工作的开展和有序、高效的实施。要求未来在各二级及以上医疗、保健机构都必须设立更年期保健专科门诊。至此，为全面完善并高效实施全民健康战略，在人口老龄化加速的中国，更年期保健工作（三级预防）的重要性和紧迫性已迫在眉睫。全方位、多学科、高效、安全地保障每一位妇女顺利健康度过更年期这一“多事之秋”，对减少和控制妇女更年期健康问题乃至老年慢性疾病的发生和进展起着至关重要的作用，为老龄化社会提供了不可或缺的健康根基。至今，全国范围内已评选出 42 家国家级更年期保健特色专科单位，对我国更年期保健事业的健康发展起到了很好的引领作用。

为了帮助更多需要从事更年期保健事业的临床医师顺利开展工作，我们邀请全国更年期保健专科“领头羊”单位共同针对工作中的重点和难点，总结经验，制订方案，编制了国内首本《更年期多学科管理规范化培训教程》,希望能为具体工作提供参考。但各个地方患者人群不同,医疗机构的管理模式也不一样,所面临的问题也有很大差异,因此在实践过程中还会遇到各种各样的问题,这本书也难以做到面面俱到。

本书出版之际,恳切希望广大读者在阅读过程中不吝赐教,欢迎发送邮件至邮箱 renweifuer@pmph.com,或扫描封底二维码,关注"人卫妇产科学",对我们的工作予以批评指正,以期再版修订时进一步完善,更好地为大家服务。

白文佩

2023 年 12 月

目　录

第一篇　理　论　篇

第一章　人才梯队建设……3

第二章　硬件设施……11

第三章　整体工作流程……32
- 第一节　团队组成与分工……32
- 第二节　初诊、复诊、随诊流程……33
- 第三节　多学科及转会诊流程……37
- 第四节　核心制度……40
- 第五节　信息化管理……45
- 第六节　更年期多学科综合管理质量控制……48
- 第七节　更年期保健工作中的科学研究方法……49

第四章　更年期保健基本知识……53
- 第一节　症状及评估……53
- 第二节　健康管理方式……80

第五章　更年期相关疾病的简要诊治……103
- 第一节　宫内占位……103
- 第二节　盆腔肿物……106
- 第三节　绝经后出血……109
- 第四节　异常子宫出血……112
- 第五节　肥胖症……115

第六节 糖尿病……118
第七节 代谢综合征……124
第八节 更年期抑郁……125
第九节 绝经后骨质疏松……128
第十节 绝经期泌尿生殖系统综合征……130
第十一节 压力性尿失禁……134
第十二节 盆腔脏器脱垂……140

第六章 更年期保健学科的带动作用……146
第一节 更年期保健专科建设工作实践与展望……146
第二节 挖掘优质资源 践行惠民理念……148
第三节 更年期保健网络及分级诊疗体系……155

第二篇 实 战 篇

病例 1：更年期综合征非药物治疗……161
病例 2：更年期综合征非激素药物治疗……165
病例 3：更年期综合征合并异常子宫出血及胆囊结石……168
病例 4：更年期综合征合并乳腺 BI-RADS 3 级……172
病例 5：更年期综合征合并胆囊结石……176
病例 6：更年期综合征合并宫颈肌瘤及乳腺结节……180
病例 7：更年期综合征合并甲状腺疾病……185
病例 8：更年期综合征合并骨关节炎……188
病例 9：更年期综合征合并睡眠障碍……193
病例 10：更年期综合征合并代谢综合征……200
病例 11：心律失常射频消融术后肥胖患者的更年期综合征……205
病例 12：绝经期泌尿生殖系统综合征的激素治疗……210
病例 13：绝经期泌尿生殖系统综合征……214
病例 14：中西医结合治疗更年期综合征——病例 1……218
病例 15：中西医结合治疗更年期综合征——病例 2……223
病例 16：更年期异常子宫出血……227
病例 17：MHT 方案的调整策略……231
病例 18：MHT 过程中的阴道出血……236
病例 19：MHT 过程中反复阴道出血的诊治……240
病例 20：MHT 的获益与风险管理……244
病例 21：乳腺癌术后应用内分泌治疗的子宫内膜增生问题……250
病例 22：如何提高绝经后激素治疗的依从性……255

第一篇

理　论　篇

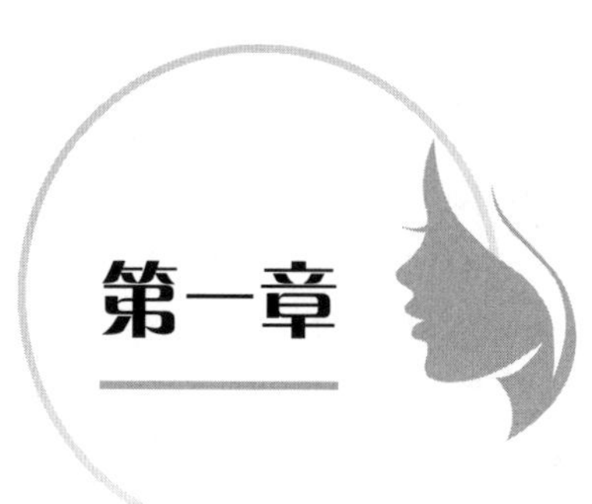

第一章

人才梯队建设

一、健康中国战略下更年期保健人才建设需求

1. **“健康中国”战略的提出** 健康是促进人类全面发展的必然要求，也是社会经济发展的基础条件。实现国民健康长寿，是国家富强、民族昌盛的重要标志，也是全国各族人民的共同愿望。自中华人民共和国成立特别是改革开放以来，我国健康领域改革发展成就显著，国民的健康水平不断提高。与此同时，我国也面临着工业化、城镇化、人口老龄化以及疾病谱、生态环境改变等带来的新挑战，需要统筹解决关系人民健康的重大和长远问题。

2017 年 10 月 18 日，习近平总书记在党的十九大报告中提出“健康中国”战略，指出“要完善国民健康政策，为人民群众提供全方位全周期健康服务”。2019 年 6 月，国务院印发了《国务院关于实施健康中国行动的意见》，从国家层面出台了《健康中国行动（2019—2030 年）》，围绕疾病预防和健康促进两大核心，提出将开展 15 个重大专项行动，促进以治病为中心向以健康为中心转变，提高人民健康水平。2020 年，《中共中央关于制定国民经济和社会发展第十四个五年规划和二〇三五年远景目标的建议》中也明确指出，要在“十四五”期间全面推进健康中国建设，把保障人民健康放在优先发展的战略位置，坚持预防为主的方针，深入实施健康中国行动，完善国民健康促进政策，织牢国家公共卫生防护网，为人民提供全方位全周期健康服务，到 2035 年建成“健康中国”。

2. **人口老龄化现象的日益严重** 随着社会经济的快速发展，人口老龄化已成为全球面临的重大公共卫生问题，而我国所面临的老龄化问题更为严峻。我国自 2000 年正式进入老龄化社会以来，人口老龄化进程一直呈现加速的鲜明特征。2021 年 5 月 11 日，第七次全国人口普查主要数据结果发布，进一步凸显了当前老龄化社会的新特征。与第六次人口普查相比，我国人口的年龄结构在十年间发生了重大转向，人口发展面临着从以往数量性压力到结构性挑战的历史性转变。“十三五”时期的全面二孩生育政策仅仅带来出生人口比例的小幅回升，却没有改变人口结构变老的长期发展趋势。数据显示，我国老年人口的数量和比重持续攀升，从 2000 年至 2020 年，中国 60 岁及以上老年人口从 1.3 亿人增至 2.64 亿人，占到总人口比重的 18.7%。表明当下我国人口老龄化程度进一步加深，中国即将进入中度老龄化社会。未来我国将长期面临人口老龄化所带来的持续性压力，因此积极推行老龄化健康战略，将是国家乃至全社会的一项长期重要任务。

3. 绝经与慢性病的关系 绝经是女性的一种生命现象，但绝经后雌激素减少引发的健康问题却涉及全身各个系统。雌激素具有增加冠状动脉血流量、抑制动脉粥样硬化进展、提高胰岛素敏感性、调节血脂和血压水平等作用。女性绝经以后，随着雌激素水平的下降，上述保护作用也逐渐减退，心血管疾病、代谢综合征、泌尿生殖道萎缩、骨质疏松症、肌力减弱、认知功能下降等的发生率均较绝经前上升。

(1) 绝经与心血管疾病：相关流行病学调查显示，绝经前女性心血管病的发病率明显低于同龄男性，但这种性别优势在绝经期逐渐减弱、消失，这种差异主要与女性内源性雌激素的心血管保护作用相关。Framingham 心脏研究也显示，女性在绝经后心血管疾病发病率迅速增加，与同龄非绝经女性相比，心血管危险增加 2.6 倍。所以，绝经是女性心血管疾病发生的一个重要危险因素。

社会经济的快速发展，尤其是人口老龄化及城镇化进程的加速，使人们的生活方式发生了明显的变化，心血管疾病的发病人数呈持续性增加，且今后 10 年患病人数仍将快速增长。据《中国心血管病报告 2018》指出，我国心血管病（高血压、脑卒中、冠心病、肺源性心脏病、心力衰竭等）现患人数约为 2.9 亿；心血管病死亡率居首位，高于肿瘤及其他疾病，占居民疾病死亡构成的 40% 以上；并且心脑血管病的住院总费用也在快速增加。中国心血管病的负担日渐加重，对我国 20 年（2010—2030 年）心血管疾病发病人数的预测显示，20 年间心血管疾病女性将增加 973.7 万人，我国女性心血管疾病防治现状不容乐观。

(2) 绝经与代谢综合征：代谢综合征（metabolic syndrome，MS）是一组肥胖、血糖异常、血脂异常以及高血压等聚集发病，严重影响机体健康的代谢紊乱综合征。其主要为肥胖尤其是内脏型肥胖、糖尿病或糖耐量受损，以高甘油三酯血症及高密度脂蛋白胆固醇（high density lipoprotein cholesterol，HDL-C）降低为特点的血脂代谢紊乱，以及高血压。随着人口逐渐进入老龄化，女性绝经后期的时间也逐渐延长，绝经后，机体生理和代谢的改变增加了内脏脂肪和胰岛素抵抗，这两个因素都易引起女性代谢综合征的发生，所以代谢综合征的发生率在绝经后女性中显著增加。国内研究资料也显示，随着年龄的增长，代谢综合征的患病率不断升高；中年组男性的患病率高于女性，但这种性别差异在 50 岁以上人群中消失，提示围绝经期及绝经后女性是发生代谢综合征的高危人群。

(3) 绝经与骨质疏松症：骨质疏松症是最常见的骨骼疾病，是一种以骨量低、骨组织微结构损坏导致骨脆性增加、易发生骨折为特征的全身性骨病。绝经后骨质疏松症一般发生在女性绝经后 5~10 年内，女性绝经后卵巢功能减退，雌激素水平下降，从而导致破骨细胞的骨吸收大于成骨细胞的骨形成，是最常见的骨质疏松症类型之一。研究数据显示，我国 50 岁以上女性骨质疏松症患病率约为 20.7%，随年龄增加患病率升高，60~70 岁人群患病率高达 46%。而骨质疏松性骨折则是骨质疏松症的严重后果。其中，椎体骨折是最常见的骨质疏松性骨折，研究显示，我国 50~59 岁女性椎体骨折患病率约为 13%，80 岁以上女性患病率升高至 50%。而髋部骨折是最严重的骨质疏松性骨折，近年来我国髋部骨折发生率呈逐年上升趋势，且 20% 以上的患者将死于各种并发症。女性一生发生骨质疏松性骨折的风险约为 40%，高于乳腺癌、子宫内膜癌和卵巢癌的总和。骨质疏松症及骨质疏松性骨折的医疗和护理需要投入大量的人力、物力和财力，给家庭和社会都造成了沉重的负担。据预测，我国 2035 年和 2050 年用于骨质疏松性骨折的医疗费用将分别高达 1 320 亿元和 1 630 亿元，且其中 76% 的费用将用于女性患者。

除心血管疾病、代谢综合征、骨质疏松症以外，泌尿生殖道萎缩、认知功能下降等多种慢性病均与绝经后雌激素水平下降密切相关。慢性病是绝经期女性的主要健康问题，更年期保健的核心在很大程度上即慢性病的管理。

4. 更年期保健人才的需求增加 社会老龄化的进程不断加快，更年期女性数量急剧增多，绝经女性健康管理需求日益增加。自 20 世纪 90 年代以来，全国各地逐渐重视更年期保健工作，大部分妇幼保健机构和综合医院开设了更年期保健门诊，对更年期女性开展更年期相关疾病的诊治、健康咨询和指导。然而，国内多项研究均表明，国内更年期女性对健康管理的知晓率仍普遍偏低。如上海市一项对 40~65 岁女性的调查研究显示，该年龄段女性对围绝经期相关知识的知晓率为 28.47%；北京市平谷区一项对围绝经期女性的调查显示，围绝经期相关知识的知晓率为 31.92%，其中农村女性知晓率仅为 15.79%；浙江一医院针对部分医院医务人员对绝经激素治疗（menopausal hormone therapy，MHT）的知晓率进行调查，结果显示认为 MHT 非常有必要的人员仅占 8.46%，认为 MHT 有必要的占 52.87%。以上数据说明，更年期保健科普工作重视程度尚且不足，更年期保健工作缺乏专业人才。

众所周知，更年期是许多慢性病、老年退行性疾病的萌芽阶段，这些疾病带来的后果不仅严重降低女性生活质量，还会明显影响女性寿命。针对更年期女性的健康管理，当前世界卫生组织积极倡导多层次干预的管理方法，包括激素补充治疗、营养分析补充、环境因素控制、运动定量督导、生活习惯指导、精神心理辅导等综合措施，内容广泛涉及妇科、内科、骨科、心理科、神经科、老年科等多个学科。国内部分医疗机构基于此管理理念，纷纷创建了特色更年期综合管理模式。例如，首都医科大学附属北京世纪坛医院、杭州市妇产科医院的“更年期多学科协作的综合管理模式”，该模式以妇科内分泌医生为主导，由营养师、心理咨询师、临床药师、盆底功能评估师等专业人员组成多学科协作团队，为更年期女性完成全身系统性检查、更年期状况评估，并提供个体化诊疗方案。更年期多学科管理模式的大力倡导和形成，为多学科专业人才的培养提出了更高的要求。

迅速发展的人口老龄化趋势，与死亡率下降、预期寿命提高密切相关，中国的人口预期寿命和死亡率已接近发达国家水平。现代越来越多的人，已经不再局限于被动的疾病治疗，而是更加重视疾病的预防保健。据估计，中国更年期女性人口数量在 2030 年将达到 2.8 亿，这个数字远远超过了世界上绝大多数国家的人口总和。更年期群体的健康管理工作任重而道远，我国无论在更年期保健机构设置、专业人才还是服务内容等方面，都有很大的发展空间，特别是对更年期保健专业人才的急切需求。因此，如何培养出不同层级医疗机构的高质量更年期保健人才队伍，应是当下亟待解决的重要问题。

二、更年期保健人才梯队建设存在的问题

1. 人才结构不合理 不少医疗机构在更年期保健人才方面存在诸多问题，如良莠不齐的人才素质、不合理的人才结构、高层次人才缺乏等；基层医疗机构更为突出的问题则是具有从业资质的人员不够、技术专业人才学历整体偏低、一人兼顾多职、管理者能力有限等。

部分医疗机构人才阶梯断层现象严重，出现学科带头人后继无人、高层次人才储备不足的情况。一些医院未建立完备的人才培养机制，导致医院内医疗人才恶性竞争，争夺科室负责人或学科带头人，一方在竞争中失利就可能造成人才的丢失，主要是高层次人才的流失；另外，引进年轻的高层次人才也较困难，最终出现学科高层次人才老龄化，难以保证学科在未来的发展中保持长期的竞争力。

2. **人才成长环境不佳** 受更年期保健专业的限制，人才数量不足，特别是高层次人才更为稀缺。医疗机构应为高层次人才的引进、培养、激励积极地创造条件，使其在学科发展中发挥主力军的作用。当前学科尚未有合理的人才梯队形成，招聘方面若只根据人才不足或者岗位空缺确定招聘方案，来补充人才缺口，并未有对高层次人才晋升与培养机制的建设进行完善，未为高层次人才的成长提供良好的环境，那么造成的后果便是高层次人才随时流失，短期人才引进困难，最终影响科室日常工作的开展。

3. **忽视内部人才培养** 更年期保健人才数量相对不足，部分医疗机构为缩短人才培养周期，常常非常重视外部人才的引进，却忽视了内部人才的培养。院内的优秀中青年是学科发展的生力军，一些医院没有重视对这部分人群的深度挖掘和重点培养，使他们没有及时得到成长和能力提升。还有一些医院，人力资源管理制度滞后于形势的发展，不重视激发院内人才价值，仍以传统的理念管理人才，如注重“论资排辈”，忽视“竞争机制”，没有客观地为医院和学科发展优选出真正的人才，严重挫伤了院内人才工作的积极性，导致部分人才的流失。

4. **缺乏完善的培训机制** 更年期保健属于妇产科或妇女保健科，在医院所占比重较小，医院在更年期保健人才队伍建设阶段要完善的人才培训机制普遍缺乏，可能难以达成提升人才综合素质的要求。一些员工想通过学习提升自身能力，往往缺乏有效的渠道和平台，而医院能够给员工提供的培训资源也很少。另外，大部分医疗机构从事更年期保健的人员数量有限，特别是基层单位，可能只有一个人从事更年期保健工作，甚至还是一人多职的情况，若派人员外出学习，则会波及科室的正常运行，日常工作也将难以顺利开展。长此以往，员工无法系统、及时地获得专业培训机会，对人才队伍的建设与学科的可持续发展会造成影响。

5. **缺少专项资金和激励机制** 一些医疗机构对学科人才培养缺乏专项资金保障，特别对于更年期保健投入更少。专项资金的不足，不仅导致学科对人才引进的吸引力降低，错失优质人才引进机会，还会造成科内人才素质提升停滞不前、人才活力不能激发、人才流失。激励机制的完善性是激发医院人才效力的关键因素。部分医疗机构激励机制不明确，没有制订翔实的激励细则，对于不同类型人才的培养目标，给予一个标准的激励模式；考核的实施也基本流于形式，激励机制无法有效落实，这对人才积极性的发挥非常不利。

三、建立以学科建设为目标的更年期保健人才建设规划

1. **学科建设的内涵和意义** 学科建设是围绕提高人才培养质量和科学研究水平的一系列工作。学科建设的意义和目的是使科学研究服务于临床，提高医疗质量，更好地为患者服务。与学科密切相关的是专业，一门学科可以包含若干个专业，而专业以学科为依托得以发展。更年期保健是综合了营养科、心理科、盆底康复科、中医科等多个专业的交叉健康管理，所以只有建立完善的更年期保健学科体系，才能提升更年期保健的综合管理能力，才能

形成合理的学科人才梯队，促进更年期保健事业的大力发展。

2. **更年期保健学科建设思路**　首先要解决的是确立学科发展方向，考虑需要什么样的人才，再确定人才引进和培养目标。同时考虑学科基础与条件建设，建立合理的更年期保健人才梯队，以适应医院和学科发展的需要。

(1) 分析学科现状。对现有的更年期保健人才、医疗、科研、教学等方面进行全面分析，了解学科综合情况，找准学科发展方向，形成学科特色，提高核心竞争力。

(2) 建立学科人才建设方案。在确定学科发展方向的基础上，以医院人才培养规划为指引，根据更年期保健学科发展的需求，针对性引进和培养人才，做到人才引进有目的、人才培养有目标，引进人才和内部培养一起抓，尊重人才成长的规律，紧紧围绕更年期保健学科建设发展目标系统推进人才队伍建设。

(3) 学科基础与条件建设。借助科研基础平台，助力学科建设。科研平台是提高科学研究实力、提升人才培养能力、加快学科发展速度的必要支撑。高水平科研项目的实施和科研成果的获得，为学科带头人的成长、人才高质量培养及基础设施的改善提供了良好的条件，保证了学科的长远发展。学科带头人带头并鼓励科室成员争取院内外相关基金或划拨专项经费支持学科建设，加大学科建设的经费投入。经费应用于基础设施的建设、人才的引进和培养、科研设备的购置及更年期基础研究实验经费的支出等，同时需要构建健全的监督机制，定期检查经费的使用情况，配合科研经费管理的审计工作。

四、更年期保健人才梯队建设策略

1. **设立人才培养经费，保障人才培养**　可实施医院制订的培养政策，构建合理的人才梯队。例如，某医院推出的“学科带头人、后备学科带头人、临床骨干人才”等培养体系，体系采用滚动式培养，实行进入和退出机制，为不同层次的人才配备不同数额的专项培养经费。根据学科人才培养规划，优选有发展潜力的优秀中青年人才，利用设立的人才培养专项经费进行支持和培养。同时，积极推进人才培养激励与考核评价双措并举，定期对人才培养成效进行考核，对超额完成考核目标的人才进行奖励，激发培养对象的积极性。对不能完成培养目标的实行优胜劣汰，充分发挥激励机制在人才培养中的积极作用。此外，医院对于入选院外项目的各级别、各类型人才，设置专项账户，给予相应比例的经费匹配。

2. **遴选学科带头人，关注后备人才培养**　优秀的学科带头人是学科建设的“领头羊”，科室要以医院人才培养规划为导向，加强顶层设计、制订人才培养计划，做好学科带头人的遴选工作，无论是采用外部引进还是内部培养，都要制订翔实的考核评价指标和激励机制，明确学科带头人的定位和要求。更年期保健专科受到专业限制及人才数量的影响，学科带头人的储备力量容易出现断层，应关注后备人选的培养，即重视高层次人才的数量储备。医学后备人才不同于学科带头人，其自身的潜力还在挖掘阶段，未来的方向还不明朗。科室应协助医学后备人才做好自身职业生涯规划，这是人才培养工作的重要部分，无论对个人还是对学科发展，都是十分必要的。

3. **重视中青年人才培养，实现学科建设可持续性**　中青年人才是学科建设的生力军，优秀的学科带头人应重视人才梯队结构的合理性，培养和留住青年人才。对科室内的优秀中青年人才，要进行充分评估、分类储备，对他们在临床、科研和管理方面有侧重性地进行培养，兼顾更年期保健学科涉及的多个专业领域，还要注重多学科专业的交叉培养，对每一位中青年人才采取针对性的培养。培养模式灵活多样。例如，某医院的"导师制"结对培养方式，医院每年会遴选一批具有较强临床成长潜力、较快学科发展能力的中青年骨干为重点培养对象，给予院内基金资助，并选配院内专家和院外高校专家各1名，作为固定导师，通过课题研究、高级研修、精英讲堂、行业沙龙、学术交流等形式开展人才能力全面提升行动，签订"定制版"培养计划，定期评价考核培养目标，评价考核其专业知识与临床技术能力的同时，还评价其与患者的沟通能力及道德品行情况。医院基于对优质中青年人才的持续储备，来实现学科人才梯队的合理搭建，为学科建设的持续性奠定扎实的人才基础。

4. **引进与培养双措并举，搭建人才队伍** 鉴于更年期保健高层次人才稀缺问题，医院可依托人才交流中心、专业医疗卫生招聘机构，常态化开展高层次人才招聘工作。医院"高层次人才"是指具有高级专业技术资格或硕士及以上学历的人才，具备引领某一医学领域未来发展的潜力，有责任担负起医学科学研究、科技创新以及推动学科稳定发展的主导者。高层次人才的引进可在短期内快速解决更年期学科优质人才缺乏、人才结构和梯队不够合理等问题。但是医院要在高层次人才制度的完善上，出台相关激励制度，并提供优化的事业发展平台以留住人才。

医院在引进外部优质人才的同时，应给予院内人才更多的培养机会和经费保障，如加大国际交流和国内培养力度，鼓励中青年人才申报国内外人才培养项目，有计划地选派人才至国内外知名院校进修学习，力求培养学科后备人才。鼓励中青年人才攻读高层次学位，医院给予一定比例的经费资助。只有建立完善的引进人才与院内培养人才双重培养机制，才能增加学科人才培养的稳定性，逐步形成结构合理的人才队伍。

5. **鼓励柔性引进人才，实现人才高效率使用** 针对国内更年期保健工作区域发展不平衡、学科高端人才匮乏的现象，医院可本着"不求所有，但求所用"的原则，广泛吸纳国内外优秀专家、学者参与更年期学科建设，力争能与国内外著名医院、医学院校、科研院所共享一批高端人才，充分发挥高端人才在学科、学术、临床工作中的优势，实现"借智登高、引智发展"的目的。通过柔性引进人才，经过一定周期的发展和建设，让学科发展步入良性循环和稳步提升的发展轨道。柔性引进人才政策实现了不同平台高端人才的高效率使用，一方面有效促进引进方内部人才结构的优化和提升，另一方面可以通过兼职高端人才的带领和指导大力提升学科的综合能力和学术地位。

6. **依托科研项目合作，打造学科人才梯队** 打造学科人才梯队最直接、最有效的方式就是依托科研项目合作，同一个科研项目需要不同层次、不同专业的人员进行分工与合作，通过共同完成一个项目，可以打造一个学术团队，分层次培养出一批中青年骨干成员。更年期保健学科包含了妇科内分泌、心理科、中医科、盆底康复科、营养科、乳腺科等多个专业，不同专业科室在合作中充分发挥各自优势，通过知识的交叉和技术的融合，形成学科发展的最大合力，共同解决科研难题。多学科的科研项目合作，使不同学科人员之间紧密合作，不仅有助于不同专业人才的持续成长，更有利于提升团队的整体凝聚力，打造出一支优秀的学科人才梯队。

7. **提供多种培训方式，促进人才培养** 更年期保健人才素质良莠不齐，人才数量相对不足，是当前国内医疗机构普遍存在的现象，教育培训是提高人才能力、素质的基本途径。大部分人员具有继续深造学习的意识，多数人会通过互联网如网络课堂、线上直播等形式获得专业信息内容。此外，还可选择参加线下培训，如一些省、市级妇幼保健院会定期为更年期保健人员举办线下培训活动，以短期集中授课的形式进行知识培训，培训内容包涵更年期保健专业技术知识、更年期保健三级预防策略、多学科管理模式及健康科普教育技巧等多方面课程，这种培训模式可以让医生在短时间内比较全面地提升更年期健康管理能力，促使更年期保健工作的规范开展。

培训方式还可以灵活多样，国内某医院积极推行基层医生更年期门诊"弹性"进修模式，允许基层医务人员利用休息时间，每周机动安排 2 天来院免费进修学习，学习周期为 3~6 个月。该培训模式成功解决了基层医务人员短缺、培训经费缺乏导致无法外出学习的问题，是一种值得推广的培训方式。

另外，一些有实力的医院还可加强与国内外知名院校的合作研究和技术交流，争取承办或联办各种类型的学术会议，积极鼓励员工参与学术交流，为人才培养拓宽渠道，及时了解领域最新的研究动态，开阔眼界，提升思维，加速成长。

8. 以医联体为抓手，助力基层人才培养　当前，在我国优质医疗资源总量不足、结构不够合理以及分布不均衡的背景下，医联体建设随之产生。医联体建设是促进医疗卫生体制改革和深化的重要途径，其主要目标是促进医疗资源的优化和配置，进而促使人才双向流动，特别是三级医疗机构人才下沉，促使医疗水平进一步提高，使人们的身体健康得到有效保障。

根据 2017 年《国务院办公厅关于推进医疗联合体建设和发展的指导意见》，医联体分四种模式：城市医疗集团、县域医共体、跨区域专科联盟、远程医疗协作网。例如，国内某市级妇幼保健院，更年期保健是该院的重点特色专科，医院利用跨区域专科联盟的医联体形式，对基层医院进行对口帮扶，开展基层更年期保健规范化门诊建设活动。基层更年期保健规范化门诊的建立，促进了医联体成员单位在更年期保健科室设置、人员配置、业务用房、制度建设等方面更趋科学合理、规范统一，尤其是基层更年期保健人才的培养，是全面提升基层更年期保健工作水平和服务能力的重要基础。通过努力，该院在全市范围内成功指导创建 16 家基层更年期保健规范化门诊。

为促进医联体内部优质医疗资源的有效流动，医院派遣专家定期下沉基层，开展帮扶活动，使基层医疗服务中存在的问题和不足能得到有效解决。选派的专家到基层医院组织业务培训、指导门诊建设以及开展病例讨论等，同时下沉的专家们直接在基层医院内利用传、帮、带等形式辅助基层人员成长，促进自身业务水平和管理能力的进一步提高。

总之，更年期保健人才梯队建设并不是简单的人才引进或人才培训工作，是一项周期长、难度大、任务重的系统工程。各级医疗机构应该结合不同层级的实际情况，制订可行的人才培养规划，培养高质量的更年期保健人才，构建合理的人才梯队，提升更年期健康管理质量和服务水平，以满足更年期女性医疗服务需求。

（张治芬、金雪静）

参考文献

1. 中华人民共和国国务院 . 国务院关于实施健康中国行动的意见［EB/OL］.(2019-07-15)［2023-03-05］.
2. 中国共产党第十九届中央委员会 . 中共中央关于制定国民经济和社会发展第十四个五年规划和二〇三五年远景目标的建议［EB/OL］.(2020-11-03)［2023-03-10］.

3. 胡盛寿,高润霖,刘力生,等.《中国心血管病报告 2018》概要[J]. 中国循环杂志,2019,34(3):209-220.
4. CUI L,CHEN L,XIA W,et al. Vertebral fracture in postmenopausal Chinese women:a population-based study [J]. Osteoporos Int,2017,28(9):2583-2590.
5. SI L,WINZENBERG TM,JIANG Q,et al. Projection of osteoporosis-related fractures and costs in China: 2010-2050 [J]. Osteoporos Int,2015,26(7):1929-1937.
6. 胡争光,钟羽西,刘嘉,等. 女性围绝经期知识知晓率及需求调查[J]. 预防医学,2017,29(9):950-951, 954.
7. 高凤霞,张晓颖,李卫明,等. 北京市平谷地区围绝经期妇女健康现状及认知状况调查[J]. 生殖医学杂志,2014,23(7):552-556.
8. 高丽虹,吴晓杰,张梅光,等. 医护人员对激素补充治疗的知晓率调查[J]. 浙江医学,2014,36(3):233-235.
9. 国务院办公厅. 国务院办公厅关于推进医疗联合体建设和发展的指导意见[EB/OL].(2017-04-26) [2023-03-25].

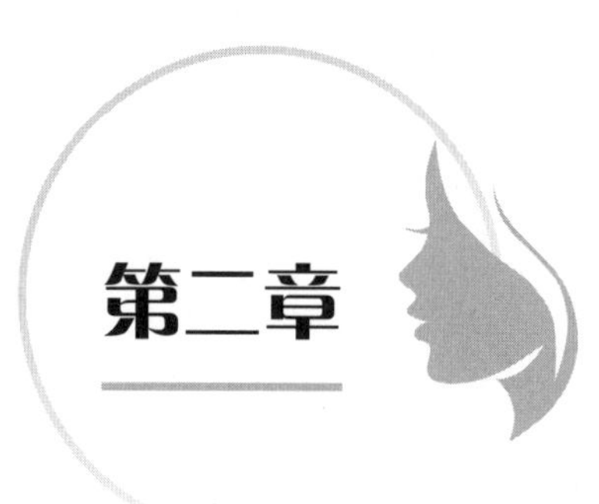

第二章

硬件设施

更年期多学科门诊应实现更年期患者的多维度管理，包含患者评估、健康宣教、专科就诊、中医辨证施治、体重管理、心理评估咨询等多个诊疗服务，门诊的业务用地及设施、设备需满足以上多方面诊疗的运作需求。本章从服务场所及配套设施方面进行讲解，为准备开展该专科业务的医院的筹备阶段提供参考，不同规模、级别、专科侧重的医院可根据自身条件进行增减，所有硬件设施的核心是尽可能为更年期妇女的保健、医疗提供更好、更齐全的服务。

一、服务场所

1. 房屋设施 房屋的准备主要是为了满足更年期多学科服务的特点，国内各家医院的更年期门诊有的设立在妇科门诊内，有的设立在妇女保健部门诊内，有的在专门的妇科内分泌门诊或内分泌与生殖中心门诊内，相关业务用地多设置在更年期门诊内或周边，如护士报到分诊台、护理评估宣教区（室）、专科资料室、心理评估咨询室、体重管理营养咨询室等。另外，各辅助检查及功能科室，如影像科、盆底康复科、检验科等为更年期女性提供配套检验检查，一般为全院共用，部分科室可为更年期群体提供专人专间服务。如图 2-1 所示。

(1) 护士报到分诊台：大部分医院的门诊科室目前仍采用较为传统的人工分诊报到方式，该方式最大的优势在于通过护士的初步询问，可将紧急、老年、残疾等患者灵活、优先安排，对于未能准确挂到专科号的患者及时给予指导，转诊到相应的专科就诊，符合更年期年龄段的女性可先指引到专科护理评估室进行症状及体征的评估，有助于更多适龄女性得到更优质的照顾。部分医院的报到、分诊采用信息系统实现无纸化报到，护士人工分诊的工作相应弱化，分诊压力及人力减少，可有更多的护理人力为患者提供更为细致的服务。护士报到分诊台的设置如图 2-2 所示。

(2) 护理评估宣教区（室）：护理评估宣教室是更年期多学科门诊尤为重要的工作环节所需要的，故应尽可能靠近报到分诊台，对于首诊的更年期女性可以直接指引至该评估宣教室

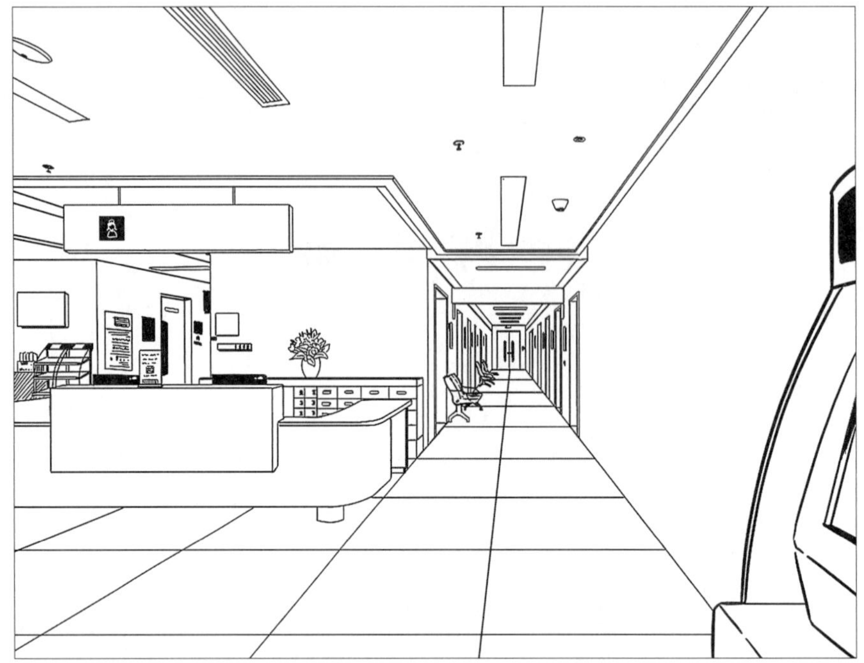

图 2-1 更年期专科门诊区域示意图

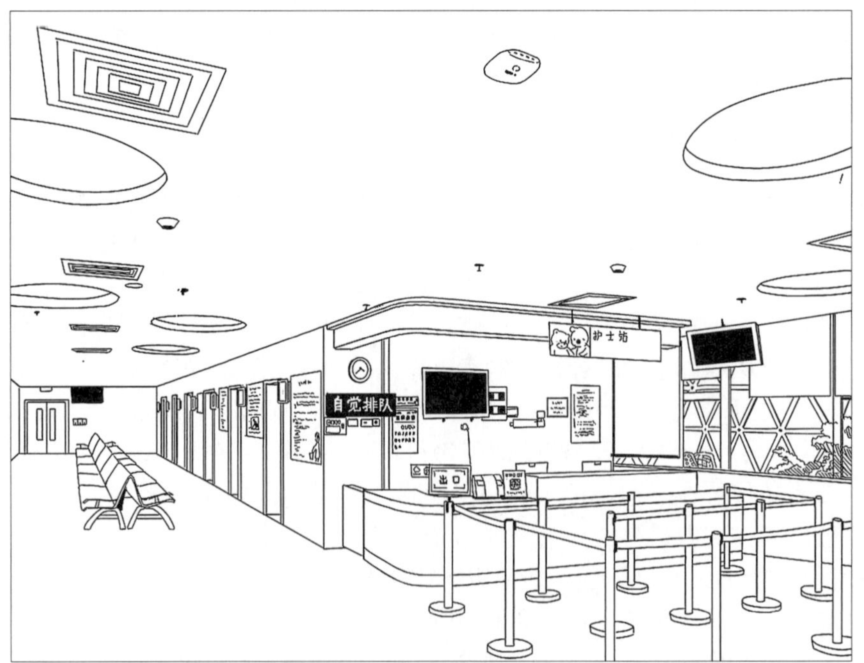

图 2-2 护士报到分诊台

进行更年期综合征的问卷调查、Kupperman 评分、生命体征的测量、人体成分测定以及睡眠质量量表、焦虑抑郁（自评）量表、性生活满意度问卷等评估，指导就诊须知及应与医生沟通的重要内容等。该评估宣教室须保证独立环境，注意隐私保护，让患者可放松且全面地与护士进行有效沟通。如图 2-3 所示。

同时，评估宣教室也承担着对专科患者的健康宣教工作，为患者提供有关体重管理、体育锻炼、饮食指导、心理舒缓、转诊指导、服药注意事项、随访要求等健康宣教服务，故评估宣教室需常备相关的各种科普知识的宣传资料以及相关转诊指引的材料。如图 2-4 所示。

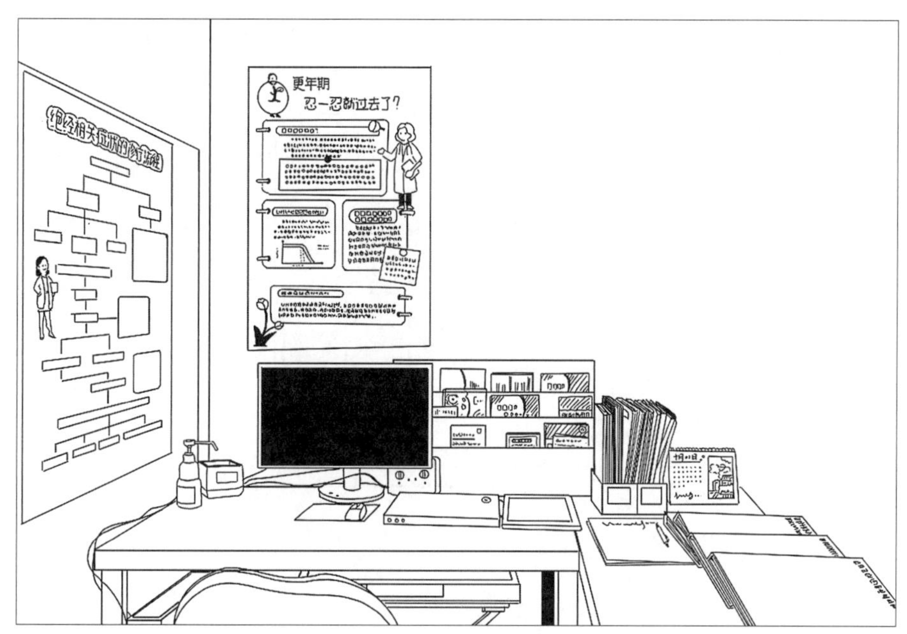

图 2-3　更年期专科护理评估宣教室

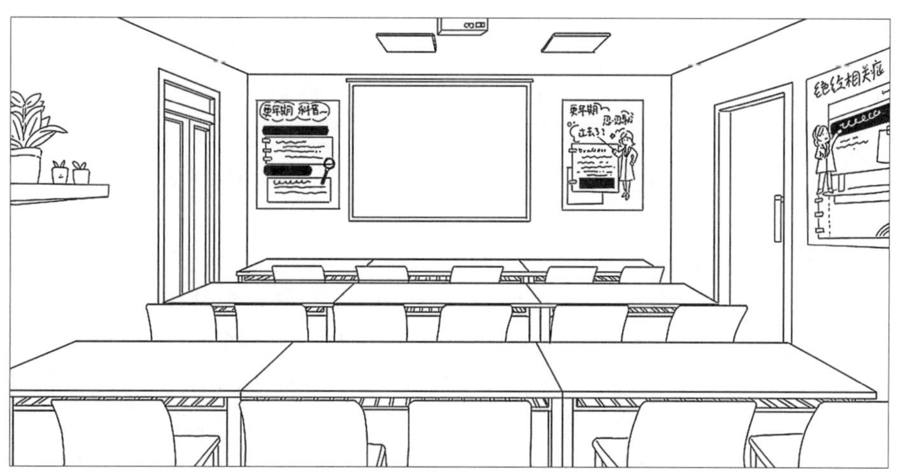

图 2-4　健康教育的场景

(3) 专科资料室:根据专科规模设立资料室,用于存放各种患者基本专科病历(问卷)、各类评估量表的原始表格、检查及治疗的知情同意书等。所有资料按照各医院的要求设计,并做好分时、分病种的编号标识,并归类存放。如图 2-5 所示。如无足够的场地,也可在护理工作的区域(如专科评估宣教室内)附近设立资料柜,柜内放置明确标识的文件夹,所有资料由专人上锁管理,随时上锁以免丢失或泄露患者的隐私资料,同时原则上尽可能方便专科护士多个工作同时进行。

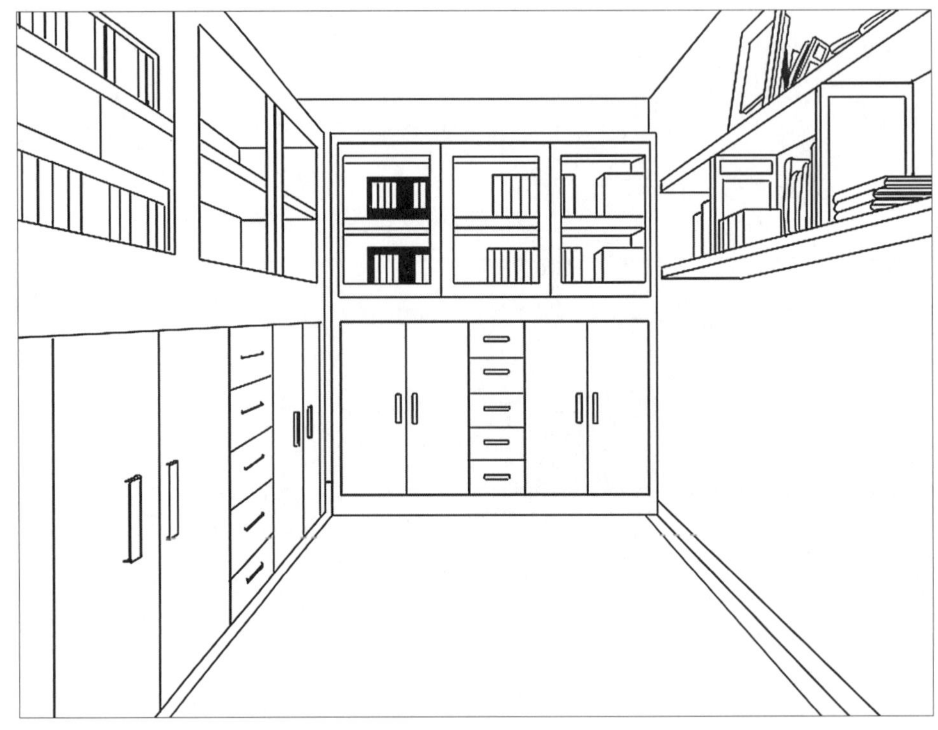

图 2-5 资料室/资料柜

(4) 心理评估室:心理评估室在较高级别的专科医院或综合医院的心理科可独立设立,如图 2-6 所示。在评估室内为患者提供独立、安静的环境,可在专科护士的指导下填写纸质版的心理测评评估量表,也可在评估室内提供电脑版心理评估软件的独立隔间,给予患者足够的时间进行单独的量表填写。

(5) 心理咨询室、治疗室

1) 如科室已有具备资质的心理咨询师/心理医师,可设立心理咨询室或治疗室,如图 2-7 所示。因每次服务所需的时间较长,故需保证应有的空间及独立性。咨询室/治疗室面积为 10~15m^2,可放置一些绿色的植物,此外常备物品及设备有:①至少两三张舒适的座椅,有靠背和扶手;②与座椅相配的小茶几,桌子的高度与座椅扶手的高度一致;③沙盘,用于心理治疗;④墙上装饰有温馨风景的壁画,使人身心放松;⑤书架、茶几可摆放一些小的物件,如计时沙漏、纸巾盒;⑥饮水机,一次性水杯。

2) 音乐治疗室:有条件的医院可设立专门用于音乐治疗的房间,如图 2-8 所示。单人

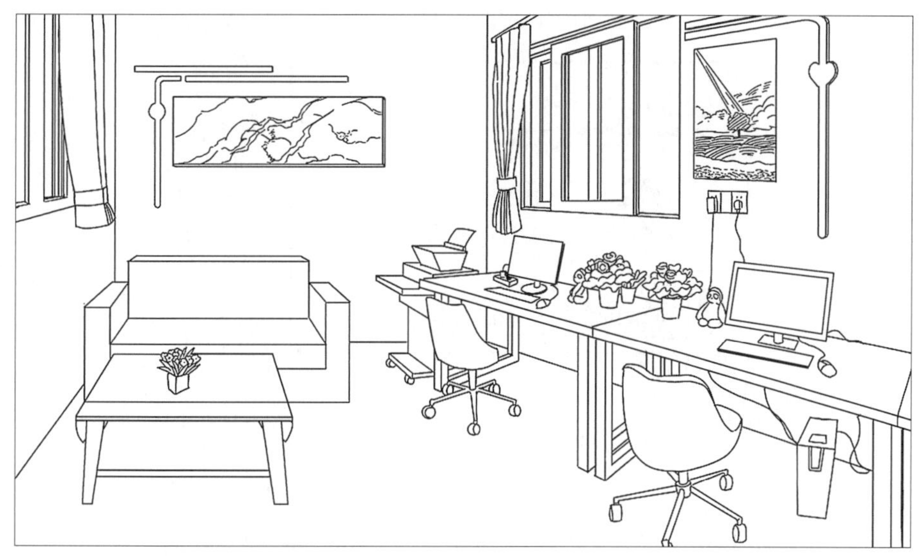

图 2-6　心理评估室

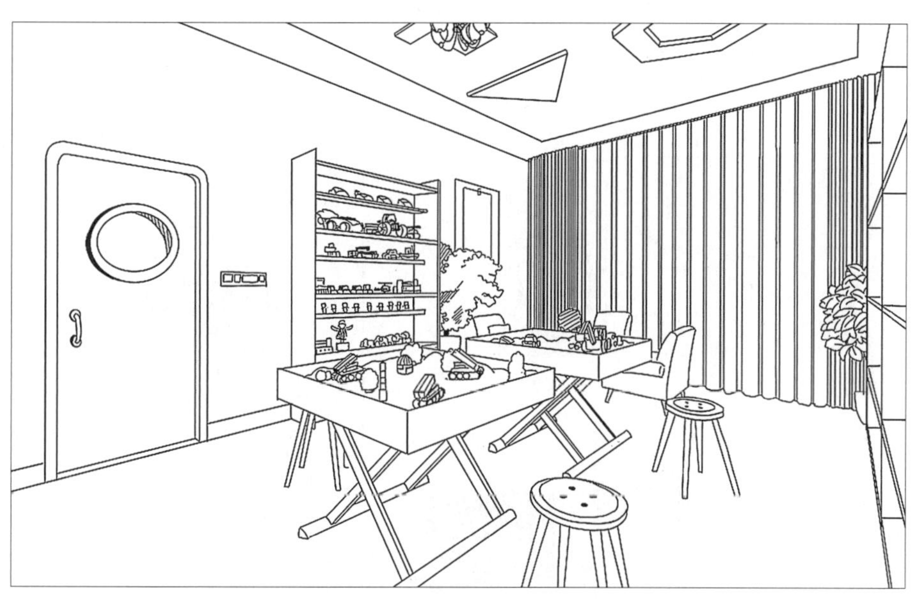

图 2-7　心理咨询室/治疗室

单间更佳，配备舒适的沙发以及集音乐放松、渐进式肌肉放松和治疗于一体的多功能音乐放松治疗系统，使人体处于最放松的倾仰角度，同时播放具有调节内脏、促进睡眠和食欲、提高专注力等多项功能的 α 脑波音乐、带指导语的催眠减压音乐，达到身心和谐一致。

(6) 更年期专科诊室：更年期专科诊室主要使用者为妇科西医医师，以开展更年期专科门诊的日常接诊工作。其诊室的布局与常规的妇科诊室相同，需具备接诊的电脑桌及电脑、打印机等设备，妇科检查床，物品车(放置卫生耗材等物品)。同时针对更年期专科特色，设置医生可便捷获取的专科科普单摆放架。如图 2-9 所示。

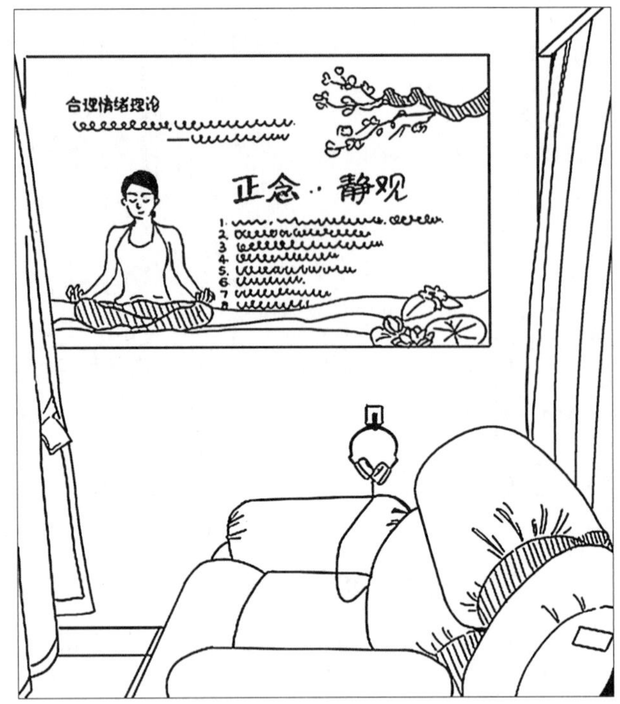

图 2-8 音乐治疗室

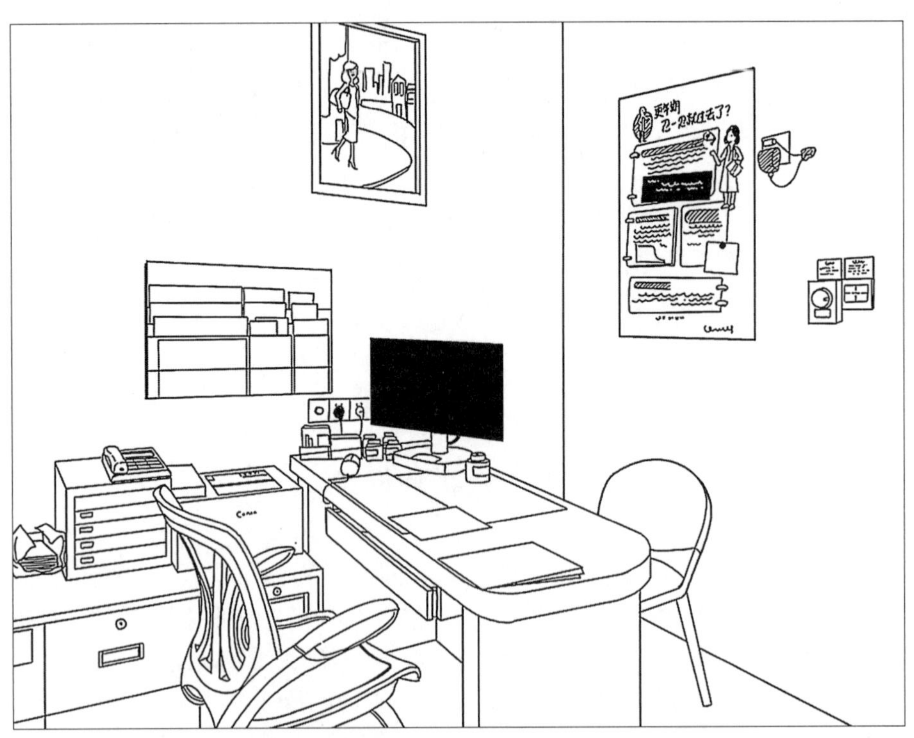

图 2-9 更年期专科诊室

(7) 更年期中医诊室:更年期专科中医诊室主要使用者为妇科中医医师,需具备接诊的电脑桌及电脑、打印机等设备,妇科检查床,物品车(放置卫生耗材等物品);治疗床供全身体查,床边配备必要的针灸、耳穴贴、火罐、艾条等中医治疗常用物品,如图 2-10 所示。建议诊室面积为 15~25m^2,室内布局依据医生的使用习惯设置。中医诊室的环境应保持安静及足够的自然光线,使中医师可以准确地给患者进行望、闻、问、切等。

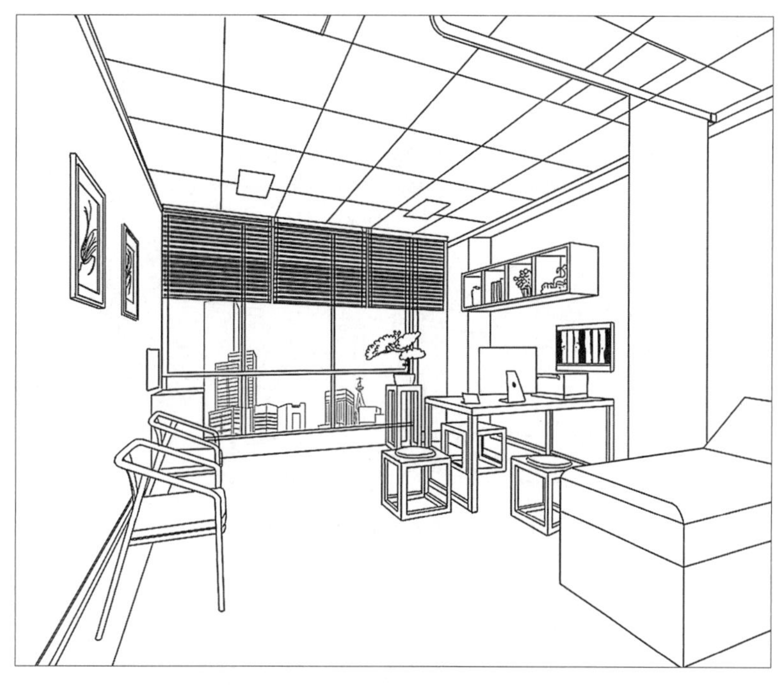

图 2-10 更年期中医诊室

(8) 营养、体重管理专科诊室:更年期的女性往往存在体重异常增加或减轻的情况,在中西医结合药物的使用基础上,为获得最好的治疗效果,往往需要结合饮食及运动指导,帮助患者控制理想体重,从而改善整体健康。尤其是超重或肥胖的女性,需要仔细为患者制订营养餐单,并形象地为患者解释饮食的种类及分量。专科诊室内需要有食物黄金宝塔图片、餐食的模型、宣传单等物品,便于营养管理师为患者进行解释及指导。如图 2-11 所示。

(9) 中医治疗室:中医治疗室主要为中医各种治疗的场所,包括针灸、艾灸、火罐、子午流注、超短波治疗、红外线照灯、推拿按摩等,如场地充足可一人一间,也可多人一间,注意使用隔帘等进行隐私保护。如图 2-12 所示。该治疗室多设立在中医妇科门诊区域,建议仅为更年期及老年女性服务,除治病外还可开展多种保健类的医疗服务。

(10) 妇科治疗室:妇科治疗室是妇科门诊必备场所,为集中妇科多种治疗的场地,包括妇科常规清洗、灌洗、激光治疗、宫颈息肉摘除、阴道镜检查等操作。需配备足够的妇科检查床及治疗车、物品存放柜,注意悬挂隔帘等物品进行隐私保护。确保治疗室具备充足的抢救设备及急救箱,常备急救药品(有效期内)。治疗室必须满足妇科无菌操作的要求,确保空气消毒设备按时、按点运行,并且每月进行物品细菌培养,设施、设备定期进行科室及院级质控。如图 2-13 所示。

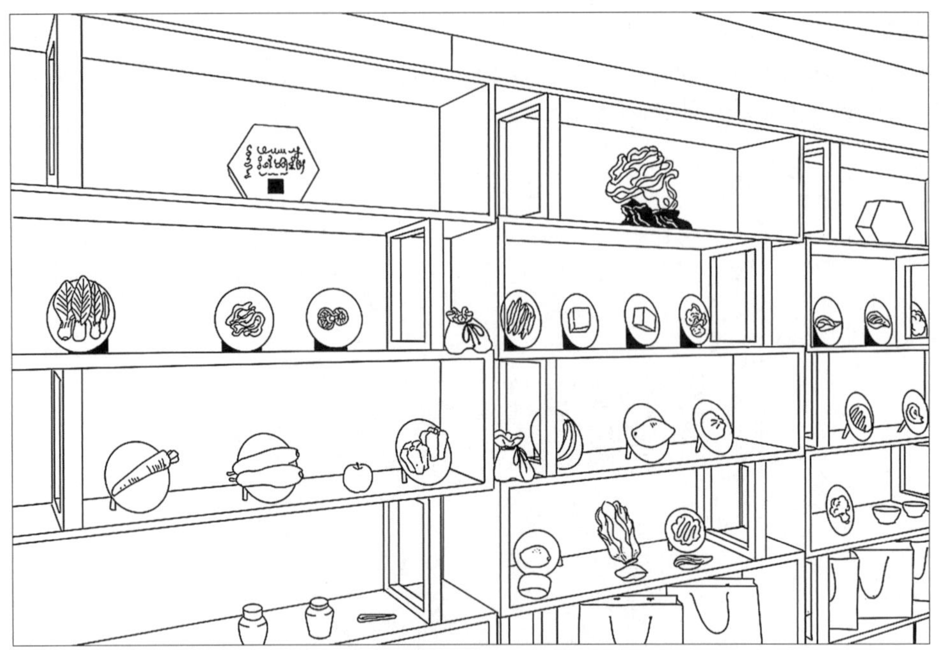

图 2-11 营养及体重管理诊室

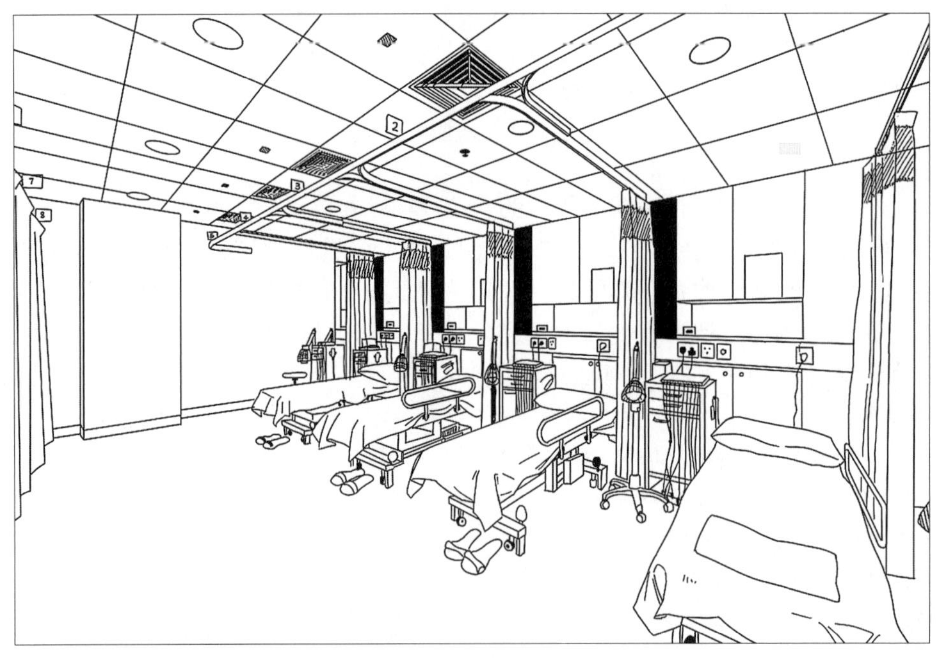

图 2-12 中医治疗室

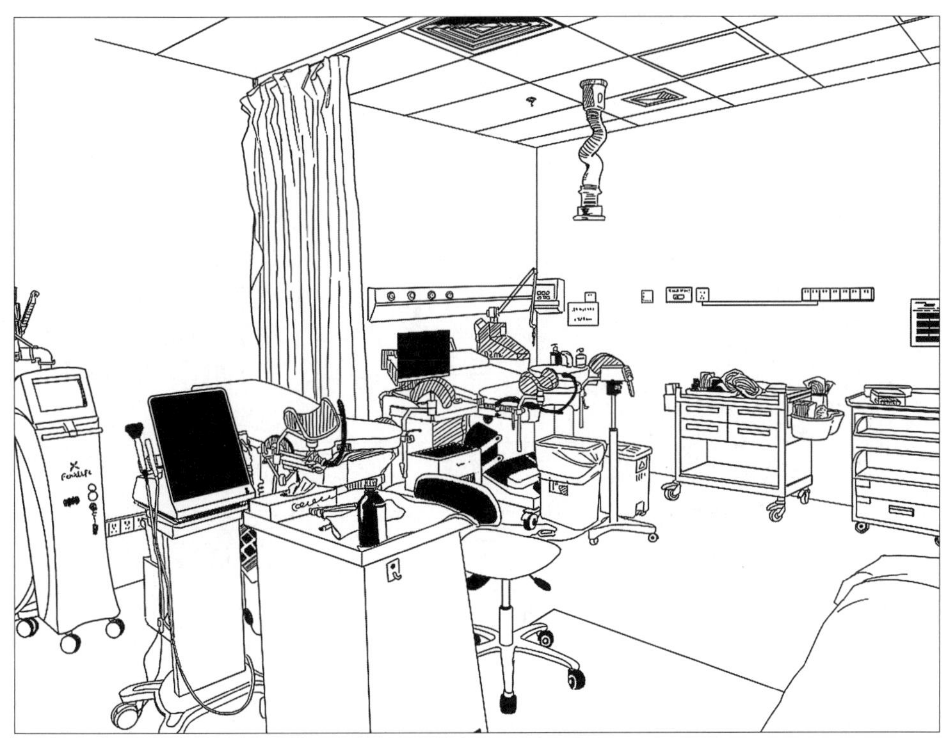

图 2-13　妇科治疗室

(11) 多学科综合诊治(multi-disciplinary treatment,MDT)会诊室:根据医院业务用地的情况,在专科门诊设立专用 MDT 会诊室,需要配备讨论所需的会议长桌,同时配有连接院内网、外网的电脑或平板等作为专家查看患者就诊记录、检查报告的途径,也可通过外网的会诊软件与医联体、基层医疗机构进行线上远程会诊。会诊室布置简洁、环境噪声小,便于专家进行讨论,须有可上锁的存放患者病历资料及讨论记录的文件柜。会诊室设置在门诊科室内或靠近门诊科室,便于各位专家对患者进行体格检查及病史的进一步询问。会诊室面积在 $20m^2$ 以上为佳。该会诊室因日常利用度稍低,也可另外作为专科患者小型科普宣教活动的场地,如定向心理团体辅导活动、饮食集中宣教等,以及向患者提供视频宣教。如图 2-14 所示。

2. **场所布局**　场所的布局主要根据现有房屋条件,尽量将各用房合理安排,使患者的就诊过程更为便捷、顺畅。条件允许的医院,可将更年期保健及诊疗的相关科室相邻设置,在一个业务区域内完成患者所有的评估及就诊流程,实现一站式服务。如图 2-15 所示。装修布置尽可能温馨,有良好的私密性,提升患者配合长期返诊、随访的意愿。

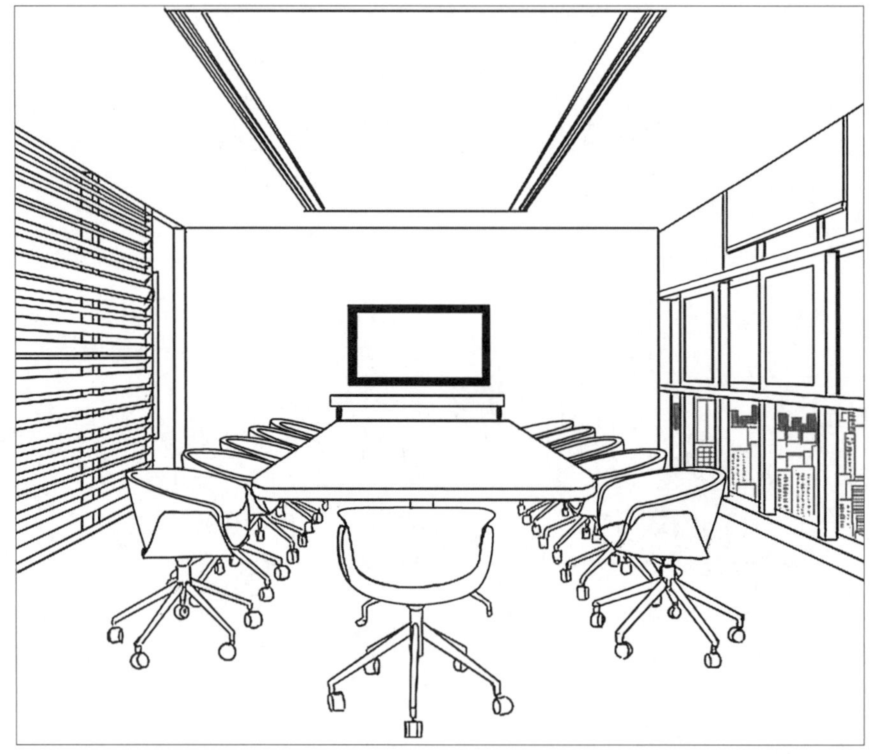

图 2-14 MDT 会诊室

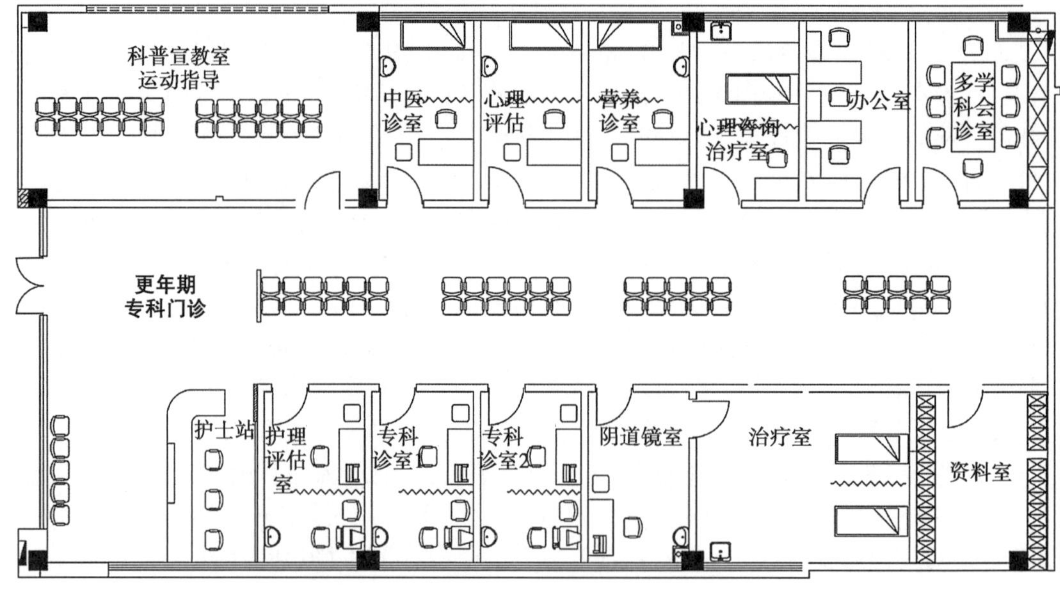

图 2-15 专科场所的布局图

二、配套设备

1. **基本设备**　属于开展更年期保健门诊必需的设备，为更年期妇女规范化诊疗提供准确的基本数据。

(1) 心率血压仪

1) 设备：如图 2-16 所示。

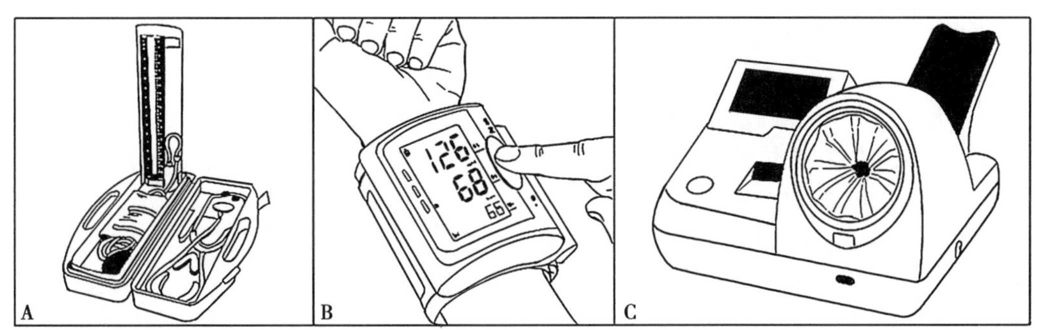

图 2-16　常用血压计

A. 听诊式；B、C. 电子式。

2) 设备使用范围：40 岁以上、首次门诊就诊的患者均常规进行血压测定，合并高危因素的就诊者尽可能每次就诊均进行血压测定，伴有头痛、头晕等主诉的患者应随时进行测定。对于可疑高血压的患者可请内科会诊，必要时进行 24 小时动态血压监测。

3) 设备工作原理：血压计的主要工作原理是将空气加压，压迫局部动脉，通过施加压力阻止局部动脉的搏动，从而测量这一时期血流压力。血压计的测量原理可分为听诊法和示波法两种。

听诊法又叫科罗特科夫音(Korotkoff sound)法，分为人工科罗特科夫音法和电子科罗特科夫音法。人工科罗特科夫音法就是用压力表与听诊器进行血压测量的方法。其原理为缠缚于上臂的袖带的压力作用于肱动脉，调节袖带气体改变压力，用听诊器听脉搏搏动的声音，从而得到收缩压和舒张压。

示波法也叫振荡法，其原理为自动调节缠缚于上臂的袖带的充气量，改变压力，血流通过血管具有一定的振荡波，由压力传感器接收，逐渐放气，根据振荡波的变化，压力传感器所检测的压力及波动也随之变化，选择波动最大的时刻为参考点，以这个点为基础，向前寻找某一个值的波动点为收缩压，向后寻找某一个值的波动点为舒张压，该值不同厂家设定不同。

4) 设备操作的标准作业程序(standard operating procedure，SOP)：测量血压需选择合适的血压计，目前临床一般选用上臂式电子血压计。

Ⅰ. 测量前准备：测量前无饮酒、咖啡、茶等，选择合适的测压环境，让患者静坐或平卧休息 5~10 分钟。

Ⅱ. 绑扎袖带：将血压计袖带从腕部穿入并推至肘关节上 1~2cm 处，箭头指向肱动脉搏动最强点。将袖带绑紧，松紧度以能插入一根手指为宜。

Ⅲ. 读取数值：打开电子血压计开关，开始测量。测量时可看到电子血压计屏幕数字的变换，待数字停止变换后读取数值。上面的数字代表收缩压，下面的数字代表舒张压，最底下的数字表示每分钟脉搏跳动的次数。

Ⅳ. 注意事项：测量血压前 30 分钟内禁止吸烟、喝茶或咖啡；测量血压期间保持平静呼吸，避免肢体活动；连续测量血压时，要定时间、定部位、定体位；传统水银式血压计会受热胀冷缩的影响，平均每半年应校正归零一次；电子血压计会受元器件等老化的影响，平均每一年需要校准一次。

Ⅴ. 设备报告的解读

心率：正常成人的心率为 60~100 次/min。

血压：未使用降压药物的情况下，非同日 3 次诊室血压超过 140/90mmHg，可诊断为高血压，并开始治疗。随着血压的升高，可能带来心、脑、肾的损害。

(2) 身高体重仪、人体成分分析仪

1) 设备：如图 2-17 所示。

2) 设备使用范围：判断患者是否处于良好的代谢状态，不仅需要查看患者的身高、体重(体重指数正常的女性其体内成分的比例和含量未必是良好的)，还需要有更为详尽的测定，才可为就诊者提供更全面的健康指导。人体成分均衡是健康的基础。更年期就诊者原则上需常规进行人体成分测定，通过分析就诊者的体成分，为患者提供最科学的健康管理指导。人体成分的测定可通过生物电阻抗体成分测量仪检测，也可通过双能 X 线体成分测量仪检测。

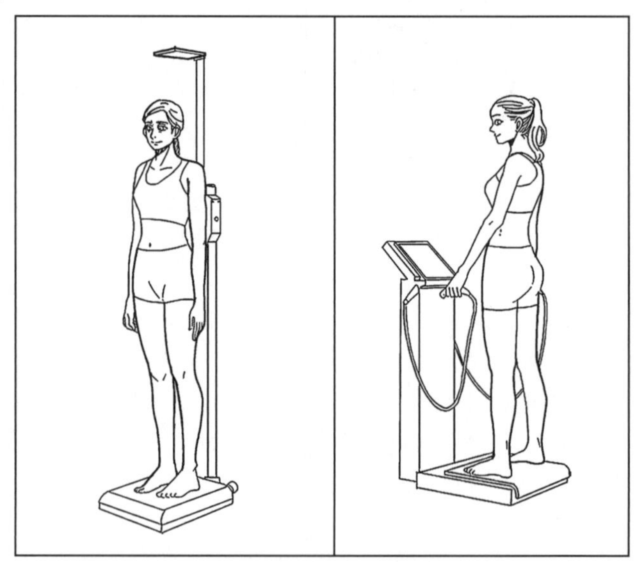

图 2-17 身高体重仪、人体成分分析仪

人体组成成分按分子水平分类时，一般可分为水分、蛋白质、无机盐、脂肪等，按解剖学可分为肌肉组织、脂肪组织、骨组织、血液等，均为医生指导患者进行体重管理及运动指导的重要参考指标。

3) 设备工作原理：生物电阻抗体成分测量仪通过测量生物电阻抗测出体水分体积，继而测得去脂体重、体内脂肪及肌肉的占比。再结合受检者的身高、体重，计算出多个人体成分的指标，通过电脑软件计算后生成检查报告。

4) 设备操作的 SOP

Ⅰ. 配有心脏起搏器的患者，禁止使用人体成分分析仪。测量前摘除受检者随身携带的金属配件，如手表、金属项链、手链、手机等。避免金属物体干扰微电流走向，影响测量结果。

Ⅱ. 测量前脱去袜子、手套，对于手掌、脚掌角质层较厚或皮肤干燥的受试者，因其皮肤导电性降低，可将湿纸巾垫在皮肤与电极间，增加皮肤导电性。

Ⅲ. 在进行剧烈运动、沐浴、推拿治疗等活动后不应直接进行人体成分的测量。受检者进行以上活动后，出现血液循环加快、出汗、体液流失等生理反应，体内水分波动较大且分布不均衡，易影响体成分测量的结果。

Ⅳ. 随着站立时间增加下肢易产生生理性水肿，建议上午进行人体成分测量为佳。

Ⅴ. 女性在月经期及孕期，易产生生理性水肿，不建议进行人体成分的测量。

Ⅵ. 测量前应静立5分钟，使身体内水分分布平稳，以适应检测时的体位状态。

Ⅶ. 准确测量并输入身高，根据生物电阻抗原理，水分与人体身高的平方成正比。测试前输入准确的身高，保证测量的准确性。

Ⅷ. 准确测量实际体重，测量时应穿着轻便的衣物。

Ⅸ. 尽可能在禁食、禁水2小时后再进行体成分测量，且测量前应排空大、小便。

(3) 妇科检查床：妇科检查床是妇产科诊疗最基本的设备，其主要的设计目的是让受检者呈膀胱截石位，显露外阴部，方便医生进行妇科相关检查、治疗操作等。该设备须配合充足的光源、阴道扩张器、棉签等才能保证检查清晰、可靠。

1) 设备：妇科检查床一般为不锈钢材质，长度约为120cm，宽度约为60cm，其床体高度及倾斜度可通过手摇调节，电控床可通过脚键或遥控器控制。检查阴道、宫颈所需光源可采用床本身自带的LED光源或另外使用单独的聚光灯。如图2-18所示。

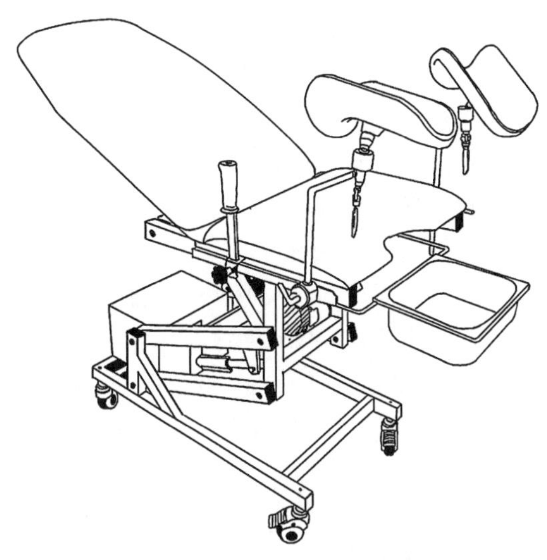

图2-18 妇科检查床

2) 设备使用范围：用于检查患者外阴、阴道、宫颈的外观，分泌物的性状。便于医生检查患者是否存在生殖器发育异常、炎症、占位病变等。

3) 设备使用的注意事项：①使用者需每日检查设备的情况保证无故障，尤其要注意活动部位的关节螺丝有无松脱等情况，以免发生坠床事件；②每位患者使用该妇科检查床前须更换一张一次性垫巾或床单，避免交叉污染；③每日使用前后须进行设备表面的清洁、消毒；④机构设备科须定期对妇科检查床，尤其是电动妇科检查床，进行保养、校准及维修。

(4) 双能X线骨密度检查仪：双能X线骨密度检查仪是目前最新型的骨密度检测仪，具有扫描速度快(2~5分钟)、精确度与准确性高、放射性剂量低等优点，已广泛应用于临床，是骨密度检测公认的“金标准”。可测定脊椎、股骨以及全身的骨量，准确评价人体全身骨骼的健康状况，是骨质疏松早期诊断、疾病监测和药物疗效评价的常用方法。其中全身体成分分析可针对全身每个部位进行骨量、肌肉及脂肪含量测定和分析，便于指导受检者进行针对性的预防和锻炼。更年期保健门诊需要使用双能X线骨密度检查仪初步评估中老年女性的骨密度，也可在场地、人力有限的情况下选择使用以肱骨前端为主要检测点的简易骨密度检测仪，其仅在仪器的内部产生小剂量、扇形X线，对环境、空间要求低，便于项目开展。

1) 设备：如图2-19所示。

2) 设备使用范围：①早期诊断骨质疏松和骨折危险度的预测；②对内分泌及代谢性骨

病患者的骨量测量，从而制订安全、最佳的治疗方案，防止骨折发生；③病情随访及疗效评价。

骨质疏松症通常以腰椎 L_1~L_4 的测定结果及近端股骨的股骨大转子、股骨体及三角区的测定结果作为诊断依据。全身扫描图像则可以得到几组骨骼的骨密度数据，如颅骨、脊椎、左右上肢、左右肋骨、左右下肢、胸腰椎、骨盆等。骨密度仪会根据患者的资料自动计算出 T 值数据。

3）设备工作原理：双能 X 射线吸收法（dual-energy X-ray absorptiometry，DEXA）是 X 线球管经过吸收、过滤产生高、低两种能量的光子峰（一般为 80keV、40keV），采用笔束式或扇形 X 线束，通过全身扫描系统将信号送至计算机处理，可以精确得到骨矿物质含量、肌肉量和脂肪量。

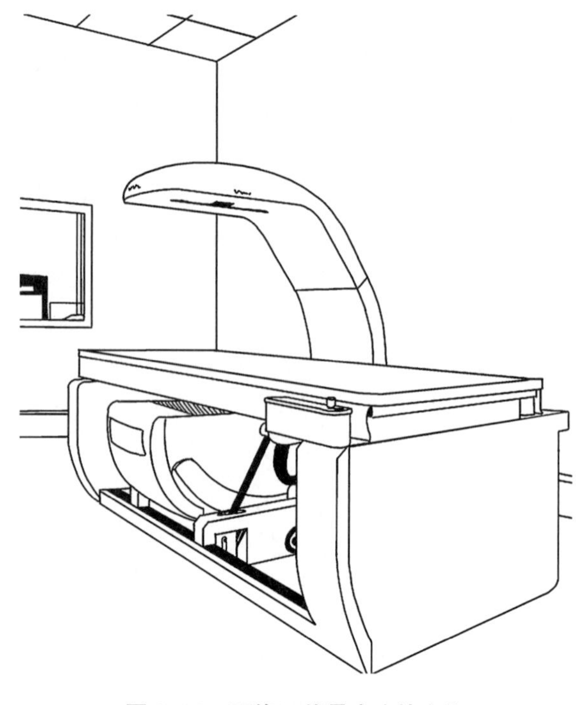

图 2-19 双能 X 线骨密度检查仪

4）设备操作的 SOP

Ⅰ. 新建病例，输入患者的一般资料（包括姓名、编号、出生日期、性别、体重、身高，如果是老年女性需输入绝经年龄），再点击定位，选择部位（腰椎），患者取平卧位，将 C 臂移动至中央位置，用方垫将双腿尽量垫起，拉伸腰椎，镭射灯对准脐部准确定位（根据患者的体重决定，如果患者较瘦，可对准脐下缘；如果患者较胖，可对准脐上缘）后即可扫描，待扫描完毕，点击保存进入分析界面。

Ⅱ. 选择部位（髋 Femour L 或 R）后点击定位，C 臂移动一段距离后出现镭射灯，准确定位，镭射灯对准髂嵴下 15cm 处，用三脚架固定双脚，即可扫描。待扫描完毕，点击保存进入分析界面。

Ⅲ. 打印完毕后存盘退出。

5）设备报告的解读

Ⅰ. T 值和 Z 值：DEXA 测量结果包括 T 值和 Z 值，T 值和 Z 值作为标准化评分，将不同的扫描仪所测量的骨密度（bone mineral density，BMD）结果转化成共同的计算机单位。

T 值：是指测量值高于或低于正常青年参照人群的平均 BMD 值的标准差，即 T 值=（BMD 测量值-BMD 正常青年人群参考值）÷ *SD* 正常青年人群参考值。T 值有助于分析受检者所测得 BMD 是否正常，用于绝经后妇女和 50 岁以上男性骨质疏松症的诊断。

Z 值：是指测量值高于或低于同年龄、性别参照人群的 BMD 平均值的标准差数，即 Z 值=（BMD 测量值-BMD 同年龄人群参考值）÷ *SD* 同年龄人群参考值。Z 值有助于分析受检者所测值是否低于同龄人群的骨密度范围，尤其在骨密度很低时，Z 值可用于儿童、绝经前妇女和 50 岁以下男性骨质疏松症的分析，但是 Z 值不能用于 WHO 的骨质疏松症诊断。

Ⅱ. WHO 诊断标准适用于围绝经期、绝经期女性和≥50 岁的男性患者，其均使用 T 值诊断，诊断标准如下（选择 T 值最低的部位诊断）：①T 值≥-1.0 为骨密度正常；②-2.5<T

值<-1.0 为骨量减少；③T 值≤-2.5 为骨质疏松症。

(5) 仿生物电刺激仪(盆底康复专科设备)

1) 设备：如图 2-20 所示。

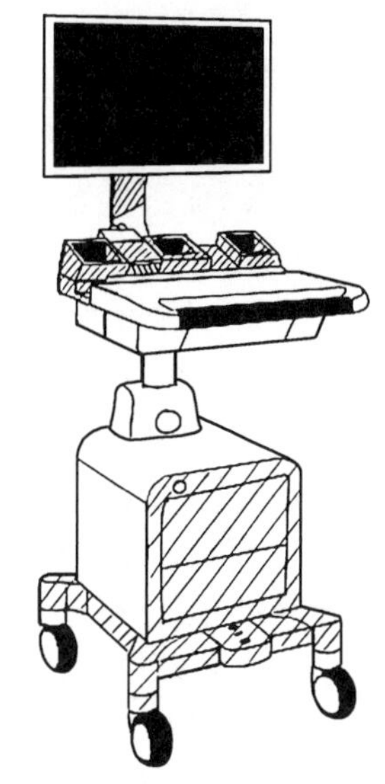

图 2-20　仿生物电刺激仪

2) 设备工作原理：仿生物电刺激技术具有较好的适用性，已被广泛应用于临床各类疾病治疗中。利用仿生物电刺激技术，针对不同疾病采取不同频率、脉宽、强度的电刺激，唤醒、修复被损盆底肌肉、神经，增强盆底肌群本体感知。生物反馈疗法是采用模拟声音或视觉信号反馈正常或异常的盆底肌肉活动状态，通过患者的主动训练以增强盆底肌肉张力和收缩力。因此，将两种技术结合可达到提升盆底肌力，使盆底功能恢复正常，从而达到康复盆底肌肉、治疗尿失禁和盆腔器官脱垂的目的。

组成仪器有阴道压力计、电生理治疗器、生物刺激反馈刺激仪等。将电极置入阴道或直肠内，检测盆底肌肉的电信号活动，并转化成为模拟的声音或视觉信号反馈给患者和医生，帮助医生了解患者的肌肉状态，让患者在反馈信号的指导下，学会正确自主控制盆底肌的收缩和舒张。

3) 设备的使用范围：正确全面的评估是必要的组成部分，治疗的形式主要有仿生物电刺激、生物反馈、场景训练。主要用于以下疾病：①盆底功能障碍性疾病，如排尿、排便功能障碍，各类尿、便失禁；②改善紧张性头痛；③慢性盆腔疼痛。

4) 设备操作的 SOP

Ⅰ. 操作前准备：①打开电脑以及仿生物电刺激仪；②创建新患者，填写信息资料并储存；③患者平躺后双腿外旋 120°，医生戴手套，消毒探头后将探头伸入阴道。

Ⅱ. 肌电评估操作流程：①将任务菜单中的盆底肌评估(表面肌电)选中，移动至任务栏后，点击“开始”。②嘱患者用最大力收缩盆底肌肉肌群，电脑显示屏上显示患者肌肉收缩的最大值；嘱患者完全放松后用中等力量持续收缩盆底肌肉，显示屏上出现患者持续收缩时的肌电图。③测量肌电图上的最大收缩力和持续收缩时间，打印肌电图表。

Ⅲ. 电刺激操作流程：①了解患者的病情，排除禁忌证。②根据患者的病情选择相应的治疗方案。③初次治疗的患者选择初级电刺激程序，不同的疾病选择相应的电刺激程序。④将任务菜单中的电刺激程序选中，移至任务栏后，点击“开始”。⑤调整菜单栏“+”“-”至患者能感受的最大耐受电刺激强度后，嘱患者放松肌肉接受电刺激治疗，每次 20 分钟。

Ⅳ. 生物反馈操作流程：①根据患者的病情选择相应的治疗方案。②初次治疗的患者选择初级生物反馈程序，不同的疾病选择相应的生物反馈程序。③根据电脑显示屏上的“小海豚”形象曲线，指导患者收缩或放松盆底肌肉(“小海豚”往上移动则收缩盆底肌肉，“小海豚”下降则放松盆底肌肉)；或者选择进入动画角色和背景音乐的反馈游戏，患者在护士指导下，跟随音乐和动画效果的游戏完成生物反馈流程。

Ⅴ. 结束流程：①先关闭电刺激仪开关。②拔出阴道探头(用 2% 氯己定消毒液冲洗探头，再用生理盐水冲洗，用无菌纱布擦试干后将探头用消毒纱布包裹放入盒中)。③最后关闭电脑和电源。

Ⅵ. 仿生物电刺激治疗注意事项：①阴道探头专人专用，以免交叉感染。探头给予患者时告知其要轻拿、轻放，探头电源接头不能进水、扭曲，不能摔，否则探头极易损坏。②掌握生物反馈的禁忌证，急性生殖器官炎症、阴道出血、月经期、妊娠期禁用。电刺激还应排除安装心脏起搏器的患者。③电刺激时，嘱患者选择合适的刺激强度，以舒适为标准，循序渐进提高强度，而不是盲目追求高强度。④生物反馈指导，首先让患者处于安静环境中，使其处于最舒适、最放松状态，不急、不躁，将意念集中在盆底、外生殖器及肛门之间，嘱其均匀呼吸。吸气时，放松肛提肌；呼气时，收缩肛提肌。一收一放完成电脑程序中的动画游戏，使其在游戏中达到生物反馈的预期效果。⑤掌握 Kegel 家庭训练的技巧。⑥制订生物反馈及电刺激方案，因患者的病情而定，大多数患者为首次就诊，无能力做生物反馈，只有进行 3~5 次电刺激使盆底肌处于激活状态后，才能行生物反馈治疗。

2. 相关设备 相关设备属于为更年期保健专科提供辅助的检查设备或治疗设备，并非更年期专科专属设备，多数归属为医院设立的辅助科室，可为患者多系统器官功能的状态进行全方位的评估，为临床医生提供更加全面的信息，从而为患者提供周全的保健及治疗措施，对学科的发展起重要作用。

(1) 心电图仪

1) 设备：如图 2-21 所示。

2) 工作原理：心脏不停地进行收缩和舒张活动，血液才能够在闭锁的循环系统中不断流动。心脏在机械性收缩前，首先产生电激动，心肌激动所产生的微小电流可经过组织传导到皮肤表面，在皮肤不同部位产生不同电位。心电图仪是通过与皮肤表面接触的电极，经过导联线将身体不同部位的电位，按照心脏激动的时间顺序传输给心电图仪，经心电图仪对心电信号进行放大，最后通过记录热电图形来诊断疾病。

3) 设备使用范围：心电图对心血管系统疾病的诊断有重要意义，如心律失常、心肌梗死、心室肥大、心肌炎、心肌病、冠状动脉供血不足及心包炎等。由于其诊断可靠性强、检查方法简便、对患者无创伤，故在临床被广泛应用。对以中老年女性为主的更年期保健专科而言，心电图检查是临床医生全面评估患者心血管功能的重要辅助检查，对医生选择何种药物

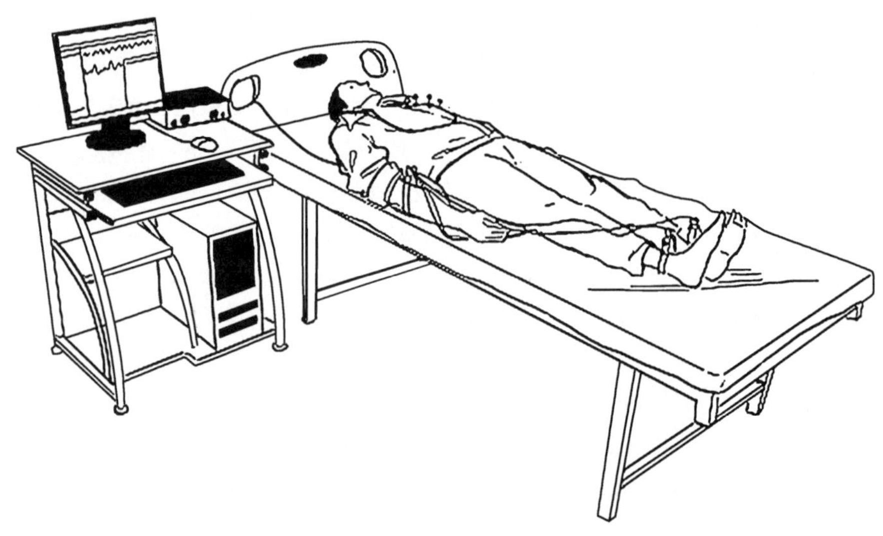

图 2-21 心电图仪

治疗有很大影响。

4）设备操作的 SOP

Ⅰ. 心电图仪和环境的要求：①检查室内温度不低于 18℃。②心电图仪必须计量检定合格。③使用交流电源的心电图仪必须接可靠的专用地线。④放置心电图仪的位置应使其电源线尽可能远离诊断床和导联电缆，床旁不要摆放其他电器及穿行的电源线。

Ⅱ. 准备工作：①对接受心电图检查者做好解释工作，消除其紧张心理。②常规心电图检查时，受检者应解开上衣，取仰卧位，描记心电图时要放松肢体。③若放置电极部位皮肤有污垢或毛发过多，应先清洗或剃毛。④尽量用导电膏涂擦放置电极处的皮肤，尽量避免用棉签蘸取生理盐水或酒精甚至自来水代替导电膏。⑤严格按标准安放 12 导联心电图电极。⑥描记 V_7、V_8、V_9 导联心电图时，必须取仰卧位，而不应该在侧卧位描记心电图。⑦不要将左、右下肢的电极都放在一侧下肢。

Ⅲ. 描记心电图：①尽量不用交流电滤波或肌电滤波以减少心电图波形失真。②按心电图仪使用说明书进行操作，常规心电图包括肢体导联Ⅰ、Ⅱ、Ⅲ、aVR、aVL、aVF 和胸前导联 V_1、V_2、V_3、V_4、V_5、V_6，共 12 个导联。③疑有急性心肌梗死的患者首次做常规心电图检查时，必须加做 V_{3R}、V_{4R}、V_{5R}、V_7、V_8、V_9，并在胸壁各导联部位用色笔、龙胆紫或放射治疗标记用的皮肤墨水做标记，使电极定位准确以便以后进行动态比较。④疑有右位心或右心梗死者，应加做 V_{3R}、V_{4R}、V_{5R} 导联。⑤遇到下列情况及时处理：如果发现某个胸部导联有无法解释的异常 T 或 U 波时，则应检查相应的胸壁电极是否松动脱落，若该电极固定良好而部位恰在心尖搏动最强处，则重新检查该处皮肤是否有异常；若无异常，则可试将电极的位置稍微偏移，此时若波形变为完全正常，则可认为这种异常 T 或 U 波是由于心脏冲撞胸壁，使电极的激化电位发生变化引起的伪差。

（2）彩色多普勒超声仪：彩色多普勒超声简称彩超，是妇科疾病超声诊治非常重要的辅助检查。在更年期保健专科，除了关注妇科超声检查结果，还需要关注乳腺彩超的检查结果，二者是启动 MHT 前必须完成的风险评估项目。

1）设备：如图 2-22 所示。

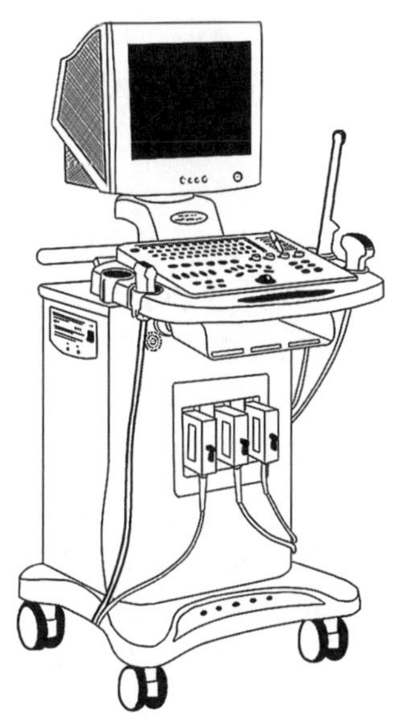

图 2-22 彩色多普勒超声仪

2）工作原理：在高清晰度的黑白 B 超基础上引入彩色多普勒技术进行工作。可以形成彩色多普勒超声血流图像，既具有二维超声结构图像的优点，又同时提供了血流动力学的丰富信息。

3）设备使用范围：用于排查妇科常见生殖器官占位病变，如子宫肌瘤、卵巢囊肿、子宫内膜异位症、卵巢子宫内膜异位囊肿、子宫内膜增厚、子宫内膜息肉、子宫腺肌病等。

此外，还可用于生殖器官以外的多个器官、系统的常规检查，如乳腺、甲状腺、肝脏、胆囊、脾脏、心脏、颈动脉、泌尿系统等。

4）设备的环境要求与注意事项

Ⅰ. 最佳的室内温度为 22~27℃，冬季要先打开仪器进行预热。

Ⅱ. 湿度保持在 40%~60%，夏季及黄梅时节湿度高，超声设备应安置在二层以上的楼层,除空调除湿外,必要时需配备除湿机,避免湿度较高时腐蚀电路元件,缩短仪器寿命。

Ⅲ. 超声设备应远离 X 线机、CT 机、高频治疗机等有强电磁场的设备,保证仪器不受干扰。

Ⅳ. 超声设备应避免安装在嘈杂、车流量大的公路旁,以防噪声干扰及尘土较多。工作人员进工作室要换鞋,患者进入时要求穿鞋套。

Ⅴ. 超声设备还应避免安置在中西药房、食堂附近等,门窗应严密无缝隙,室内不得放置食品,以防老鼠啃咬探头及电缆线。

Ⅵ. 电源要配备专线电路及性能良好、稳压精度高、有干扰净化功能、过压保护功能的电子交流稳压器,稳压器的功率应大于仪器功率的 2~3 倍。

Ⅶ. 地线接地电阻应小于 4Ω。良好的接地能减少外界电干扰信号对设备的干扰。

Ⅷ. 仪器宜专人使用,每天使用后清洁探头,清除台面耦合剂,避免耦合剂黏滞台面按钮和流入仪器内部,腐蚀电子板。

Ⅸ. 定期对仪器外表进行清洁、保养。每 1~2 周清洗一次过滤网。

5) 简要操作流程:例如,已婚女性的经阴道彩超检查的主要步骤如下。

Ⅰ. 开机:先打开电脑、工作站等外连设备,再打开超声仪。

Ⅱ. 探头选择:按“Probe”键切换探头及选择合适条件。

Ⅲ. 消毒阴道探头,套入探头保护套。

Ⅳ. 将阴道超声探头轻柔置入受检者阴道内,系列观察阴道、子宫颈、子宫体及双侧卵巢的结构,留取子宫体正中矢状切面及横切面二维及彩色多普勒图像、双侧卵巢长轴切面及短轴切面二维图及彩色多普勒图像,如有异常,则留存异常病灶二维及彩色多普勒图像,结束检查轻柔退出,消毒探头。

Ⅴ. 关机:按“End Exam”键结束当前病例后关机,关闭超声仪后再关闭电脑、工作站等外连设备。

(3) 阴道镜:阴道镜是一种介于肉眼和低倍显微镜之间的内镜,阴道镜检查的目的是从视觉上全面观察下生殖道的上皮组织和血管,引导阴道镜检查医师在对可疑病变进行活体组织检查的同时做出诊断,病理活检是确诊的“金标准”。阴道镜检查已经成为子宫颈癌防治三阶梯程序——“子宫颈癌筛查-阴道镜检查-组织学诊断”中的重要环节。同时,阴道镜检查在下生殖道癌前病变的治疗和随访中都具有不可替代的作用。

阴道镜检查技术需要通过充分照明及局部放大实现对下生殖道和肛周区域上皮的可视化检查,可以识别肉眼不可见的组织学改变。在阴道镜的引导下对最严重的病变部位进行活体组织检查,可发现上皮内病变和癌变。一般情况下阴道镜设备就放置在妇科治疗室或专门的阴道镜检查室,室间要求与治疗室相同。

1) 设备:如图 2-23 所示。

2) 阴道镜检查的主要指征

Ⅰ. 异常或不确定的子宫颈癌筛查。

Ⅱ. 症状或体征提示可疑子宫颈癌、下生殖道异常出血、反复性交后出血或不明原因的阴道排液。

Ⅲ. 下生殖道的癌前病变治疗后的随访。

3）阴道镜检查的禁忌证：阴道镜检查无绝对禁忌证，患有急性生殖道感染时应在纠正炎症后再行检查。可在月经周期的任何时间进行阴道镜检查，但无特殊情况时不建议在月经期进行检查。

4）阴道镜检查的潜在风险：通常阴道镜检查后出现严重出血或感染的风险很低，但不规范的阴道镜检查可对患者的心理和生理产生潜在危害，阴道镜检查过程中的创伤经历可能会影响患者再次接受子宫颈癌筛查的依从性，并对性生活产生影响。

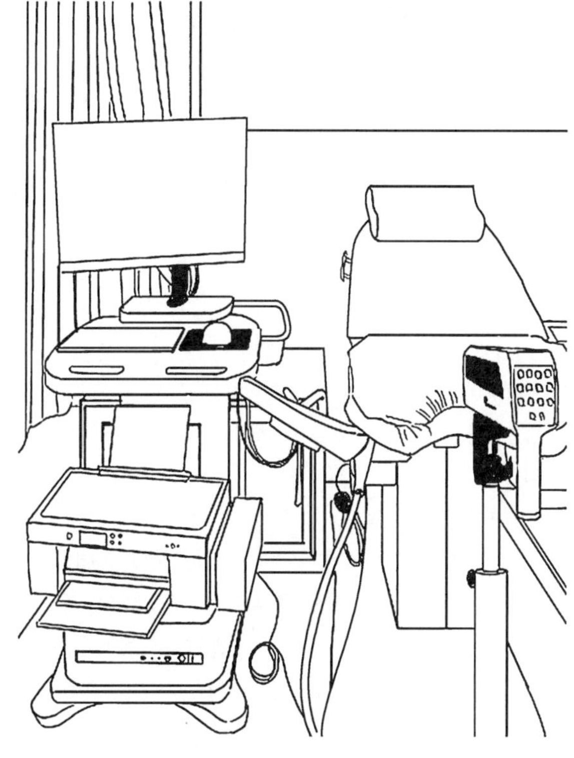

图 2-23 阴道镜

5）阴道镜检查前的准备

Ⅰ. 受检者在阴道镜检查前 48 小时内避免性生活、阴道冲洗及用药。雌激素水平下降导致下生殖道上皮萎缩性改变的妇女，可于检查前 2~3 周阴道内局部应用雌激素以提高阴道镜检查质量。

Ⅱ. 应全面收集受检者的病史，包括首次性生活年龄、性伴侣数、妊娠史（如果阴道镜检查时处于妊娠状态，需确定孕周）、避孕措施及末次月经；有无异常阴道流血、排液和性交后出血史；既往子宫颈癌筛查史、筛查结果和是否接种了人乳头瘤病毒（human papilloma virus，HPV）疫苗；既往有无下生殖道癌及癌前病变病史、有无免疫抑制史。

Ⅲ. 向受检者说明阴道镜检查的目的、方法和过程，同时签署知情同意书。

Ⅳ. 筛查结果异常及阴道镜检查可给受检者带来心理压力，检查者及护理人员应对受检者进行疏导。在记录个人信息时需保护患者的隐私，受检者未着装时的检查需在私密空间进行。

6）阴道镜检查所需物品：包括阴道镜、阴道扩张器、长卵圆钳、解剖镊、活检钳、子宫颈管内刮匙、子宫颈钳、棉球和棉签；生理盐水、3%~5% 醋酸溶液、复方碘溶液及装有 4% 中性甲醛溶液的容器等。

7）阴道镜检查的 SOP

Ⅰ. 检查阴道镜设备及相关用品。

Ⅱ. 受检者取膀胱截石位，在对外阴、肛周区域检查后，置入大小合适的阴道扩张器。

Ⅲ. 观察阴道、子宫颈全貌。

Ⅳ. 用生理盐水湿润子宫颈及阴道上皮，清除影响观察的黏液等。

Ⅴ. 醋酸试验：将 3%~5% 醋酸棉球完全覆盖在子宫颈阴道部及穹窿，湿敷 60 秒后，从低倍镜到高倍镜系统检查子宫颈及阴道上皮呈现的变化，并判断转化区类型。Ⅱ、Ⅲ型转化区可借助子宫颈管扩张器或其他器具观察转化区上界。检查阴道时，缓慢旋转阴道扩张器，使阴道前后及侧壁完全可见。检查过程中如有需要，可于 3~4 分钟后重复使用醋酸。

Ⅵ. 必要时可辅以复方碘试验观察病变的范围及性质。

Ⅶ. 作出阴道镜诊断。

Ⅷ. 阴道镜引导下对子宫颈(或阴道)异常区域最严重的病变部位进行活体组织检查，必要时可行子宫颈管搔刮术(endocervical curettage,ECC)(妊娠期除外)。不同部位的取材应分别进行标记，并放入4%中性甲醛溶液中固定后送病理检查。

Ⅸ. 止血，轻柔取下阴道扩张器。

Ⅹ. 记录阴道镜所见。向受检者交代病情、概述管理计划、复诊时间及指导离院后的护理。

(4) 乳腺X线摄影系统：乳腺钼靶X线检查因其具有操作简单、准确性高、检查费用相对较低等优点，在欧美地区被公认为是乳腺疾病影像学检查的首选方法。在我国因人种乳腺密度及体积等因素的影响，大多首选乳腺彩超，乳腺钼靶X线检查为非常重要的补充检查方法。

1) 设备：如图2-24所示。

2) 设备使用范围：对医生难以触摸清楚的、隐性的乳腺肿块及早期乳腺原位癌，该设备能明确肿瘤的位置、浸润范围、有无淋巴结转移等情况，有利于临床医生制订正确的治疗方案。常用于40岁及以上无症状的妇女乳腺筛查和下列症状的诊断性检查：乳腺肿块、硬化，异常乳头溢液，皮肤异常，局部疼痛或肿胀；筛查发现有异常改变；良性病变的短期随诊；乳房修复重建术后的患者；乳腺肿瘤治疗中的患者；其他需要放射科医生检查或会诊的患者。

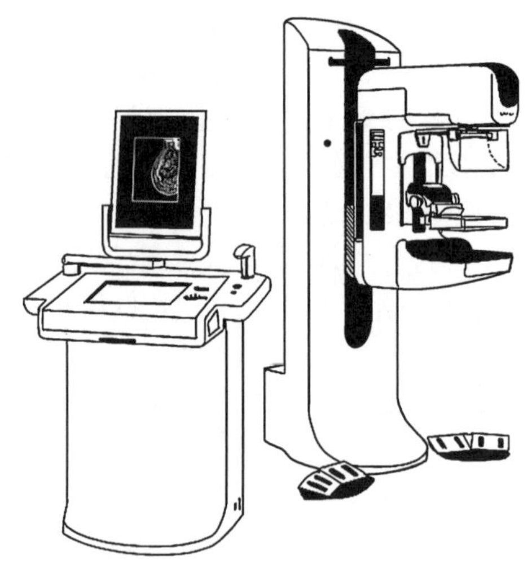

图2-24　全数字化乳腺钼靶机

3) 设备工作原理：直接数字X射线摄影在专用的计算机控制下，直接读取感应介质记录到的X线影像信息，并以数字化图像的方式重放和记录，图像感应介质为平板探测器。设备专用计算机将所获取的图像信息数字化处理。对图像信息进行后处理(处理过程可以补偿乳腺不同组织显示时的密度差异)，显示整个乳腺的细节，无论密度如何，都可以使观察者看到全乳腺区的显像。应用计算机软件窗口技术可以对图像进行窗宽及窗位调节、放大和缩小、图像旋转、黑白反转、标记测量等多种处理，数字化图像的动态范围使医生可以看到图像上更多的灰阶阴影和乳腺的细微结构。

4) 设备操作的SOP

Ⅰ. 摄片方法：每位受检者常规投照双侧乳腺内外斜位(MLO位)及轴位(CC位)，必要时加侧位、点压放大位等特殊位置，怀疑肿瘤时行穿刺活检。

Ⅱ. 摄影前常规进行乳腺视、触诊，以明确肿块大小、活动度、质地和位置。

Ⅲ. 体位标准：MLO位，患者受检侧上臂充分展开且抬高，使腋窝部(腋下淋巴结)充分暴露，探测器范围应包括乳房、胸大肌及腋窝前部，在压迫器到位之前嘱患者挺腹，以使乳腺下半部暴露出来。CC位患者受检侧肩下垂，手置于腹部，另一侧手握住设备的手柄，头转向对侧，使胸肌放松，此压迫方法效果好，也可减轻患者的疼痛，且手置于腹部可减少外侧皮肤皱褶。

Ⅳ. 摄片条件：常规选用自动曝光摄影。如果手动曝光，则要依患者的年龄、发育等实际情况适当增加或降低曝光条件，一般的曝光条件：管电压 25~32kV、管电流 28~160mAs。

Ⅴ. 照片标注：乳腺摄影照片的标注是非常重要的临床资料，必须有明确、统一、完整且标准的标记，以便诊断医生能清楚地读到这些标记。必须标注的内容有设备名称、患者的基本信息、X 线编号、检查日期、左右侧及体位英文缩写标志，上述信息应分布于图像四周，便于医生读取。

（5）其他辅助设备：在开设了更年期保健专科的医院，除了上述仪器设备外，与更年期女性妇科疾病诊治关系较大的辅助设备还有以下常见项目，这些项目均需配备相应的仪器、实验室耗材，必须有严格的室间质控要求。

1）阴道/宫颈分泌物检查设备：包含分泌物常规涂片染色、微生态分析、细菌培养、支原体及衣原体核酸检测等所需的设备。

2）宫颈细胞学检查设备：宫颈细胞学检查是子宫颈癌筛查的最常用检查方法，目前较为普遍采用的是液基薄层细胞制片技术，通过电脑、人工进行阅片及发送报告。在此基础上，有的机构病理科可在形态学阅片的基础上增加 DNA 倍体检测、细胞 P16 免疫组化技术，可进一步提高阅片的准确性，降低漏诊率。

3）高危型人乳头瘤病毒检测设备：高危型人乳头瘤病毒检测是子宫颈癌筛查的常用检测方法，目前被应用于临床的检测方法有实时荧光 PCR、杂交捕获法、基因芯片导流杂交技术、微流控芯片检测法等。

4）内分泌检测设备：对于判断就诊者是否处于早发性卵巢功能不全（premature ovarian insufficiency，POI）、生理性绝经、卵巢储备功能低下以及其他内分泌异常状态，内分泌各项激素水平检测是非常重要的辅助检查。各机构的内分泌检查设备、检测方法、试剂等不同，常用的有免疫化学发光仪、化学发光酶免疫分析仪、直接化学发光免疫分析仪等。

因篇幅所限，未能尽数列出所有与更年期专科工作相关的场地、房屋、设备的资料，除了本章节所列内容外，还有一些非常重要的项目，如肿瘤相关因子的检测设备、各类心理评估软件、饮食指导软件、运动指导软件、CT 设备、MRI 设备、遗传学疾病相关检测设备等，各医院、机构可进一步了解，根据自身发展的需求配备。

（何耀娟、王爽）

参考文献

1. 国家卫生计生委妇幼司. 妇幼保健专科建设和管理指南（试行）[S/OL]. 北京：国家卫生计生委妇幼司，2016：11.

2. 中华心血管病杂志编辑委员会，中华医学会心血管病学分会高血压学组. 中国高血压患者血压血脂综合管理的专家共识[J]. 中华心血管病杂志，2021，49（6）：10.

3. 肖磊. 彩色超声多普勒血流成像关键技术的研究[D]. 绵阳：西南科技大学，2015.

4. 汪源源，王威琪. 利用超声多普勒技术检测血流的湍流和涡流[J]. 中国医疗器械信息，2002（2）：8-9.

第三章 整体工作流程

第一节　团队组成与分工

更年期患者具有症状繁多、病因复杂、合并症多等特点，增加了更年期保健工作的难度。更年期保健门诊应建立多学科协作团队，一站式解决患者的更年期问题，加强学科间的交流与合作，从而持续推动学科群的发展。更年期多学科协作团队应包括更年期 MDT 团队（核心团队、外延团队）、辅助团队、科研团队、信息管理团队及双向转诊合作团队，各团队间相互协作。

一、核心团队

应由妇科医生、护士、临床营养师和临床药师组成，为中年女性提供全面的健康教育、健康评估、健康指导，以及疾病的专科诊断与治疗，建立和管理健康档案。

核心团队服务的内容：更年期保健门诊的筛查评估工作，是一个多学科联合筛查的过程，从心理、生殖系统、泌尿系统、内分泌系统、运动系统、心血管系统等方面全方位评估中年女性的身心健康，包括完善的多学科健康评估问卷和量表、系统的查体以及全面的辅助检查。更年期保健门诊应建立标准、全面的就诊流程，为患者提供多学科协作团体的个体化指导，具体服务内容如下。

1. **妇科医师**　妇科相关疾病的全面筛查、评估与系统诊断、治疗；针对更年期患者慢性疾病的危险因素进行多学科管理，对相关妇科肿瘤进行早期筛查、诊断与治疗，帮助患者发现疾病的危险因素和疾病早期状况，帮助中年女性平稳度过更年期，预防和延缓老年慢性疾病的发生及发展，并做到癌症相关疾病的早诊、早治。

2. **护士**　负责更年期女性的健康宣教；结合患者的生活环境、职业暴露，识别危险因素，指导患者避免接触有害环境；指导患者进行规范的更年期保健运动，提供心理疾病的初筛。

3. **临床药师** 指导更年期女性规范用药,对合并用药情况进行规范指导,提供必要的药物咨询。

4. **临床营养师** 根据膳食习惯、健康状态、人体成分分析,给予个体化营养指导。

二、外延团队

外延团队由内科、外科、麻醉科、中医科、精神科、变态反应科、康复医学科、全科医学科、体检中心等组成,核心团队与外延团队组成更年期 MDT 团队。外延团队负责接诊由更年期保健门诊转诊的患者,评估患者的相关慢性疾病情况以及药物/手术治疗指征,制订治疗和随访方案,待患者病情平稳后转回更年期保健门诊,由核心团队进行后续管理和随访。每一个相关科室都应有高级技术职称人员参与工作指导。此外,更年期 MDT 团队可与肿瘤相关学科联合,推广中年女性癌症筛查,提高恶性肿瘤早期筛查率。

三、辅助团队

医学影像科、检验科、病理科、核医学科等组成辅助团队,提供并完善相关的检验、检查项目,辅助核心团队及外延团队进行更年期女性的疾病筛查。

四、科研团队

科研团队由临床医生、实验室技术人员、统计师、科研护士等组成,结合本单位特色及相关研究条件,进行更年期相关的基础及临床研究。

五、信息管理团队

更年期保健门诊应设有电子病历系统,用于患者信息的收集、管理、统计与上报,实现相关医疗数据的全院多学科间信息共享,方便多学科转诊。

六、双向转诊合作团队

更年期多学科保健工作应实施分级诊疗管理,建立基层医院与上级医院之间的双向转诊网络,为更年期患者提供就近医疗,上转疑难患者,接收回转患者。

第二节 初诊、复诊、随诊流程

一、初诊

初诊要点:识别患者,完善检查,预约更年期保健多学科门诊。

妇科医生或 MDT 团队医生在患者首次就诊时,若遇到具有以下特点的患者,可推荐至更年期保健多学科门诊就诊:①处于更年期或绝经后的 40~65 岁女性;②有更年期症状的女性;③早发性卵巢功能不全女性;④需要盆底肌锻炼指导的女性;⑤有更年期保健需求的女性;⑥妇科良、恶性肿瘤的同步治疗。

准确获得患者主诉后,沿时间轴规律询问现病史及月经、婚育史,对患者进行改良 Kupperman 评分,评估绝经状态。除了常规的问诊项目外,还应着重强调以下几个方面的病史:血栓栓塞性疾病、血管支架置入、妇科良恶性肿瘤、乳腺癌、胆囊炎、异常子宫出血等病史,以及恶性肿瘤家族史。同时根据患者的健康状态与经济情况,为患者进行更年期相关的检查,包括基本检查和备选检查(表3-1)。告知患者到护士分诊台预约更年期保健多学科门诊,登记患者信息,告知更年期保健多学科门诊的就诊时间,并发放更年期保健多学科门诊健康指导手册。更年期保健多学科门诊开诊前,由更年期保健多学科团队中的护士通知已预约患者按时就诊。

表3-1 更年期相关检查

基本检查	可选检查
体格检查:身高、体重、腹围、臀围、血压、妇科检查	
实验室检查:血常规、尿常规、空腹血糖、血脂、肝功能、肾功能、性激素六项、甲状腺功能	胰岛素、葡萄糖耐量试验、抗米勒管激素
影像学检查:盆腔超声、腹部超声、乳腺超声或钼钯、骨密度、心电图	盆底超声
病理:宫颈细胞学	HPV筛查
	其他:人体成分分析、VTE评估*

注:*推荐为接受绝经激素治疗的患者行静脉血栓栓塞(venous thromboembolism,VTE)风险评估,主要指标包括肥胖、活动性恶性肿瘤、既往VTE病史、长期卧床、抗凝血酶缺乏、蛋白C或S缺乏、近期创伤/外科手术等。

更年期保健多学科门诊健康指导手册应至少包括以下内容:①更年期保健多学科管理的重要性;②更年期保健多学科门诊就诊流程(图3-1);③更年期保健多学科门诊检查项目及注意事项;④更年期保健多学科门诊就诊注意事项;⑤用药调查表;⑥膳食调查表;⑦更年期相关健康科普。

二、复诊

复诊要点:更年期保健团体治疗及个体化指导。

待检查结果回报后,参加更年期保健多学科门诊。

1. **第一步** 填写健康档案。由护士对患者进行生命体征测量并指导其填写健康档案。健康档案内容涵盖患者的基本信息、既往史和月经婚育史、身体一般状况、更年期症状的评价、绝经状态判断、运动习惯评价、尿失禁状况评价、心理及睡眠状态评价,针对泌尿、生殖、内分泌、运动等系统的辅助检查结果,既往药物治疗情况、体重管理与饮食运动情况、性与生殖保健情况,以及随访情况。营养师根据患者的膳食调查表,纠正不合理的饮食习惯、饮食搭配,并根据患者的整体健康状况,制订个体化饮食方案。临床药师根据用药调查表进行药物安全信息监测和收集,纠正患者错误的用药观念,优化用药,提高患者用药的依从性。

2. **第二步** 健康教育及团体指导。由核心团队进行更年期相关的综合治疗,解答患者的共性问题,具体内容如下。

(1) 更年期综合保健:正确认识更年期,明确更年期的特殊意义;评价更年期相关症状的工具及绝经状态判断;更年期综合征的临床表现及绝经相关疾病;更年期综合征的发病机制;应对更年期的正确态度与方法;更年期相关化验单的解读与健康指导;更年期相关注意事项。

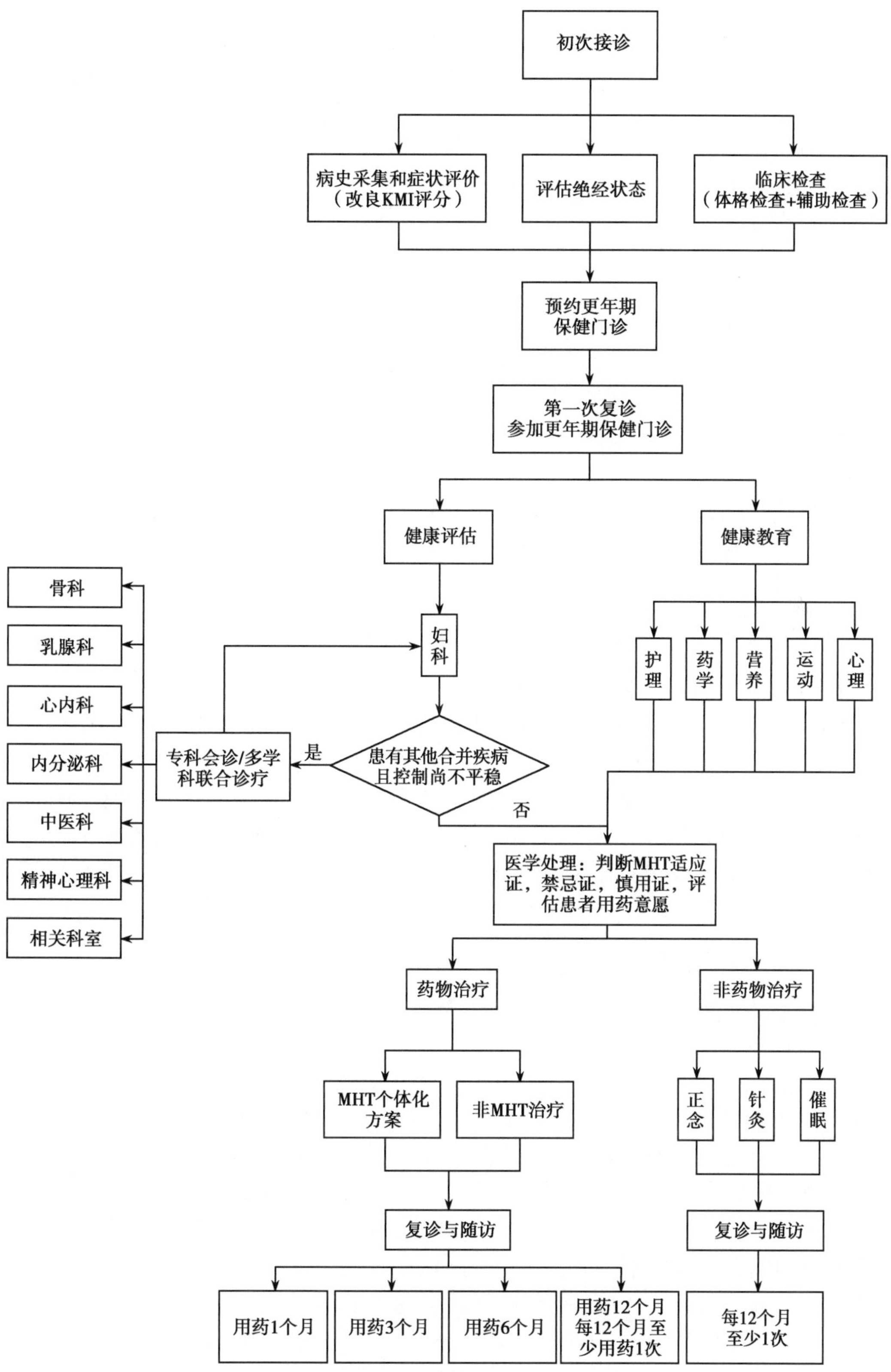

图 3-1　更年期保健门诊工作流程

MHT. 绝经激素治疗；KMI. Kupperman 绝经指数。

(2) 更年期盆底肌锻炼指导:正确认识盆底肌的部位与功能;盆底肌功能障碍的原因及危险因素;盆底肌功能障碍的临床表现;盆底肌功能障碍的治疗方法介绍;盆底肌锻炼指导。

(3) 更年期营养指导:更年期女性的生理和代谢特点;更年期女性进行饮食管理的重要性;平衡膳食、营养均衡、食物搭配的原则;如何计算个体所需要的热量;如何解读食品热量标签;食品交换份的计算;常见食品的质量与热量举例;特色更年期营养餐;体重评估与控制标准。

(4) 更年期用药指导:如何解读药品说明书;常见药物服用时间、用法的介绍;补钙的注意事项;常见的用药误区;更年期相关用药介绍及注意事项。

(5) 更年期运动指导:更年期情景健身运动的示范;更年期运动类型、时间、强度介绍及注意事项;运动类型与热量消耗举例。

(6) 更年期心理疏导与精神支持:更年期女性的身心变化特点;更年期女性的智慧;更年期女性激素水平变化与行为的关系;应对更年期变化的相关措施。

3. **第三步** 制订诊疗方案。患者一对一面诊妇科医生,由妇科医生判定患者由妇科单独诊疗、进行专科会诊还是多学科联合诊疗,最后由妇科医生与患者共同制订治疗及随访方案。

三、随诊

随诊要点:评估治疗效果,落实长期管理。

由妇科团队进行患者的后续管理和随访。参加更年期保健多学科门诊后,嘱患者定期到妇科门诊进行复诊。采用药物治疗者于治疗后第1个月、3个月、6个月、12个月定期复诊,此后至少每12个月复诊一次;采用非药物治疗者至少每12个月复诊一次,以便评估治疗的有效性及相关不良反应。同时评估患者营养、运动等健康措施的落实情况,再次告知患者养成健康生活方式的重要性并制订后续随访方案。随诊内容主要包括妇科检查、乳腺检查、子宫内膜情况评估、更新病史和家族史等。

四、MHT系统诊疗理论

以首都医科大学附属北京世纪坛医院更年期保健多学科门诊为例,对于进行MHT治疗的患者,依照"性激素治疗三部曲"(图3-2)进行规范诊疗,工作流程如下。

初诊患者由更年期保健门诊妇科团队进行病史采集和分级评估,判断是否有MHT的适应证、禁忌证或慎用情况。对于需要接受MHT的患者,根据治疗症状的需求、受益风险评估、相关检查结果、个人偏好和治疗期望等因素,为患者选择个体化治疗方案,包括性激素的种类、剂量、配伍、用药途径、应用时间等。在开始治疗前,需与患者充分沟通,详细告知患者MHT的相关注意事项,如用法、用量、疗程、可能的不良反应及处理方法等,特别是使用MHT的益处和风险,耐心回答患者的疑问,帮助患者了解治疗方案,增加患者治疗的依从性,从而提高疗效,保证用药安全。接受MHT的患者,用药2~4周后第一次复诊,与患者充分沟通,根据患者症状缓解情况再次制订方案;随后在用药后第3个月、6个月、12个月分别进行随诊,根据疗效再次制订方案;在用药1年后,建议每年至少随诊1次。

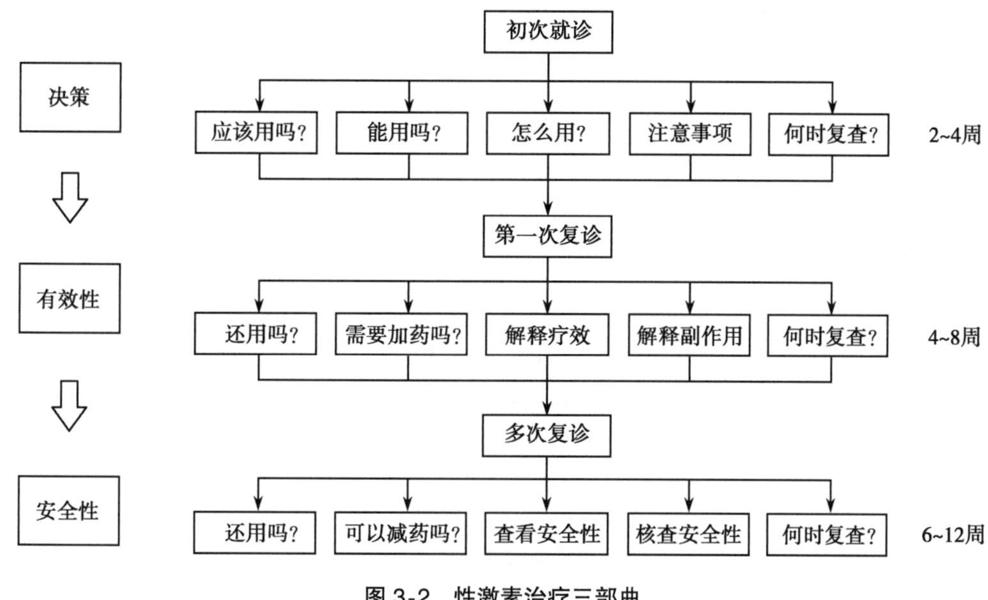

图 3-2　性激素治疗三部曲

第三节　多学科及转会诊流程

实现更年期多学科综合管理门诊的同质化建设与可持续发展，应构建并完善“以分级诊疗为基础，以三级预防为核心”的更年期多学科管理体系，推广更年期分级诊疗管理模式；建立双向转诊模式，并充分发挥三级医院的帮扶作用，帮助基层医疗机构全面提升服务能力，贯彻“就近医疗-高危转诊-平稳回转”的转诊闭合系统；以更年期专科为核心，引领多学科团队共同学习，共同进步；以更年期专科为桥梁，提高门诊量，带动其他亚专科发展。

一、多学科综合管理流程

患者在完成初诊评估后，就可以进入更年期多学科管理流程：由妇科医师、护士、临床营养师、临床药师组成的讲师团队，开展健康宣教与健康管理，宣教内容应至少涵盖护理、药学、营养、运动、心理等方面。亦可根据科室自身特色增设健康教育课程，如中医、中药、社交和益智活动等方面内容。

此外，综合医院还应发挥多学科特色，协调各科室共同配合更年期健康教育工作，定期组织多学科医师（骨科、精神科、乳腺科、心内科、内分泌科、中医科等）进行更年期知识讲座，发挥多学科所长，为患者提供一站式、全方位的健康教育与健康管理，全流程推进更年期女性的身心保健工作。

针对每位来更年期门诊就诊的患者，在前 2 次就诊过程中，推荐至少提供 1 次健康宣教，在随访过程中，至少应每年提供 1 次科普讲座。

二、会诊流程

如图 3-3 所示，更年期综合管理门诊的核心团队接诊首次复诊的患者，应对其进行全面

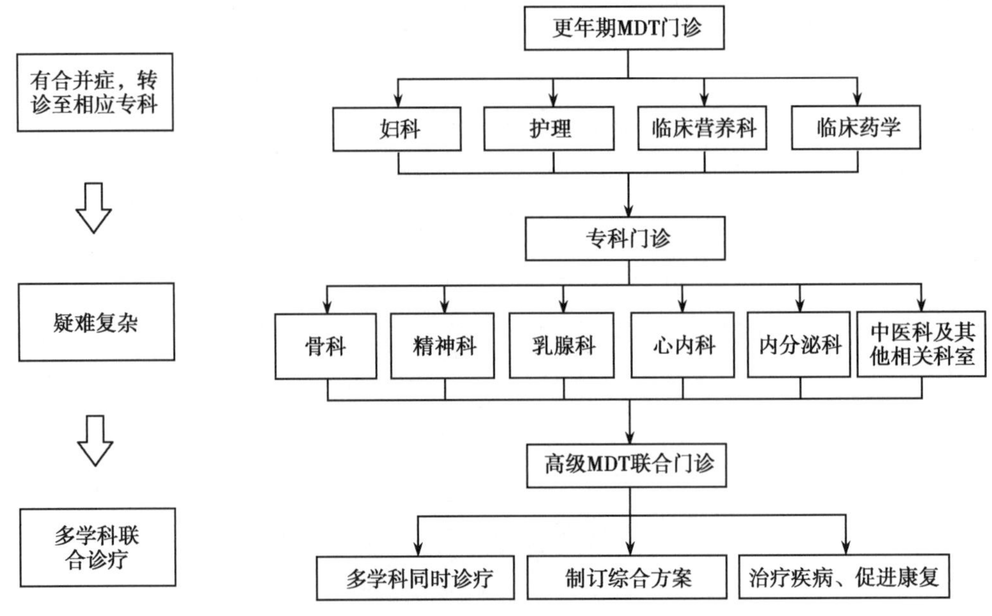

图 3-3 更年期综合管理门诊会诊/MDT 诊疗流程

的健康评估。经核心团队评估，如判断患者有其他合并症且病情控制尚不平稳（如新发高血压疾病、控制不稳定的甲状腺功能亢进/减退、性质不明的乳腺结节、焦虑或抑郁等），则需转诊至相关科室，进行会诊。

需建立会诊绿色通道或提供预约服务，可在更年期门诊直接转诊至其他相关科室。推荐综合医院建立多学科协作团队，在每个相关科室（如骨科、乳腺科、心内科、内分泌科、中医科、精神科等），培养更年期保健多学科协作组的成员，熟知更年期保健相关知识，能为更年期女性提供非妇科专业的个体化、针对性的诊疗服务。此举同时也加强了学科间的交流与合作，可持续推动学科群的发展。待患者诊断明确、合并症控制平稳后，可转回更年期门诊，由妇科医师进一步治疗。

如果为非综合医院，应该与综合医院建立多学科转诊绿色通道，以期为更年期患者提供多学科诊疗服务（详见本节三、分级诊疗与双向转诊流程）。

应建立院内高级 MDT 联合会诊绿色通道或流畅的诊疗流程，有便捷的预约方式、专职管理人员、资深专家团队，还有明确的会诊意见和指导方案。对于具有疑难复杂合并症的情况，需启动院内高级 MDT 联合会诊，由妇科主诊医师明确会诊科室名单，组织院内多学科高年资医师进行疑难病例讨论，为患者制订诊疗方案。图 3-4 以首都医科大学附属北京世纪坛医院的 MDT 联合门诊的工作流程为例，供参考。

目标是通过建立清晰、简明的会诊流程，设身处地为患者考虑，减少患者就诊时的等候时间，避免患者在多个科室间辗转，提高就诊效率。

三、分级诊疗与双向转诊流程

更年期综合管理门诊的建设需要面向大众，面向基层，面向乡镇。而基于我国的医疗现状，基层医院往往是更年期患者就诊的第一站，在更年期保健工作的开展中起重要的承接

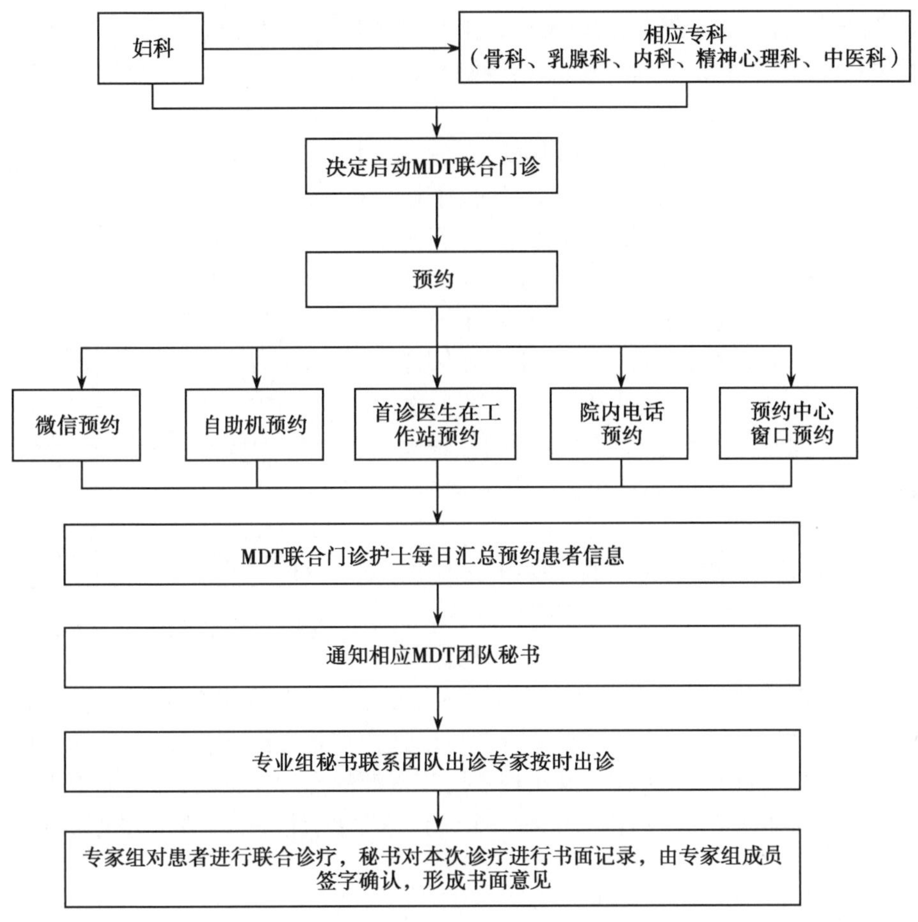

图 3-4 更年期 MDT 工作流程

与分流作用，所以建立健全分级诊疗与双向转诊的诊疗模式是推广更年期保健工作的核心环节。

如图 3-5 所示，患者均可在基层医院接受初步评估检查和诊治。如果符合上转标准，则转诊至具上级医院的更年期门诊；针对疑难重症患者，应设立绿色通道，尽快转诊至三级甲等综合医院的更年期 MDT 门诊，必要时多学科协同诊治，待病情平稳，符合回转标准时，由上级医院为患者制订长期治疗计划后，回转至基层医院继续进行治疗，形成良性循环诊疗过程，实现分级诊疗。同时，上级医院应定期为基层医院更年期团队医生开展临床带教工作，旨在帮助基层医院不断提升更年期保健服务能力。

上转标准：①经初步评估，患者有其他合并症且病情控制尚不平稳，但初诊医疗机构不具备会诊条件时，需转诊至上级医院的相关科室进行会诊；②经充分评估，有明确的 MHT 适应证，可转诊至上级医院的更年期保健门诊进一步评估，决定是否启用 MHT 以及制订 MHT 方案；③MHT 治疗患者，转回基层医院，长期管理过程中，症状改善不明显，或出现副作用/不良反应时，转诊至上级医院进一步评估；④基层医疗机构在诊疗过程中遇到其他疑难情况，均可考虑转诊至上级医院。

基层医院与上级医院需建立明确的对口转诊关系，可建立医联体模式，或在基层医院设立对口上级医院的专家工作室,或以辖区为中心建立转诊网络。目的在于优化转诊流程,明确归属责任,杜绝推诿重症患者的情况。

双向转诊过程中,应贯彻转会诊制度,由专人负责转诊患者的转诊登记与随访。患者病情平稳回转后应由专人负责对接,明确接诊医生,并安排后续治疗与管理。可根据科室自身情况设立上述负责转会诊管理的专职人员,亦可由首诊医生或专科护士兼任,责任到人。对于有家庭医生合作协议的社区或有医务社工的基层医疗机构,可让家庭医生/医务社工共同参与到上述双向转诊的闭环管理中,实现患者-家庭医生/医务社工的一对一管理,全流程随访。

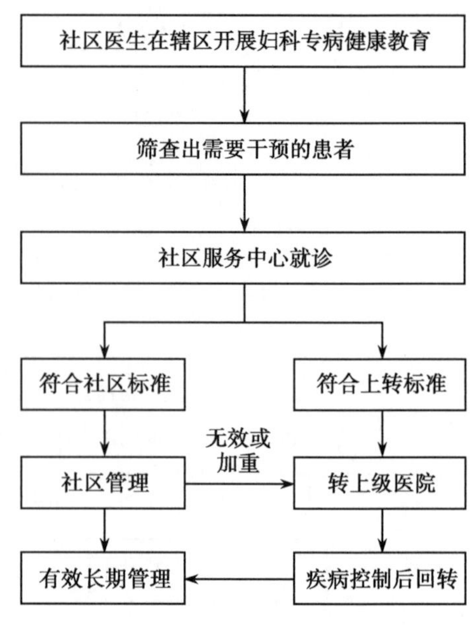

图 3-5 分级诊疗与双向转诊流程

在开展分级诊疗与双向转诊的过程中,还应加强教育输出与管理输出,由上级医疗机构牵头,对接收转诊区域内的基层医院进行更年期专科保健培训与指导,帮助其建立规范化的更年期保健门诊,并定期组织考核与反馈,推动更年期保健工作的同质化发展。辖区内的更年期患者可以选择在基层医院就诊,享受规范化的治疗与服务以及一站式转诊。这种模式既实现了医疗资源的合理化分配,优化了更年期相关疾病的诊治流程,又推动了多学科团队中每一个学科的发展,促进了全方位大健康分级诊疗管理方式的实践与提升,使老百姓受益。

第四节 核心制度

一、疑难病例讨论制度

1. **科内讨论** 在门诊诊疗活动中,接诊医生自觉疑难或就诊 3 次不能确诊、在疗程内治疗效果不佳的患者,应及时提请本专业专家门诊会诊或本专业科主任会诊。

2. **科间会诊** 因病情需要,需请其他科会诊的患者,由接诊医生在病历中提出书面会诊申请,详细记录有关的病历资料。提交相关专家门诊会诊或提请相关专业的会诊门诊会诊。会诊科室医生须具有副主任医师及以上职称,会诊后应给出书面会诊意见并在病历中记录。

3. **门诊部组织会诊** 因患者病情复杂,通过门诊科内和科间会诊仍不能确诊、治疗有困难或疑难病例,由各有关门诊科室负责人向门诊办公室提出书面会诊申请,门诊部及时组织有关科室人员进行会诊。申请科室应在会诊前准备好有关的病历、检验、检查报告等资料。

二、性激素治疗专案管理制度

1. 性激素治疗专案是指使用性激素治疗的患者,对其进行专案管理,建立性激素治疗表。于就诊后 1 个月、3 个月、6 个月、12 个月各随访一次,以后每年随访一次,每次随访时评估并填写治疗表。

2. 对进行性激素治疗同时有合并高血压、冠心病、甲状腺疾病、乳腺疾病、肿瘤等的特殊患者，应在性激素治疗档案袋上进行标识。

3. 由临床医生在性激素治疗档案中填写患者的治疗情况，由护理专员进行健康档案管理。

4. 性激素治疗档案应包括以下内容。

(1) 门诊病历：应包含患者详细的诊疗过程，病历书写中应使用规范的性激素使用名称，写明使用剂量、使用疗程、每次就诊的病情变化等。

(2) 性激素治疗表：主要包括患者姓名、年龄、联系方式、既往史、月经史、家族史，性激素治疗开始的适应证及时间，本次就诊开具的性激素药物名称、剂量、使用疗程、下次就诊的时间、病情改善情况等。

(3) 临床评估量表：更年期症状改良 Kupperman 绝经指数（Kupperman menopausal index，KMI）评分量表、焦虑自评量表、抑郁自评量表、国际骨质疏松症基金会（International Osteoporosis Foundation，IOF）骨质疏松症风险量表、匹兹堡睡眠质量指数量表、萎缩性阴道炎症状评分表、阴道健康评分表、膳食调查表、用药依从性量表等。应依据患者的具体情况选择适宜量表进行记录。

(4) 转诊记录：应详细记录院内外转诊情况，包括患者的基本信息、转诊科室以及转归情况。

(5) 多学科联合诊疗记录：应详细记录每位参与联合门诊专家针对患者具体情况提出的诊疗思路和方案。

(6) 膳食指导表：临床营养师根据患者的饮食记录和营养状况，制订个性化的饮食方案，包括热量摄入、饮食搭配、能量换算以及运动建议等。

5. 应及时收集性激素治疗档案信息，于就诊当日完成记录，统一编号，归档保管。

6. 性激素治疗档案管理应责任到人、制度到位、硬件落实、管理达标，纳入计算机系统管理。

三、信息安全管理制度

1. 设置专人负责患者资料的保存和管理工作。

2. 患者的资料按照初诊、复诊分开编号，实行封闭式管理，严防病历丢失。

3. 严禁任何人涂改、转借、拆散、伪造、隐匿、销毁、丢失、抢夺、窃取病历。

4. 任何机构和个人不得擅自查阅患者的病历。因科研、教学需要查阅病历时，须书面申请并经主管领导同意后查阅，阅后应当立即归还。不得泄露患者的隐私。

5. 需要复印病历时，按规定复印病历的客观部分。

6. 发生医疗事故争议时，医院指派专人在患者或其代理人在场的情况下封存相关病历记录，并由专人保管。封存的病历可以使用复印件。

四、随访制度

1. 为积极推行院前、院中、院后的一体化医疗服务模式，将医疗服务延伸至院后和家庭，使患者的院外康复和继续治疗能够得到科学、专业、便捷的技术服务和指导，特制订此随访制度。

2. 对于病情特殊的患者，需填写患者随访信息登记本，内容应包括患者姓名、年龄、患者编号、职业、主管医师、诊断、联系电话、家庭详细地址等，由患者本次就诊期间的接诊医师负责填写或信息化系统录入保存。

3. 所有就诊过的患者，均需进行离院后随访。

4. 随访时间应根据患者病情和治疗需要而定。对上级医院核心团队来说，需长期治疗或者恢复慢的患者，应 2~4 周随访一次，在转至下级医院或社区医院后，由下级医院或社区医院在患者出院后第 3 个月、6 个月及 1 年时进行随访。

5. 随访方式包括电话随访、接受咨询、家庭随访等。随访内容包括了解患者离院后的治疗效果、病情变化和恢复情况，开展健康宣教，指导患者如何用药、如何康复、病情变化后的处置意见及预约复诊等。

6. 管理人员定期抽查随访情况。

五、更年期保健专科质量与安全管理制度

1. 配备专（兼）职人员，负责质量与安全管理工作。

2. 对新招聘进科人员进行严格的岗位教育，学习各项规章制度和岗位职责教育。

3. 定期组织相关人员学习规章制度、岗位职责及各种操作规程和专业基础知识。

4. 科室应根据医院分级管理的要求，制订切实可行的质量管理方案，结合岗位职责，把质量目标落实到人，做到人人抓质量、讲质量，把质量落到实处。

5. 负责人根据医院质量与安全管理委员会制订的标准，每月统计本科室完成情况，上报医院分级管理办公室。

6. 负责人定期对本科室的质量与安全情况进行分析，向科主任汇报。

7. 采用病例评价与统计指标评价相结合的评价方法。病例评价主要由科主任进行。

（1）病例评价要按病历质控标准进行，主要评价内容包括诊断是否正确、全面、及时；治疗是否正确、及时、彻底；疗效是治愈、好转还是未愈等；有无并发症、院内感染、医疗缺陷等。

（2）统计指标评价包括诊断质量、治疗质量、工作效率与质量、医院感染控制等医疗质量指标。

六、更年期保健专科健康教育制度

1. 为帮助患者更好地参与治疗，提高患者自我护理能力，专科人员应以多种形式向患者及家属进行健康教育。

2. 健康教育形式可采取个别指导、集体讲解、文字宣传、座谈会、展览、视听教材以及网络平台等。

3. 健康教育内容

（1）门诊患者健康教育内容主要包括以下几个方面。

1）一般卫生知识。

2）生活方式指导。

3）常见病、多发病的预防以及克服。

4）常用药物的用药知识等。

（2）住院患者健康教育内容主要包括以下几个方面。

1）医院规章制度：如查房时间、膳食制度等。

2）相关疾病知识：相关检查、治疗、用药知识介绍，预防跌倒知识指导等。

3）出院指导。

七、更年期保健门诊管理制度

1. 专科工作制度

(1) 按照《国家卫生计生委妇幼司关于印发妇幼保健专科建设和管理指南（试行）的通知》各项要求，建设更年期保健门诊并开展各项工作。

(2) 遵守医院及科室的各项规章制度，积极配合及协助更年期保健门诊学科带头人及专科负责人的工作。

(3) 门诊医生着装整洁，按时出诊，热情接待就诊的患者，态度和蔼，仔细检查，诊治认真，做好详细记录。

(4) 掌握医疗原则，严格执行医疗常规，执行保护性医疗原则。

(5) 认真学习，不断更新更年期保健知识及诊疗技术，举办更年期保健继续教育培训班。

(6) 掌握院内转会诊标准及院外上下转诊标准，适时转诊患者。

(7) 定期总结健康管理档案及数据，形成反馈报告或科研成果。

2. 辖区转诊制度

(1) 制订明确的双向转诊标准，建立通畅的转诊通道。

(2) 建立健全的转诊资料，包括转诊三联单、转诊登记本、转诊病历本、转诊满意度评估表。

(3) 接诊上转的患者，治疗平稳后给予回转。

3. 服务记录表单　服务记录表单齐全，包括就诊登记本、健康档案、营养和药学等评估量表等。

4. 多学科协作制度

(1) 建立院内便捷网络，实现多学科之间互相转诊。

(2) 建立跨学科转诊标准，适时转诊。

(3) 跨学科科室适时回转，由更年期保健妇科团队进行后续随访。

八、更年期保健专科设备及仪器管理制度

1. 目的　规范仪器设备的购置、标识、维护和使用的管理，确保仪器设备正常运行并符合相关规定要求，保证结果准确可靠。

2. 适用范围　适用于专科内的所有仪器设备的管理。

3. 制度内容

(1) 仪器设备购置：根据工作或预期使用的需要，提出仪器设备购置计划，收集相关仪器设备资料。

(2) 仪器设备验收：检查仪器设备的型号、规格、数量、外观质量，以及附件、合格证书、使用说明书等文件的齐全性和标准技术性能指标的符合性。详细填写《仪器验收表》并存档，然后将仪器交给使用人保管。

(3) 仪器设备的维护和保养：仪器的保养工作落实到具体人员。明确规定“谁操作谁负责保养”的职责，定期进行检查。根据仪器设备的不同性质和要求，做好防尘、防潮、防震、防

腐蚀等工作，使仪器设备保持应有的性能和精密度，时刻处于完好的可用状态。仪器设备的使用人员应填写详细的使用记录，经常检查、了解仪器设备运行情况，发现失灵、损坏等情况应及时与维修部门取得联系，及时进行维修。

(4) 仪器设备管理

1) 编号规定：建议仪器设备实行统一编号，标明仪器名称、型号规格，从01号起开始编号。

2) 状态标识：对所有出具数据的仪器设备实行状态标识管理，由仪器管理员负责，按其检定、校准状态分别贴上合格证、准用证、停用证三色标志，并及时清除过期的标志。

九、更年期保健专科质量控制制度

1. 质控小组是专科质量管理的核心组织，由2~3名科内专业技术较强的人员组成。科室主任是质量管理的责任人，担任专科质控小组组长。质控小组成员要有明确分工。

2. 更年期保健专科应设科室医疗质量专管员。由1名科室更年期保健专科高年资主治医师以上人员担任，在科主任的领导下，作为更年期保健专科质控小组成员，参与科室质控管理。

3. 科室医疗质量专管员负责更年期保健专科的运行病历及全部出院病历质量检查，并指导下级医师及时修改质量不达标的内容；负责完成更年期保健专科各个质控本的填写工作；按时参加每月一次的专管员例会，督导落实专科质控方案。

4. 更年期保健专科应按照要求建立质控本，并逐月认真记录。

5. 质控小组要全面监督、指导更年期保健专科医疗活动、定期组织法律法规及相关制度的学习及落实，使团队成员树立法制观念，规范医疗行为。

6. 掌握及控制更年期保健专科医疗信息，确保医疗信息及统计数据的正确性。

7. 根据更年期保健专科业务质量情况及发展需要，制订中长期管理计划及年度质量管理计划。

8. 科主任对更年期保健专科医疗质量及医疗安全工作进行全面策划，确定质量目标，并组织实施；对医疗过程进行分析，明确质量及安全管理路径及切入点，明确关键环节，制订适用于更年期保健专科的技术操作规程和工作流程。

9. 更年期保健专科质控小组应每个月召开一次会议，详细记录会议内容，认真总结本月科内质量及医疗安全工作情况，分析医疗质量，查找医疗隐患，提出整改措施，并在科内公布，防止不良事件发生。

10. 要定期向全科通报科室质量情况，根据情况召开全科会，通报近期科室工作情况，警示不足之处。

十、更年期保健专科基层指导工作制度

1. 更年期保健专科人员均应根据上级指示及工作需要，按时到岗，有计划地深入基层，开展更年期保健业务技术指导，及时发现问题、解决问题。

2. 下基层人员必须做到有令必行。

3. 需下基层工作人员，由科室下发“基层工作派遣单”。

4. 派出人员应按时、按质、按量完成任务。

5. 返回中心前，需要各社区卫生服务站站长在派遣单上对派出人员的工作态度、工作质量、完成任务时间作出简要总结，并签字盖章。

6. 到基层工作应严谨、认真、积极、负责、遵纪守法、遵守职业道德。严禁任何人向基层单位或群众提任何不合理要求，违者严肃处理。

7. 每次完成任务后，写出书面工作小结及时向科室领导汇报，工作小结交科室存档。

第五节 信息化管理

在医疗信息化稳步发展的进程中，更年期多学科综合管理对于信息化的需求也日益提升。信息化管理不仅能够提高患者诊疗的便利性、有效性、满意度以及降低经济负担，还能够进一步提高医院的管理水平、医疗质量以及促进医生的诊疗效率，同时满足了医患双方对于更年期多学科综合管理的需求。

一、基础构建

更年期多学科综合管理所要求的信息化管理涉及患者就医的多个环节，其中门诊信息化管理占据主要地位，而门诊信息化管理又包括预约挂号、就诊、检查、结算及随访等多个环节。在门诊信息化管理建设的前期应先完成以下两个方面的基础建设。

1. **门诊电子病历卡的规范建立** 目前我国大部分城镇人员均有社会保障卡，农村人员也有相应的农村社会保障卡，而对于部分没有办理社会保障卡的患者在门诊就诊时则需要办理就诊卡，这几类不同的卡种共同构成了电子病历卡。电子病历卡能够储存患者的个人信息，贯穿于患者预约挂号、就诊、检查、结算的整个诊疗过程。目前我国大部分地区除社会保障卡外，医院之间的就诊卡尚不能互相识别。在更年期多学科综合管理的信息化中，以患者身份信息为基础，至少应做到同一医院内多种病历卡的内容能够相互阅读。同一名患者在进行诊疗时，无论使用何种电子病历卡，医生都能够准确获得患者个人信息及诊疗记录，充分保障诊疗过程的连续性，提高诊疗行为的效率，保障患者的诊疗质量。

2. **更年期多学科综合管理门诊信息化系统构建** 虽然当前医疗信息化相对普及，然而即使是在同一家医疗机构内，也存在多个不同的信息化系统，如预约挂号系统、就诊系统、检验检查系统以及结算系统等。在规范建立上述电子病历卡后，还应建立相应规范化的信息化系统。对于患者在医疗机构发生诊疗相关的所有事件，医疗机构的信息化系统应当打破壁垒，及时做到信息无缝链接，体现信息化优势，助力诊疗过程。

各家医疗机构可根据自身实际条件开发更年期保健电子病历管理系统，建立更年期保健工作信息电子化管理模式。患者的就诊、检验以及检查信息可自动导入电子病历管理系统中，方便患者健康档案的收集、整理与及时分析反馈；该系统可在院内多学科间共享，方便会诊医生查阅患者病历，了解详细病情，精准指导用药。

二、信息化管理

在完成以上两方面的基础构建后，就能够进一步完成多个医疗环节的信息化管理建设。

1. **预约挂号** 更年期患者进入医疗机构的第一个环节便是预约挂号，因此预约挂号系统是评估信息化管理的第一步。以往患者只能通过窗口进行预约挂号，给患者带来极大不便。为方便更年期患者就诊,各家医疗机构应开通多种途径的预约挂号机制,包括自助机预约、微信预约、预约中心窗口预约、院内电话预约、首诊医生通过医生工作站预约以及社区医生一站式转诊预约等。此种信息化能够更好满足患者的需求,使就诊更加便利。同时医疗机构也能够通过信息化快速地对号源进行整合分配,提高工作效率。

2. **就诊** 医疗信息化管理能够提高门诊医疗质量管理,包括对门诊医生的管理。临床工作中,时常有医生因需要兼顾病房工作未能及时出诊,导致患者的就诊体验差。信息化管理能够督促医生处理好各方面的工作,及时出诊,提高患者就诊的满意度。

近年来随着信息化的发展,大部分的医疗机构已经更新了病历形式,传统的纸质病历正逐步被电子病历所替代。但是许多基层医院仍然普遍采用纸质病历,纸质病历不易保存,容易造成诊疗记录的中断。此外,更年期的诊疗常涉及多学科,不同医生之间对于纸质病历的读取可能存在局限性。若不能准确获取相应诊疗记录信息,则不能充分发挥多学科综合管理的优势。因此,迫切需要进一步提高病历的电子信息化。

3. **检查与结算** 在诊疗过程中,更年期患者往往需要进行多项检查和评估。目前许多医疗机构尚未建立健全的更年期多学科综合门诊,患者就诊期间需要往返于多个科室,此时完善的信息化管理能够使患者在多个科室进行高效诊疗,同时减少患者因进行辅助检查所花费的精力,也可以减少医疗差错,提高医疗服务质量。各家医疗机构应探索建立完善的检查与结算系统,当医生为患者开具相应的检查项目后,可通过医生工作站为患者进行结算,或者患者通过自助机、微信等在线支付方式进行结算,之后辅助检查科室即可接收到相应指令为患者进行检查,最终检查结果又可反馈到医生工作站,供更年期多学科管理使用,形成一个诊疗闭环。通过此种完善的信息化管理,使患者的检查与结算过程均得到充分保障。

4. **医疗随访系统** 更年期多学科综合管理患者的随访非常重要。目前我国老龄化加剧,且患者的就诊意识明显提高,更年期患者的数量逐年提升,随之带来了艰巨的后续随访工作。在传统的医疗随访工作中,一般为人工随访,明显增加了医疗工作负担,且庞大的数据储存及处理工作很容易出现差错。因此,更年期多学科综合管理的后续随访工作急需信息化系统的支持。各级更年期诊疗团队可联合信息部门建立相应的随访系统,此举不仅能够极大减轻后续随访工作的负担,还能使患者的后续随访数据得到有效处理。

首都医科大学附属北京世纪坛医院设计开发了更年期 MHT 随访电子病历并投入临床使用,该电子病历实现了与院内医院管理信息系统(hospital information system,HIS)等系统的信息共享,与院内各系统无缝对接,并对相关信息进行有机整合(图 3-6)。

(1) 初诊流程

1) 患者关注"首都医科大学附属北京世纪坛医院"微信公众号并绑定手机号。

2) 妇科医生问诊并根据患者的诊断情况在门诊医生工作站开具医嘱。

3) 系统根据患者的编号自动判断患者是否已入组 MHT 项目。

4) 如果患者未入组,由医生人工判断该患者是否符合入组标准;如果患者已入组,系统自动弹出页面展示该患者既往的随访清单数据进入复诊流程。

5) 如果患者不符合入组标准,进入其他就诊流程;如果符合入组标准,由医生在门诊医生工作站选择 MHT 项目,确认入组,系统自动调用接口,将该患者入组到随访系统。

6) 随访系统根据随访计划自动定期地向该患者微信推送随访提醒,由患者填写随访内容(图 3-7)。

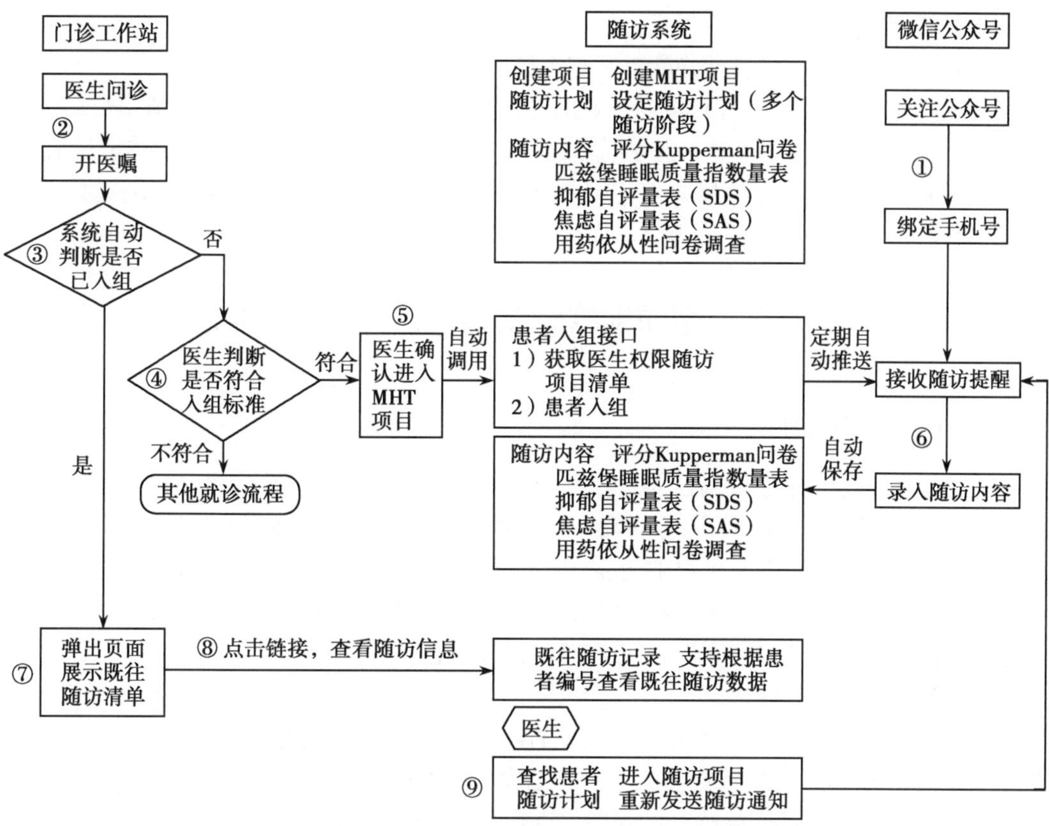

图 3-6 首都医科大学附属北京世纪坛医院 MHT 随访系统工作流程

首都医科大学附属北京世纪坛医院
多健康服务
2021年11月11日 15:57
随访提醒
XXX医生为您发了一份随访问卷，
姓名：
随访时间： 3天内
随访内容： 结肠癌随访
备注： 点击详情开始填写
查看详情
2021年11月12日 08:00
随访提醒
女士/先生，你好！本随访用于测试
姓名：
随访时间： 2天内
随访内容： Kupperman评分表
备注： 点击详情开始填写
查看详情
医院信息
医疗服务
医院动态
Kupperman评分表
Kupperman评分表
女性更年期自评
1.潮热出汗
无
<3次/天
3-9次/天
10次/天
2.感觉异常（冷热痛麻）
无
偶尔
经常，能忍受
冷，热，痛感消失
3.失眠
无
偶尔
经常，能忍受
严重，影响工作生活
4.易激动
无

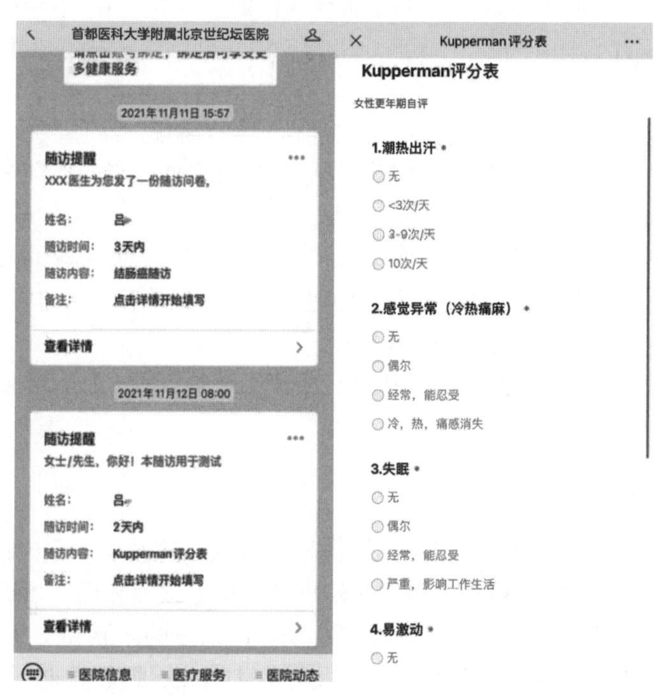

图 3-7 首都医科大学附属北京世纪坛医院 MHT 随访系统患者界面

(2) 复诊流程

1) 系统根据患者编号自动判断患者是否已入组 MHT 项目。

2) 如果患者已入组,在医嘱页面会自动弹出页面展示该患者既往的随访清单数据。

3) 医生点击随访清单信息,通过链接跳转到随访系统查看该患者的既往随访记录信息。

4) 如果患者在就诊时未填写随访记录,医生可以在随访系统找到该患者,手动重新发送随访通知,由患者补充填写随访记录信息。

第六节 更年期多学科综合管理质量控制

一、医疗机构层面

1. **工作量评价** 医疗机构设立更年期专病门诊工作量相关评价指标,包括更年期专病门诊量、更年期保健门诊建档率、性激素专案管理率等。更年期保健门诊建档率指本自然年度某机构更年期保健就诊人次数中建立健康档案人数的比率;性激素专案管理率为本自然年度某机构接受性激素治疗的更年期妇女中进行专案管理人数的比率。医疗机构定期进行相关指标的统计分析,形成工作报告,为专科发展提供依据,促进工作持续改进。

2. **转会诊流程通畅性**

(1) 医疗机构设立转会诊流程相关指标的评价体系,评价指标包括上转率、回转率、满意度(包括医务人员和患者对转会诊流程的满意度以及便捷性的评价)、转诊闭环率等,及时统计分析,及时发现转会诊网络存在的问题并进行持续改进。

(2) 转诊机构间的沟通与反馈:上级医疗机构定期对基层医疗机构上转的疑难复杂病例进行总结与反馈,对基层医疗机构进行基于疑难病例的培训与指导,不断提高基层医疗机构的专业技能,基层医疗机构定期向上级医疗机构反馈转会诊流程中存在的问题,不断完善、优化流程。

3. **建立患者反馈信息台账** 医疗机构制订针对更年期患者门诊及转会诊流程的多种形式的满意度调查问卷,定期收集患者相关意见和建议,根据患者的反馈信息建立台账并及时整改销账,不断提升服务质量,优化就诊流程。

4. **更年期专科培训及继续教育** 医疗机构定期组织更年期保健团队成员参加市级或国家级更年期相关继续教育培训班,提升岗位胜任力,加强更年期保健门诊人才梯队建设,为更好地提供更年期保健服务打好基础。

5. **其他** 医疗机构定期对设施、设备进行维护及更新,保障更年期保健门诊顺利有序开展。

二、医生层面

1. **岗位胜任力评估** 更年期面临的问题是多方面、多系统的,更年期保健应该立足多层次、多维度,更年期保健团队成员经过统一培训及严格考核后才能开展更年期保健相关工作。学习女性更年期相关疾病的诊治,熟知更年期保健门诊的内涵和功能,熟悉团队成员之间的工作。团队成员应定期参加市级或国家级更年期相关继续教育培训班,提升理论知识储备。

培训与考核内容：更年期相关妇科疾病、营养、药物基本知识；PPT 制作技能；演讲技巧；医患沟通能力。

考核标准：①能用 KMI 评分量表评估更年期症状；②能根据月经状况与性激素化验单准确判断绝经状态；③能够开展基于更年期妇女保健指南的更年期相关健康评估、健康教育，并提供适时的监督随访；④熟知国家基本药物目录中可缓解更年期症状的药物，掌握性激素治疗的相关知识，并提供性激素治疗相关咨询。将科普教育覆盖率、核心信息知晓率、用药依从性量表、随访率等作为岗位胜任力的评价指标，定期填写岗位胜任力量表，进行岗位胜任力的评价及考核。

2. **定期总结汇报**　更年期保健团队内部定期开展工作总结，不断发现问题，改进流程，提升服务质量。

3. **患者方面**　对患者就诊的满意度、治疗的便捷性及有效性、转会诊的流畅性等各个环节进行评估，制订患者满意度调查问卷，问卷形式灵活多样，包括纸质版问卷、电话留言、微信留言、公众号问卷、微博问卷等，患者就诊时提醒其填写，通过定期收集患者反馈信息，不断改进、逐步提升服务质量。

第七节　更年期保健工作中的科学研究方法

在更年期保健工作中，许多更年期管理团队往往将重心放在临床诊疗工作中，忽视了科研这部分重要内容，这在基层医疗机构中表现得尤为突出，更年期保健工作中的临床诊疗与科研相辅相成，二者互相推动。

在开展更年期保健科学研究时，各级医疗机构应以临床需求为出发点，结合自身具体情况开展科学研究。既可开展各种与更年期相关的基础研究，以此为支撑，进一步转化为临床生产力，为临床诊疗服务；又可开展更年期相关的临床研究，各级医疗机构所遇到的临床问题不尽相同，可以各自实际工作中迫切需要解决的问题作为切入点，开展具有创新性的临床研究。临床科研常用的方法有调查法、描述性研究、分析性研究以及实验性研究等，以上皆可作为更年期保健科研的研究方法。

一、调查法

调查法是临床科学研究的常用方法之一，在此基础上可进一步开展多种后续临床研究。调查法通过有目的、有计划、系统性地收集更年期患者的各种信息材料，建立起更年期病例数据库。根据信息收集方法的不同，调查法可分为问卷调查、访谈调查以及调查表调查；根据调查范围的不同可以分为全面调查、抽样调查、典型调查以及个案调查；根据调查内容的不同可以分为综合调查和专题调查。通过调查分析能够得出更年期相关科研问题的规律性，且各级医疗机构也可通过调查相关指标，如更年期保健门诊量（人次）、重度更年期综合征就诊人次、更年期妇女健康档案数及随访率、更年期妇女核心信息知晓率、更年期性激素治疗专案管理率等，检验更年期保健工作开展的成效。

二、描述性研究

各医疗机构可利用前期构建的更年期病例数据库或积累的临床数据，包括更年期患者的各类检验和检查报告、个人信息、人群特征等资料，分析、总结更年期疾病的特点，从而进一步研究更年期疾病的病因及危险因素，为更年期疾病的综合管理提供临床对策。描述性研究又可细分为以下几类。

1. 病例报告与系列病例研究

(1) 病例报告：通过对单个或10个以下独具特色的更年期病例进行详细报告，包括临床表现、治疗以及预后等内容，并对其病因进行分析，总结治疗经验。

(2) 系列病例研究：各级更年期保健团队可对其积累的更年期病例进行总结报告。

2. 横向研究 又名现况研究，也叫现患率研究，是对某一特定人群在某一特定时间点(通常为1个月内)就某种疾病(健康状况、临床事件等)及其可能的影响因素的分布状况进行调查的一种描述性流行病学研究。强调是当前状况的研究，研究指标主要为患病率。各级更年期管理团队在确定相关疾病研究对象及研究时间后，可采用普查或抽样调查的方法收集患者疾病、健康状况及相关因素等资料。从而描述更年期疾病的人群分布特征，以及相关危险因素与更年期疾病之间的联系。

3. 纵向研究 可用于观察更年期疾病或其某种特征在研究对象中的动态变化情况。不同于横向研究，纵向研究是研究不同时间节点的疾病变化情况，具有前瞻性。纵向研究能够进行更年期疾病病因分析，同时研究更年期疾病的发展趋势。更年期疾病的综合管理往往是长期的动态管理，因此纵向研究在更年期保健中的应用更为广泛，也更加具有说服力。

4. 生态学研究 研究对象为整个更年期相关疾病人群而非某个个体，研究更年期相关疾病人群的暴露因素以及疾病信息。由于其研究对象可以是某个村庄、乡镇、城市等的人群，因此基层更年期保健团队同样可以开展此类研究。生态学研究分为生态比较研究和生态趋势研究。生态比较研究指的是研究同一时间不同人群间的暴露因素与疾病的相关性，而生态趋势研究指的是同一人群不同时间的暴露因素与疾病的相关性。生态学研究主要用于研究更年期疾病相关药物的长期副作用。

三、分析性研究

1. 队列研究 队列研究属于由“因”及“果”的具有前瞻性的观察性研究方法。在进行更年期保健的队列研究时，可将特定的更年期疾病人群按是否暴露于危险因素以及暴露程度进行分组，观察其结局和预后。通过比较分析进一步判定危险因素与结局之间的关联情况。按照研究时间的起止点又可细分为以下三类。

(1) 前瞻性队列研究：观察时间从当前开始，持续至将来某个时间节点。

(2) 回顾性队列研究：观察时间为过去某个时间点，观察至当前时间点。

(3) 双向性队列研究：回顾性队列研究之后继续观察至将来某个时间点。

2. 病例对照研究 不同于队列研究，病例对照研究属于先“果”后“因”的观察性研究方法，并且在时序上属于回顾性研究。病例对照研究是临床上分析流行病学最常用的研究方法，多用于病因学研究，可同时研究多个因素与疾病的关系。更年期相关疾病往往涉及多个病因、多个学科，因此病例对照研究在更年期保健科学研究中具有广阔的前景。开展更年期病例对照研究时必须设立对照组，可选择成组对照、配对对照等方式。

四、实验性研究

实验性研究属于前瞻性研究。将研究对象进行随机分组，给予不同的干预，观察分析其结局之间的差异。在临床科学研究中，目前实验性研究分为临床试验、现场试验及社区试验。然而事实上，在临床研究中应当还包括基础实验研究。在更年期保健工作中，基础研究也占据重要地位。通过基础研究能够揭示更年期疾病的发病机制，从而为临床研究提供理论依据。许多临床问题也往往需要回到基础实验中去解决。

1. **临床试验**　临床试验可采用随机对照试验（randomized control trial，RCT）。在科研工作中以更年期患者为研究对象，对其进行随机分组，常用于评价治疗效果以及预后情况，例如绝经激素补充治疗对骨质疏松患者的疗效评估等。

2. **现场试验**　研究对象为未患所研究疾病的人群，以个体为单位，同样需要进行随机分组。之后对其中一组进行目前尚有待评价的干预，通过观察其结局之间的差异来评估干预措施的效果。此种研究方法通常所需要样本量较大，费用也相对较高，在一般基层更年期保健团队中较难开展。但也由于其所需样本量较大，基层单位可积极参与到上级机构的研究中。

3. **社区试验**　社区试验的研究对象是未发生所要研究结局的人群，研究单位可以是工厂、企业、村庄、乡镇、县等，通过比较不同社区人群之间的结局差异来评估干预措施的效果。例如，健康生活方式的宣教对于更年期肥胖的改善评价研究便可通过此种研究方法开展。

4. **基础实验研究**　更年期基础研究侧重于发病机制的研究。例如，更年期患者常合并有代谢异常，而其中的机制则需要通过基础实验研究来加以探究。在更年期保健工作中，具备基础研究能力的往往都是大型医疗机构。基层医疗机构往往受限于多种内、外部因素而无法开展。基层更年期保健团队由于长期缺乏基础科研经验，较难调动其主观能动性。基层医疗机构也缺乏相关硬件及政策支持，导致基层医院更年期保健团队无法开展基础研究。因此，对于要开展基础实验研究的基层单位，应先分析并解决以上困难。首先，基层团队要积极努力参加各种更年期基础知识的培训和学习，与高校和上级医院建立起完善、持久的学习进修帮扶机制；其次，基层机构应当根据自身实际情况，对基础科研给予以一定的政策及财力支持。最终建立起一个良性循环机制，逐步提高基层医院更年期保健团队的基础科研能力。

更年期保健工作的提高离不开各级医疗机构团队的支持，同样科学研究也离不开各级医疗机构团队的支持，特别是全国广大基层医疗机构更年期保健团队的支持。更年期保健工作应以更加积极、更加开放的姿态投入到科学研究中，加强科研成果临床转化，助推更年期保健科学研究。

（白文佩、陈沂、崔广霞、韩昕倬、田宗梅、孙宇、杨慕坤）

参考文献

1. 白文佩，毛乐乐．更年期多学科综合管理门诊的流程与管理[J]．山东大学学报（医学版），2019，57（2）：35-39.

2. 毛乐乐，陈醒，孙宇，等．妇科医师诊治妇科内分泌疾病的岗位胜任力调查[J]. 中国妇幼健康研究，2018，29(4):425-427.

3. 席思思，白文佩．更年期患者的就诊特点研究[J]. 中国全科医学，2017，20(7):804-807.

4. 席思思，毛乐乐，陈醒，等．妇科医师对更年期患者的接诊情况及诊疗行为调查[J]. 中国妇幼健康研究，2017，28(3):267-269.

5. 席思思，毛乐乐，陈醒，等．妇产科医师对激素补充治疗指南认知状况的调查[J]. 中国妇产科临床杂志，2017，18(6):547-548.

第四章

更年期保健基本知识

第一节 症状及评估

一、月经异常

月经是伴随卵巢周期性排卵而出现的子宫内膜周期性脱落及出血，伴随卵巢功能的下降，有子宫的更年期女性必然经历月经改变。很多学者尝试分析女性的月经变化规律。月经生殖卫生研究项目对 2 702 名女性的月经资料分析后发现，女性从青春期月经初潮、育龄期到绝经，月经经历了从无到有、再到无的过程，在初潮后的 6 年内月经周期变异性很大，20~40 岁月经通常规则，从绝经前 8 年开始，月经周期又发生变异，特征是月经周期延长。

判断月经是否正常，有 4 个基本要素：月经周期的规律性（波动<7 天）；周期频率（21~35 大）；经期长度（3~7 天）；经期出血量（5~80ml）。任一方面不符合上述标准即属月经异常，月经异常是更年期最常见的症状。

1. 临床表现

（1）月经稀发：表现为月经周期延长，大于 35 天甚至数月，经期缩短或延长，月经血量减少，也可表现为少量的点滴出血。有时在短期停经之后出现大量阴道出血。

（2）月经频发或不规则：表现为月经周期缩短（<21 天），或月经周期不规律。经期延长或持续出血，出血量多少不等，出血多者常可继发贫血。

（3）闭经：月经停止≥6 个月或≥原 3 个月经周期，可发生于月经紊乱后，也可见于月经周期规律者。闭经同时常出现不同程度的更年期症状。

2. 经量评估 月经异常的更年期女性往往伴有月经量异常，而经量的评估常常困扰着患者。有一个简单的方法是借助常见的药物容器，可以此大致评估经量是否在正常范围。如某口服液一支为 10ml，半支液体量为 5ml，若每次月经量小于此则为月经过少；某口服糖浆一瓶容量为 100ml,按瓶身上的刻度量至 80ml,若每次月经量大于此则为月经过多。月经过多通常存在内分泌异常或器质性病变等,一次性过多失血会导致缺铁甚至贫血,增加感染风险,导致身体其他功能受到影响。

也可采用月经失血图法(pictorial blood loss assessment chart,PBAC)进行评分,以卫生巾条数 × 每条卫生巾血染面积评价(日用型卫生巾),统计 1 个月经周期所用的全部卫生巾血染情况,<1/3 为 1 分,1/3~3/5 为 5 分,>3/5 为 10 分,统计当月的 PBAC 评分,>100 分则视为月经量达到 80ml,诊断为月经量多。该法便于统计月经紊乱且经量多的患者的经量情况。

二、潮热、出汗

血管舒缩功能障碍是绝经过渡期的重要标志,有研究发现高达 80% 的女性曾面临这一困扰,在 40~60 岁的围绝经期及绝经妇女中表现尤为突出,严重降低了更年期妇女的生活质量,同时增加了更年期妇女的患病风险。血管舒缩功能障碍的发生主要与吸烟、高糖饮食、高脂饮食等生活方式,遗传,环境等因素相关。其发生率和严重程度在全球存在广泛差异,与地域和种族有关。亚洲国家明显低于欧美国家,美国为 75%,我国大陆为 50.9%,日本为 22.1%。有研究显示,血管舒缩症状在非裔妇女中的发生率为 45.6%,华裔妇女为 20.5%,日裔妇女为 17.6%。女性绝经后开始出现血管舒缩功能障碍症状的持续时间的中位数为 3.4 年;与之相比,女性绝经前开始出现血管舒缩功能障碍症状者症状持续时间会更长,中位数为 11.8 年。血管舒缩功能障碍主要表现为潮热、出汗,大部分女性的潮热症状会持续 1 年以上,约 25% 的女性会持续 5 年以上。此外,与自然绝经相比,女性因卵巢切除等原因出现绝经,可能伴有更严重的潮热、出汗等,这可能与雌激素水平出现急剧下降相关。

血管舒缩功能障碍的发生机制尚不能从生理学及病理学等方面完全阐明,目前多倾向于因更年期雌激素减少,中枢神经系统神经递质发生量的改变导致体温调节不稳定。也有研究认为,可能是由于下丘脑热中性区变窄,导致机体对中心体温的轻微变化非常敏感,略微升高的体温即可引起潮热、出汗及皮肤潮红。

1. 临床表现 潮热、出汗是血管舒缩功能障碍最常见的症状,时常伴有潮红。多自发性发生或由各种因素诱发,如情绪变化、突然的环境温度变化、压力、酒精、咖啡因或热饮料等。常表现为患者突然自觉阵发性烘热自胸部涌向脸部、颈部,逐渐波及全身,少数妇女仅局限在头、颈部、乳房,同时伴有皮肤潮红,并感到轻微或明显灼热,接着出现暴发性出汗,甚至大汗,汗后出现畏寒,可伴有心悸、眩晕、头痛、乏力等。潮热、出汗可能发生在白天或晚上的任何时间,症状较轻者,仅在晨间出现,而严重者频繁发作,昼夜均可发生。夜间发作时,常出现睡眠中断,且伴明显出汗,随后出现入睡困难,甚至无法再次入睡,并伴有焦虑、抑郁、记忆力减退等症状。

2. 症状评估 血管舒缩症状是主观及短暂的热感觉,目前评估血管舒缩症状的方法可以分为主观和客观测量法两大类。除此之外,血管舒缩症状作为更年期症状表现之一,可与其他症状共同采用更年期症状量表进行综合评估。

(1) 主观测量法:目前较常用的是自身回忆描述及记录日记。主观测量法用于判断有无血管舒缩症状,同时能够记录症状的强度、持续时间以及影响生活质量的程度,但其会受到记忆、心理状态、认知、情绪等影响,存在一定偏差。

1) 自身回忆描述:该测量方法主要依靠医生提问是否有潮热、出汗、潮红等症状,每天或每周发生频率,持续时间及严重程度,并依靠患者的自身回忆、描述来记录评价血管舒缩症状。

2) 记录日记:记录日记是一种测量更年期症状的方法。更年期女性通过日记形式详细记录发生潮热、出汗等症状的时间和强度。根据记录时间,可分为实时记录日记和回忆性记录日记。实时记录日记是一出现潮热、出汗等症状,及时记下发生时间、严重程度、持续时间;回顾性记录日记是指夜晚入睡前及早上清醒后通过回忆方式记录其在白天清醒状态及夜晚睡眠过程中所感受到的血管舒缩症状的次数。两种日记记录结果会存在一定的偏差,偏差结果与种族、睡眠状况、心理状态、教育水平以及焦虑情绪相关。完成记录日记的方式包括纸笔记录及电子事件记录器。

(2) 客观测量方法:主要是通过仪器监测机体生理指标的变化来判断是否存在潮热。常用的客观测量潮热的方法是胸骨皮肤导联,其测量结果仍存在争议,且不能体现出血管舒缩症状的严重程度。

(3) 更年期症状量表:可进行综合评估。

1) 改良 Kupperman 评分法:改良 Kupperman 量表(表 4-1)包括潮热、出汗,感觉异常,失眠,易激动,抑郁,眩晕,疲乏,肌肉、骨、关节痛,头痛,心悸,皮肤蚁走感,性交痛,泌尿系统症状 13 项更年期症状。每个症状根据程度评为 0 分、1 分、2 分、3 分,且均有相应的加权系数。其中潮热、出汗症状程度评分:0 分(无)、1 分(<3 次/d)、2 分(3~9 次/d)、3 分(≥10 次/d),加权系数为 4。患者根据对应症状程度判定得分值,再乘以各项加权系数,得出该症状的得分。例如,陈女士潮热、出汗为 8 次/d,得分为 2 分 × 4=8 分。各项得分逐一累加,得出的即为总分。病情程度评价标准:总分<6 分为正常,6~15 分为轻度,16~30 分为中度,>30 分为重度。

表 4-1 改良 Kupperman 量表

症状	加权系数	程度评分			
		无度(0 分)	轻度(1 分)	中度(2 分)	重度(3 分)
潮热、出汗	4	无	<3 次/d	3~9 次/d	≥10 次/d
感觉异常	2	无	有时	常有刺痛、麻木、耳鸣等	经常且严重
失眠	2	无	有时	经常	经常且严重,需服药
易激动	2	无	有时	经常	经常不能自控
抑郁	1	无	有时	经常,能自控	失去生活信心
眩晕	1	无	有时	经常,不影响生活	影响生活、工作
疲乏	1	无	有时	经常	日常工作受限
肌肉、骨、关节痛	1	无	有时	经常,不影响功能	功能障碍
头痛	1	无	有时	经常,能忍受	需服药
心悸	1	无	有时	经常,不影响工作	需治疗
皮肤蚁走感	1	无	有时	经常,能忍受	需治疗
性交痛	2	无	有时	经常,能忍受	影响生活
泌尿系统症状	2	无	有时	经常,不影响生活	影响生活与工作

2）Greene 量表：Greene 量表（表 4-2）诞生于英国，可用于个人自评，也可用于大范围调查。Greene 量表提出了各自独立的四种症状学评价方法，即心理症状、躯体症状、血管舒缩症状及性功能异常，共 21 项症状评分。包括心理症状（1~11 项），即焦虑（第 1~6 项）、抑郁（第 7~11 项）；躯体症状（第 12~18 项）；血管舒缩症状（第 19~20 项）；性功能异常（第 21 项）。每个症状根据严重程度分为 4 个等级：0 分（无）、1 分（轻微）、2 分（中等）、3 分（严重）。妇女根据最近一个月内相应症状，进行程度判断。其可以用于评价不同种类症状流行病学调查、病因学研究以及临床试验等。

表 4-2 Greene 量表

症状	无（0 分）	轻微（1 分）	中等（2 分）	严重（3 分）
1. 心跳加快或加强				
2. 感到紧张				
3. 失眠				
4. 容易兴奋				
5. 突然感到惊慌				
6. 难以集中注意力				
7. 感到疲倦或精力不足				
8. 对大多数事情缺乏兴趣				
9. 感到不开心或压抑				
10. 莫名其妙地哭泣				
11. 易怒				
12. 感到头晕或晕倒				
13. 头部或身体感到有压力或紧绷感				
14. 身体感到麻木或刺痛				
15. 头痛				
16. 肌肉、关节酸痛				
17. 手脚失去感觉				
18. 呼吸困难				
19. 潮热				
20. 夜间盗汗				
21. 对性缺乏兴趣				

3）更年期评定量表（menopause rating scale，MRS）：源于 20 世纪 90 年代初期，近几年在国内外应用广泛，侧重于对绝经期症状严重程度的评价及这些症状对生活质量的影响，包括 MRS Ⅰ及 MRS Ⅱ。MRS Ⅰ（表 4-3）涵盖 10 项症状：潮热出汗、功能性心脏疾病、睡眠障碍、抑郁情绪、神经过敏及烦躁、虚弱及记忆力下降、性功能受损、泌尿系统障碍、阴道干涩、关节和肌肉疾病。范围从 0（无症状）到 1.0（非常严重症状），而对个别症状无权重。MRS Ⅱ（表 4-4）

不仅涵盖 MRS Ⅰ的 9 项症状，且增加了“忧虑”症状，包括躯体感觉(1、2、3、11 项)、泌尿生殖道症状(8、9、10 项)和心理(4、5、6、7 项)三大方面内容，每项评分从 0 分(无症状)到 4 分(症状严重)。MRS Ⅱ评分法弥补了改良 Kupperman 评分法的缺陷，因为该评分法是由患者对自身症状的严重程度做出评价。

表 4-3　更年期评定量表 Ⅰ

症状	无		轻度		中度		严重		非常严重		
	0	0.1	0.2	0.3	0.4	0.5	0.6	0.7	0.8	0.9	1.0
1. 潮热、出汗											
2. 功能性心脏疾病											
3. 睡眠障碍											
4. 抑郁情绪											
5. 神经过敏及烦躁											
6. 虚弱及记忆力下降											
7. 性功能受损											
8. 泌尿系统障碍											
9. 阴道干涩											
10. 关节和肌肉疾病											
平均得分											

表 4-4　更年期评定量表 Ⅱ

症状	无	轻度	中度	严重	非常严重
	0 分	1 分	2 分	3 分	4 分
1. 潮热、出汗(向上蔓延的潮热、出汗)					
2. 功能性心脏疾病(心悸、心率加快、不规则心跳、胸闷)					
3. 睡眠障碍(难入睡、半夜醒、醒得早)					
4. 抑郁情绪(精神不振、悲伤、流泪、虚弱情绪波动)					
5. 烦躁(神经过敏、内心紧张、好斗)					
6. 忧虑(内心焦虑、惶恐)					
7. 身心精疲力竭(虚弱、难以集中注意力、易忘)					
8. 性功能受损(性欲、性生活或性满意下降)					
9. 泌尿系统障碍(排尿有问题、尿频、不自主排尿)					
10. 阴道干涩(感觉阴道发干、性交困难)					
11. 关节和肌肉疾病(手指关节区域疼痛、风湿性疾病)					

三、睡眠障碍和记忆力减退

（一）睡眠障碍

睡眠障碍在更年期妇女中发生率较高，有研究发现睡眠障碍甚至成为更年期妇女最常见的困扰。一项对中年女性睡眠问题的调查结果显示，38% 的妇女主诉睡眠困难，其中自然绝经妇女和手术后绝经妇女最高（分别为 45.6% 和 47.6%）；不同人种间睡眠障碍发生率略有差异。日本的一项研究发现，在绝经诊所的样本中，约 51% 的绝经期和绝经后妇女患有睡眠障碍。一项中国上海的横向描述性研究招募了 2 046 名 40~60 岁的中国女性，发现在这一群体中睡眠障碍的患病率为 33.2%，其中处于绝经期的妇女睡眠障碍患病率更高，绝经前患病率为 34.8%，绝经后患病率为 40.9%；随着年龄增长，女性睡眠障碍患病率逐渐升高，从 40~44 岁的 21.7% 升高至 55~60 岁的 41.8%。尽管各项研究的方法、种族、地区和样本存在差异，但研究结果均显示，睡眠障碍在绝经期妇女中较常见，更年期及绝经后睡眠障碍发生率较绝经前明显增加。

更年期妇女存在睡眠障碍者的生活质量显著低于无睡眠障碍者，睡眠障碍已成为影响更年期妇女健康的主要问题之一。更年期睡眠障碍影响因素众多，雌激素水平在更年期女性睡眠障碍中发挥重要作用。颅脑中雌激素受体分布于睡眠相关核团，如基底前脑、下丘脑、腹侧被盖区和蓝斑等，雌激素可减少睡眠潜伏期，减少睡眠发生后醒来的次数，并增加总睡眠时间。当雌激素水平降低时，昼夜节律发生变化，即可能出现失眠和睡眠中断。此外，更年期血管舒缩症状、焦虑及抑郁、遗传因素、肥胖及心脏疾病等均可影响睡眠质量，导致睡眠障碍或加重。同时，睡眠质量差、睡眠时间不足也与负面的健康结果有关，如心血管疾病、糖尿病、肥胖、抑郁焦虑、认知障碍、阿尔茨海默病等，甚至导致自杀或因疾病死亡。

1. **临床表现** 包括入睡困难、夜间觉醒次数增多、早醒、醒后无法再次入睡、抑郁和焦虑、阻塞性睡眠呼吸暂停、不宁腿综合征加重等。阻塞性睡眠呼吸暂停（obstructive sleep apnea，OSA）临床表现为打鼾、呼吸暂停、夜间憋气、日间嗜睡、睡眠后困乏和失眠等，是一种具有严重危害性的睡眠障碍，其在更年期妇女中患病率较高。调查研究发现 47%~67% 的绝经后妇女患有 OSA。不宁腿综合征（restless legs syndrome，RLS）的主要临床表现为强烈的、几乎不可抗拒的活动腿的欲望，多数发生在傍晚和夜间，安静、休息或睡眠过程中加重，活动后好转，从而导致严重睡眠障碍。流行病学资料表明，国外患病率为总人口的 1%~10%，我国患病率为 1.2%~5%，更年期妇女出现的 RLS 症状相对更重。

2. **诊断及评估** 睡眠质量评定分为主观睡眠质量评定和客观睡眠质量评定。主观睡眠质量评定多使用匹兹堡睡眠质量指数（Pittsburgh sleep quality index，PSQI），具有经济、便利、重复性强的特点；客观睡眠质量评定多使用多导睡眠图，OSA 诊断必须使用多导睡眠图。

（1）PSQI 是国内外学者评估患者睡眠状态的常用工具（表 4-5）。1989 年，美国匹兹堡大学医学中心精神科医生 Buysse 等编制了该睡眠质量自评量表，量表包含 19 个自评和 5 个他评条目，其中第 19 个自评条目和 5 个他评条目不参与计分。对研究对象近 1 个月的睡眠时长、入睡时间、睡眠障碍、睡眠效率、催眠药物应用、日间功能及自评睡眠质量等维度进行评分，程度按 0~3 计分，累计得分即为 PSQI 总分。总分范围 0~21 分，睡眠质量与得分成反比，得分越高表示睡眠质量越差。国内一般将 PSQI 评分≥8 分作为划分睡眠质量好与差的界线。

表 4-5 PSQI 量表

条目	项目	评分			
		0 分	1 分	2 分	3 分
1	近 1 个月,晚上上床睡觉通常在________时________分				
2	近 1 个月,从上床到入睡通常需要________分钟	□≤15 分钟	□16~30 分钟	□31~60 分钟	□>60 分钟
3	近 1 个月,通常早上________时________分起床				
4	近 1 个月,每夜通常实际睡眠________时________分(不等于卧床时间)				
5	近 1 个月,因下列情况影响睡眠而烦恼				
	a. 入睡困难(30 分钟内不能入睡)	□无	□<1 次/周	□1~2 次/周	□≥3 次/周
	b. 夜间易醒或早醒	□无	□<1 次/周	□1~2 次/周	□≥3 次/周
	c. 夜间去厕所	□无	□<1 次/周	□1~2 次/周	□≥3 次/周
	d. 呼吸不畅	□无	□<1 次/周	□1~2 次/周	□≥3 次/周
	e. 咳嗽或鼾声高	□无	□<1 次/周	□1~2 次/周	□≥3 次/周
	f. 感觉冷	□无	□<1 次/周	□1~2 次/周	□≥3 次/周
	g. 感觉热	□无	□<1 次/周	□1~2 次/周	□≥3 次/周
	h. 做噩梦	□无	□<1 次/周	□1~2 次/周	□≥3 次/周
	i. 疼痛不适	□无	□<1 次/周	□1~2 次/周	□≥3 次/周
	j. 其他影响睡眠的事情 如有,请说明:	□无	□<1 次/周	□1~2 次/周	□≥3 次/周
6	近 1 个月,总的来说,您认为您的睡眠质量	□很好	□较好	□较差	□很差
7	近 1 个月,您用药物催眠的情况	□无	□<1 次/周	□1~2 次/周	□≥3 次/周
8	近 1 个月,您常感到困倦吗?	□无	□<1 次/周	□1~2 次/周	□≥3 次/周
9	近 1 个月您做事情的精力不足吗?	□没有	□偶尔有	□有时有	□经常有

(2) 多导睡眠图(polysomnography,PSG)可作为判断睡眠障碍的客观指标,它可以精确地显示睡眠潜伏期、睡眠时相、睡眠周期和睡眠强度等指标。受试者整夜采用多导睡眠仪进行多导睡眠图监测,分析指标包括总卧床时间、总睡眠时间、睡眠潜伏期、快速眼动睡眠潜伏期、微觉醒指数、非快速眼动睡眠Ⅰ期(N1)、Ⅱ期(N2)、Ⅲ期(N3)和快速眼动睡眠期的时间和百分比、睡眠呼吸暂停指数、周期性腿动指数等。但有学者指出,很大一部分绝经后妇女 PSG 上显示长时间的深度睡眠和睡眠时间,但主观睡眠质量却很差。故他们认为更年期睡眠障碍诊断更需关注患者的主观感受。

(二) 记忆力减退

更年期是卵巢功能逐渐衰退直至消失的过程,是女性一生中必然会经历的重要时期,雌激素波动或下降导致出现一系列更年期症状,如潮热出汗、睡眠障碍、记忆力减退等。国内有文献报道,更年期女性记忆力减退发生率可高达 76.54%,而亚洲更年期女性记忆力减退发生率为 80.1%。由此可见,记忆力减退是更年期妇女的常见症状,但常被忽视,因此应给予足够重视。更年期记忆力减退还可能导致女性对阿尔茨海默病的易感性增加,更年期女性阿尔茨海默病患者患病率高于同年龄段男性,严重影响了生活质量。

记忆力减退趋势在绝经过渡期早期开始升高,在绝经过渡期晚期达高峰,随后缓慢下降。更年期女性记忆力减退可能与体内雌激素水平降低有关,已有研究表明,雌激素对维持和调节与认知相关的大脑区域网络完整性,尤其是记忆相关海马体有重要意义。

1. **临床表现** 首先表现为近记忆力减退,以遗忘为首发症状,表现为经常忘记朋友名字,常遗失东西,忘记片刻前讲话的内容,反复提问同一个问题,并伴多疑、情感淡漠,随之出现远记忆力减退,回忆远期经历和知识困难,甚至出现老年痴呆,影响日常生活。

2. **症状评估** 主要是应用多个测试量表评估调查对象的认识能力,包括记忆能力。临床工作中,应根据患者主诉选择相应的量表或全部量表进行测试。

(1) 简易精神状态检查(mini-mental state examination,MMSE):是认知功能筛查常用工具。临床工作中也可用于痴呆严重程度分级。

(2) 听觉词语学习测验(auditory verbal learning test,AVLT):主要是测试受试者的记忆提取功能。

(3) 数字广度测试(digit span test,DST):DST1 为顺背数字得分,反映受试者注意力;DST2 为倒背数字得分,反映注意力及短时记忆。

(4) 言语流畅性测验(verbal fluency test,VFT):反映受试者瞬间言语记忆、自发语言运动能力和抗干扰能力。

(5) 复杂图形测试(complex figure test,CFT):反映受试者即时记忆及延时记忆能力,CFT1 为得分,CFT2 为耗时。

四、更年期情绪变化

随着雌激素水平的降低,更年期女性可出现一系列情绪障碍。抑郁和焦虑作为更年期情绪障碍的两大主要疾病,严重危害了更年期女性的身心健康和生活质量。这类妇女往往会出现注意力不易集中,情绪波动大,如激动易怒、焦虑不安或情绪低落、抑郁、不能自我控制等情绪症状。

1. **抑郁**

(1) 临床表现:抑郁症以心境低落、兴趣减退、思维迟缓、愉悦感消失、自我评价下降、精力减退、言语活动减少、持续性疲乏等为主要临床症状,常伴有自杀观念。其中,以心境低落最为重要,患者常有(通常>3 个月)终日无精打采,郁郁寡欢,常唉声叹气或自责自罪,羞见人面,对事物不感兴趣。轻症者有求治欲望,重者悲观厌世、拒绝治疗。

(2) 流行病学:一项对北京市抑郁症总体疾病负担的研究发现,女性抑郁症患病率是男性的 2 倍,终身患病率男性为 2.3%,女性为 4.7%。在女性一生中,性激素波动期抑郁症发生率增加,即更年期更易患抑郁症。因此,更年期是抑郁的脆弱窗口期。美国国立卫生研究所的一项研究纵向评估了更年期女性的生殖情况与情绪的关系,经过 5 年的随访研究发现,在女性末次月经前后的 24 个月内,抑郁症的患病风险比绝经前期高至少 14 倍。据统计,更年期抑郁症状发生率为 23.8%。

(3) 病因

1) 生物学因素:①雌激素水平明显下降或雌激素高水平震荡波动;②雌激素缺乏引起

神经系统单胺氧化酶通路调节异常，主要是5-羟色胺（5-hydroxytryptamin，5-HT）和去甲肾上腺素（norepinephrine，NE）等神经递质减少。

2）心理、社会因素：更年期是每个女性必须经历的人生阶段，这个阶段的女性易受更年期综合征的困扰，职业压力和家庭负担重。因此，健康、事业、家庭等方面的不如意易使其产生精神障碍和躯体症状。

(4) 症状学诊断：如表4-6所示《疾病和有关健康问题的国际统计分类(第10次修订本)》（简称ICD-10）中将抑郁的症状分为基本症状和附加症状。

表4-6 ICD-10抑郁症状

基本症状	附加症状
1. 几乎每天都心境低落 2. 对日常活动缺乏兴趣或愉快感 3. 精力减退，易疲劳	1. 缺乏自信心或自尊 2. 不合情理的自责 3. 反复出现自杀或想死的念头 4. 思维能力减退、注意力不集中 5. 精神运动性改变，激越或迟滞 6. 睡眠障碍 7. 食欲改变 8. 性欲明显减退

ICD-10中抑郁的诊断标准：抑郁发作至少持续2周，不伴躁狂症状，除外精神生活性物质诱因。分为轻度、中度和重度（表4-7）。

表4-7 ICD-10抑郁分度标准

分度标准	基本症状	附加症状
轻度	≥2条	≥2条
中度	≥2条	≥3条
重度	≥3条	≥4条

(5) 评估：抑郁症的诊断除抑郁症状外，还要有症状持续时间和/或严重程度。衡量抑郁病情严重程度的量表分为自评量表和他评量表。自评量表包括：患者健康问卷抑郁量表（patient health questionnaire，PHQ-9）、抑郁自评量表（self-rating depression scale，SDS）、贝克抑郁量表（Beck depression inventory，BDI-21）等。他评量表有汉密尔顿抑郁量表（Hamilton depression scale，HAMD），由精神科专业人士客观评定，较SDS对区分抑郁症严重程度的准确性更高。

1）PHQ-9：包括9项，见表4-8。

表4-8 患者健康问卷抑郁量表（PHQ-9）

问题	完全没有	有好几天	一半以上天数	几乎每天
在过去的2周里，您因为以下的问题烦恼过吗?				
1. 做事提不起劲头或没有多大兴趣	0分	1分	2分	3分

续表

问题	完全没有	有好几天	一半以上天数	几乎每天
2. 情绪低落，沮丧或绝望	0分	1分	2分	3分
3. 难以入睡，或无法保持睡眠，或睡眠过多	0分	1分	2分	3分
4. 感觉疲倦，或缺乏精力	0分	1分	2分	3分
5. 食欲缺乏，或暴饮暴食	0分	1分	2分	3分
6. 感觉自己很差劲，或认为自己是个失败者，让自己或家人失望	0分	1分	2分	3分
7. 精神无法集中，如无法集中精力看电视或看报纸	0分	1分	2分	3分
8. 言语或行动迟缓，或过多（别人能观察到的）	0分	1分	2分	3分
9. 会有让自己死或伤害自己的想法	0分	1分	2分	3分
各项得分汇总				

注：①项目1、4、9，任何一项得分>1分（即选择2、3分），需要关注；②项目1、4，代表着抑郁的核心症状；③项目9代表有自伤意念。

PHQ-9抑郁程度分类见表4-9。

表4-9 PHQ-9抑郁程度分类

总分	抑郁症严重程度	建议
0~4分	没有抑郁症	注意自我观察
5~9分	可能有轻微抑郁症	建议咨询心理医生或心理医学工作者
10~14分	可能有中度抑郁症	最好咨询心理医生或心理医学工作者
15~19分	可能有中重度抑郁症	建议咨询心理医生或精神科医生
20~27分	可能有重度抑郁症	必须就诊心理医生或精神科医生

2）抑郁自评量表：抑郁自评量表包括20个问题，见表4-10。

表4-10 抑郁自评量表

问题	偶有	有时	经常	持续
在过去的1周里，您因为以下的问题烦恼过吗？				
1. 我感到情绪沮丧、郁闷	1分	2分	3分	4分
*2. 我感到早晨心情最好	4分	3分	2分	1分
3. 我要哭或想哭	1分	2分	3分	4分
4. 我夜间睡眠不好	1分	2分	3分	4分
*5. 我吃饭像平时一样多	4分	3分	2分	1分

续表

问题	偶有	有时	经常	持续
*6. 我的性功能正常	4分	3分	2分	1分
7. 我感到体重减轻	1分	2分	3分	4分
8. 我为便秘烦恼	1分	2分	3分	4分
9. 我的心跳比平时快	1分	2分	3分	4分
10. 我无故感到疲劳	1分	2分	3分	4分
*11. 我的头脑像往常一样清楚	4分	3分	2分	1分
*12. 我做事情像平时一样不感到困难	4分	3分	2分	1分
13. 我坐卧不安,难以保持平静	1分	2分	3分	4分
*14. 我对未来感到有希望	4分	3分	2分	1分
15. 我比平时更容易激怒	1分	2分	3分	4分
*16. 我觉得决定什么事很容易	4分	3分	2分	1分
*17. 我感到自己是有用的和不可缺少的人	4分	3分	2分	1分
*18. 我的生活很有意义	4分	3分	2分	1分
19. 假若我死了别人会过得更好	1分	2分	3分	4分
*20. 我仍旧喜爱自己平时喜爱的东西	4分	3分	2分	1分

注:* 为反序计分。

抑郁自评量表的计分规则:采用抑郁严重指数(0.25~1.00)反映抑郁程度。抑郁严重指数=粗分(各条目总分)/80(最高总分)。抑郁程度判断见表4-11。

表4-11　抑郁自评量表的抑郁程度分类

抑郁程度	抑郁严重指数
无抑郁	<0.50
轻度抑郁	0.50~0.59
中度抑郁	0.60~0.69
重度抑郁	≥0.70

3) 贝克抑郁量表:贝克抑郁量表包括13道选择题,每题有4个选项,见表4-12。

表4-12　贝克抑郁量表

下面13组项目,每组有4句陈述,根据近一周的感觉,选择最适合自己的情况
1. 以下情况最符合你的是哪项? A. 我不感到忧郁——0分 B. 我感到忧郁或沮丧——1分 C. 我整天忧郁,无法摆脱——2分 D. 我十分忧郁,已经承受不住——3分

续表

2. 你对未来抱有什么态度?
   A. 我对未来并不感到悲观失望——0 分
   B. 我感到前途不太乐观——1 分
   C. 我感到我对前途不抱希望——2 分
   D. 我感到今后毫无希望,不可能有所好转——3 分
3. 你是如何看待失败的感觉?
   A. 我并无失败的感觉——0 分
   B. 我觉得和大多数人相比我是失败的——1 分
   C. 回顾我的一生,我觉得那是一连串的失败——2 分
   D. 我觉得我是个彻底失败的人——3 分
4. 你对生活的满意度如何?
   A. 我并不觉得我有什么不满意——0 分
   B. 我觉得我不能像平时那样享受生活——1 分
   C. 任何事情都不能使我感到满意一些——2 分
   D. 我对所有的事情都不满意——3 分
5. 你的内疚感有多深?
   A. 我没有特殊的内疚感——0 分
   B. 我有时感到内疚或觉得自己没价值——1 分
   C. 我感到非常内疚——2 分
   D. 我觉得自己非常坏,一钱不值——3 分
6. 你是否会对自己感到失望?
   A. 我没有对自己感到失望——0 分
   B. 我对自己感到失望——1 分
   C. 我讨厌自己——2 分
   D. 我憎恨自己——3 分
7. 你会有想要伤害自己的想法吗?
   A. 我没有要伤害自己的想法——0 分
   B. 我感到还是死掉得好——1 分
   C. 我考虑过自杀——2 分
   D. 如果有机会,我还会杀了自己——3 分
8. 你是否失去与他人交往的兴趣?
   A. 我没失去和他人交往的兴趣——0 分
   B. 和平时相比,我和他人交往的兴趣有所减退——1 分
   C. 我已失去大部分和人交往的兴趣,我对他们没有感情——2 分
   D. 我对他人全无兴趣,也完全不理睬别人——3 分
9. 做决定对你来说,是否感到困难?
   A. 我能像平时一样做出决断——0 分
   B. 我尝试避免做决定——1 分
   C. 对我而言,做出决断十分困难——2 分
   D. 我无法做出任何决断——3 分
10. 与过去相比,你是否对你的形象不自信?
   A. 我觉得我的形象一点也不比过去糟——0 分
   B. 我担心我看起来老了,不吸引人了——1 分
   C. 我觉得我的外表肯定变了,变得不具吸引力——2 分
   D. 我觉得我的形象丑陋不堪且令人讨厌——3 分

续表

11. 你对工作抱有何种态度? A. 我能像平时那样工作——0 分 B. 我做事时,要额外努力才能开始——1 分 C. 我必须努力迫使自己,方能干事——2 分 D. 我完全不能做事情——3 分
12. 和以往相比,你是否会很容易就感到疲倦? A. 和以往相比,我并不容易疲倦——0 分 B. 我比过去容易觉得疲倦——1 分 C. 我做任何事都感到疲倦——2 分 D. 我太易疲倦了,不能干任何事——3 分
13. 与过去相比,你的胃口如何? A. 我的胃口不比过去差——0 分 B. 我的胃口没有过去那样好——1 分 C. 现在我的胃口比过去差多了——2 分 D. 我一点食欲都没有——3 分

贝克抑郁量表的计分规则,见表 4-13。

表 4-13　贝克抑郁量表的抑郁程度分类

总分	抑郁程度
0~4 分	无抑郁或极轻微
5~13 分	轻度抑郁
14~20 分	中度抑郁
≥21 分	重度抑郁

4) 汉密尔顿抑郁量表:是临床上最常用的评定抑郁状态的量表,后经多次修订,版本有 17 项、21 项和 24 项三种。

评定方法:应由经过训练的 2 名评定员采用交谈与观察的方式,分别独立对被评定者进行检查、评分。

评定标准:大部分项目采用 0~4 分的 5 级评分,少数项目采用 0~2 分的 3 级评分。总分越高,病情越重。

目前,临床上常用的抑郁量表特点总结见表 4-14。

表 4-14　常用抑郁量表的比较

常用量表	基本情况	优点	缺点
汉密尔顿抑郁量表	他评量表,可用于抑郁症的筛查,多用于评估抑郁症的严重程度和治疗效果	1. 具有很好的信度、效度 2. 文化程度低和抑郁症状严重的患者可用此表评估	需要由 2 名经过培训的医师对被评定者进行评估

续表

常用量表	基本情况	优点	缺点
抑郁自评量表	自评量表,主要用于临床疗效的监测,也用于医学实践的筛选	1. 具有较好的信度、效度 2. 操作简易	仅用于筛查
贝克抑郁量表	自评量表,常用于成人抑郁的筛查	具有良好的信度、效度	仅用于筛查评定条目中含较多与抑郁相关的躯体症状,易与围绝经期症状混淆,导致抑郁症状被高估

2. **焦虑**

(1) 临床表现:焦虑是更年期妇女一种常见的情绪障碍,临床表现多为性格情感改变,如敏感、猜疑、对机体健康关注过多、自私、急躁易怒、唠叨、消极厌世或封闭自我。

(2) 流行病学:更年期妇女的焦虑症状明显高于同年龄段和其他年龄段的男性群体。一项采用焦虑自评量表(self-rating anxiety scale,SAS)对商丘医学高等专科学校附属医院 56 例更年期妇女和 56 例更年期男性进行测试的研究,其结果显示更年期女性比更年期男性更易出现机体内分泌激素代谢异常及自主神经功能紊乱,出现焦虑症状。有研究以就诊于成都市综合医院的更年期综合征妇女为调查对象,其中焦虑症患病率为 12.9%,抑郁症患病率为 14.9%;76.9% 的焦虑患者同时患有抑郁症,66.7% 抑郁患者同时患有焦虑症。

(3) 病因

1) 生物学因素:雌激素水平明显下降或雌激素的高水平震荡波动。

2) 心理、社会因素:心理、社会因素如夫妻关系不佳、家庭成员重病、经济困难、工作压力大,均为更年期妇女发生焦虑症状的影响因素。

(4) 评估

1) 广泛性焦虑障碍(generalized anxiety disorder,GAD)量表-7:为自评量表(表 4-15)。

表 4-15 广泛性焦虑障碍量表-7

问题	完全没有	有好几天	一半以上天数	几乎每天
在过去的 2 周里,您因为以下的问题烦恼过吗?				
1. 感觉紧张、焦虑或急切	0 分	1 分	2 分	3 分
2. 不能够停止或控制担忧	0 分	1 分	2 分	3 分
3. 对各种各样的事情担忧过多	0 分	1 分	2 分	3 分
4. 很难放松下来	0 分	1 分	2 分	3 分
5. 由于不安而无法静坐	0 分	1 分	2 分	3 分
6. 变得容易烦恼或急躁	0 分	1 分	2 分	3 分
7. 感到害怕,似乎将有可怕的事情发生	0 分	1 分	2 分	3 分
各项得分汇总				

广泛性焦虑障碍量表的计分规则见表 4-16。

表 4-16　广泛性焦虑障碍量表的焦虑程度分类

总分	焦虑程度
0~4 分	无焦虑
5~9 分	轻度焦虑
10~14 分	中度焦虑
15~21 分	重度焦虑

2) 汉密尔顿焦虑量表(Hamilton anxiety scale,HAMA):他评量表,包括 14 个项目(表 4-17)。

评定方法:应由经过训练的 2 名评定员采用交谈与观察的方式,分别独立对被评定者进行检查、评分。

评定标准:采用 0~4 分的 5 级评分。总分越高,病情越重。

表 4-17　汉密尔顿焦虑量表

圈出最适合患者情况的分数					
焦虑心境	0 分	1 分	2 分	3 分	4 分
紧张	0 分	1 分	2 分	3 分	4 分
害怕	0 分	1 分	2 分	3 分	4 分
失眠	0 分	1 分	2 分	3 分	4 分
认知功能	0 分	1 分	2 分	3 分	4 分
抑郁心境	0 分	1 分	2 分	3 分	4 分
躯体性焦虑:肌肉系统	0 分	1 分	2 分	3 分	4 分
躯体性焦虑:感觉系统	0 分	1 分	2 分	3 分	4 分
心血管系统症状	0 分	1 分	2 分	3 分	4 分
呼吸系统症状	0 分	1 分	2 分	3 分	4 分
胃肠道症状	0 分	1 分	2 分	3 分	4 分
生殖泌尿系统症状	0 分	1 分	2 分	3 分	4 分
自主神经症状	0 分	1 分	2 分	3 分	4 分
会谈时的行为表现	0 分	1 分	2 分	3 分	4 分

汉密尔顿焦虑量表的计分规则见表 4-18。

表 4-18　汉密尔顿焦虑量表的焦虑程度分类

总分	焦虑程度
<7 分	无焦虑
7~13 分	可能有焦虑
14~20 分	肯定有焦虑

续表

总分	焦虑程度
21~28 分	肯定有明显焦虑
≥29 分	可能为严重焦虑

五、泌尿生殖道萎缩

随着卵巢功能逐渐衰竭，雌激素随之减少，更年期妇女泌尿生殖道开始萎缩，出现外阴、阴道和子宫萎缩，阴道分泌物减少，进而引发阴道干涩、阴道疼痛、性交困难或疼痛等症状，而尿道、膀胱的萎缩则会出现反复泌尿系统感染、压力性尿失禁等。泌尿生殖道萎缩是绝经后期妇女的普遍症状，给妇女造成严重困扰，显著降低了生活质量。

1. **阴道干涩及性交痛** 外阴阴道干涩及性生活障碍作为绝经生殖泌尿综合征（genitourinary syndrome of menopause，GSM）典型症状及体征之一，主要是因为雌激素缺乏引起阴道萎缩且皱襞消失，阴道上皮脂肪含量、储水量、血管数量和血流量减少，附属腺体分泌也减少，引起阴道干涩、苍白，摩擦后可出现出血点。

（1）临床表现：患者自觉阴道干燥伴有刺激、烧灼痛，性交痛、性交后出血，甚至因此惧怕性生活。妇科检查：外阴皮肤苍白、弹性降低，阴道扩张器暴露阴道，阴道口缩窄，处女膜痕迹消失，阴道干燥，分泌物少，阴道皱襞消失，组织较脆，阴道黏膜苍白和/或点状、片状充血或出血点。

（2）症状评估：阴道干涩及性交痛的诊断及评估，需要通过完整的病史采集，确定绝经状态，进行细致的妇科检查，完善必要的辅助检查，并与其他阴道疾病进行鉴别诊断，根据量表进行评估。

1）辅助检查

Ⅰ. 阴道 pH 值：一般认为患者雌激素缺乏导致阴道萎缩，其阴道 pH 值>5.0。正常阴道 pH 值为 3.5~4.5。

Ⅱ. 阴道分泌物检查：检测病原体，排除外阴阴道假丝酵母病、滴虫性阴道炎、细菌性阴道病等。

Ⅲ. 性激素检测：多用于生育期晚期及绝经过渡期女性，判断阴道干涩及性交痛是否与更年期激素波动相关。但绝经后期女性一般无须行该项检查。

2）量表：临床及科研工作中，常用一些量表评估阴道干涩及性交痛的严重程度及治疗效果。

Ⅰ. 阴道健康指数评分（vaginal health index score，VHIS）：该项问卷包括阴道弹性、阴道上皮完整性、润滑度、分泌物量和 pH 值，分值高者阴道状况良好。

Ⅱ. 女性性功能指数量表（female sexual function index，FSFI）：该量表（表 4-19）包含 6 个女性性功能的主要维度项目，包括性欲、性唤起、润滑度、性高潮、性满意度和性交痛，每个维度满分 6 分，共 19 个项目，共计 36 分。最后综合得分越低，则提示性功能障碍程度越高。

表 4-19　女性性功能指数量表

每个问题只选择一项答案。	
(一) 性欲望或性兴趣——包括希望有性体验、希望开始性行为、愿意接受性伴侣的性行为或幻想开始发生性行为	
1. 在最近的一个月,你会感受到性欲望或性兴趣吗?	
A. 几乎总是或总是	5 分
B. 大多数时候(一半以上的时间)	4 分
C. 有时(约一半时间)	3 分
D. 偶尔(少于一半时间)	2 分
E. 几乎没有或从来没有	1 分
2. 在最近的一个月,你如何评价自己的性欲望或性兴趣的水平?	
A. 非常高	5 分
B. 高	4 分
C. 中度	3 分
D. 低	2 分
E. 很低或根本没有兴趣	1 分
(二) 性唤起——是指面对性刺激时,身体和心理方面的性渴望,感受到兴奋。它可以包括内心温热感、性器官麻胀感、阴道润滑或收紧感	
3. 在最近的一个月,在性活动或性交时,你感觉到了性唤起吗?	
A. 几乎总是或总是	5 分
B. 大多数时候(一半以上的时间)	4 分
C. 有时(约一半时间)	3 分
D. 偶尔(少于一半时间)	2 分
E. 几乎没有或从来没有	1 分
4. 在最近的一个月,你如何评价自己的性唤起的水平?	
A. 非常高	5 分
B. 高	4 分
C. 中度	3 分
D. 低	2 分
E. 很低或根本不能被唤起	1 分
5. 在最近的一个月,在性活动或性交时,你有多少信心可以达到性唤起?	
A. 非常有信心	5 分
B. 比较有信心	4 分
C. 有时有信心	3 分
D. 比较没有信心	2 分
E. 根本没有信心	1 分
6. 在最近的一个月,在性活动或性交时,你对自己的性唤起的程度满意吗?	
A. 非常满意	5 分
B. 比较满意(一半以上的时间)	4 分
C. 有时满意(约一半时间)	3 分
D. 偶尔满意(少于一半时间)	2 分
E. 不满意	1 分
(三) 阴道润滑程度	
7. 在最近的一个月,在性活动或性交时,你感觉阴道是润滑的吗?	
A. 几乎总是或总是	5 分
B. 大多数时候(一半以上的时间)	4 分

续表

C. 有时(约一半时间)	3分
D. 偶尔(少于一半时间)	2分
E. 几乎没有或从来没有	1分
8. 在最近的一个月,在性活动或性交时,阴道润滑困难吗?	
A. 极其困难或几乎不可能	1分
B. 非常困难	2分
C. 比较困难	3分
D. 有一点困难	4分
E. 几乎没有困难	5分
9. 在最近的一个月,在性活动或性交的整个过程中,直到性生活结束,你能保持阴道一直是润滑的吗?	
A. 几乎总是或总是	5分
B. 大多数时候(一半以上的时间)	4分
C. 有时(约一半时间)	3分
D. 偶尔(少于一半时间)	2分
E. 几乎没有或从来没有	1分
10. 在最近的一个月,在性活动或性交整个过程中,直到性生活结束,保持阴道一直润滑困难吗?	
A. 极其困难或几乎不可能	1分
B. 非常困难	2分
C. 比较困难	3分
D. 有一点困难	4分
E. 几乎没有困难	5分
(四) 性高潮	
11. 在最近的一个月,在性活动或性交中,你是否经常达到性高潮?	
A. 几乎总是或总是	5分
B. 大多数时候(一半以上的时间)	4分
C. 有时(约一半时间)	3分
D. 偶尔(少于一半时间)	2分
E. 几乎没有或从来没有	1分
12. 在最近的一个月,在性活动或性交中,你感觉达到性高潮困难吗?	
A. 极其困难或几乎不可能	1分
B. 非常困难	2分
C. 比较困难	3分
D. 有一点困难	4分
E. 几乎没有困难	5分
(五) 性满意度	
13. 在最近的一个月,在性活动或性交时,你对自己的性高潮程度满意吗?	
A. 非常满意	5分
B. 比较满意	4分
C. 有时满意,有时不满意	3分
D. 比较不满意	2分
E. 非常不满意	1分
14. 在最近的一个月,在性活动或性交时,你对你与你的伴侣之间的情感交流满意吗?	
A. 非常满意	5分
B. 比较满意	4分
C. 有时满意,有时不满意	3分

续表

D. 比较不满意	2分
E. 非常不满意	1分
15. 在最近的一个月,你对你与你的伴侣之间的性关系满意吗?	
A. 非常满意	5分
B. 比较满意	4分
C. 有时满意,有时不满意	3分
D. 比较不满意	2分
E. 非常不满意	1分
16. 在最近的一个月,你对自己整体的性生活满意吗?	
A. 非常满意	5分
B. 比较满意	4分
C. 有时满意,有时不满意	3分
D. 比较不满意	2分
E. 非常不满意	1分
(六) 性交不适或性交痛	
17. 在最近的一个月,在性交中阴茎插入时,你感到不适或疼痛吗?	
A. 几乎总是或总是	1分
B. 大多数时候(一半以上的时间)	2分
C. 有时(约一半时间)	3分
D. 偶尔(少于一半时间)	4分
E. 几乎没有或从来没有	5分
18. 在最近的一个月,在性交中阴茎插入后,你感到不适或疼痛吗?	
A. 几乎总是或总是	1分
B. 大多数时候(一半以上的时间)	2分
C. 有时(约一半时间)	3分
D. 偶尔(少于一半时间)	4分
E. 几乎没有或从来没有	5分
19. 在最近的一个月,在性交中阴茎插入时或插入后,你感觉不适或疼痛的程度如何?	
A. 非常严重	1分
B. 比较严重	2分
C. 中等程度	3分
D. 轻度	4分
E. 非常轻或几乎没有	5分

2. 反复发作的尿路感染　反复发作的尿路感染,也是GSM的典型症状及体征之一,主要是绝经后女性雌激素缺乏引发阴道、尿道黏膜萎缩性改变,局部抵抗力降低;阴道pH值增高,发生菌群失调,其他致病菌易入侵引起阴道炎,上行感染导致反复发作的尿路感染。

(1) 临床表现:以反复发作的下尿路感染常见,主要表现为尿频、尿急、尿痛、排尿困难、尿不尽感,部分患者可能出现尿失禁。约30%的患者合并上尿路感染,除了膀胱刺激征外,还可出现腰痛等腰部不适,可伴有高热、恶心、呕吐、头痛等严重全身症状;老年女性患者还可能有意识不清、谵妄等不典型症状,需警惕。

(2) 症状评估:根据患者尿路感染的发作部位和频率,选择相应的辅助检查。

1) 尿常规检查:尿常规检查中尿液浑浊度、镜检细菌数、白细胞数及亚硝酸盐等项目对尿路感染的诊断均有一定意义,需综合考量。

2) 尿培养:尿培养可检出致病微生物,同时进行药物敏感试验,对于治疗过程中抗生素的选择至关重要。

3) 泌尿系统彩超:可用于排除结石、肿瘤、发育异常等泌尿系统器质性病变所致的反复尿路感染。

4) 其他:必要时可同时行尿流动力学检查、静脉尿路造影或计算机体层成像尿路造影(computed tomography urography,CTU)、膀胱镜检查等,需请泌尿外科等共同诊治。

3. **压力性尿失禁** 中国成年女性压力性尿失禁患病率为 18.9%,而在 50~59 岁这一年龄段患病率高达 28.0%,更年期妇女的主要病因可能为雌激素降低导致的盆底组织松弛。

(1) 临床表现:正常状态下未出现漏尿,在咳嗽、喷嚏、大笑、负重或运动等腹压增高的情况下,患者出现不自主尿液自尿道口溢出,可伴有尿急、尿频、急迫性尿失禁、排尿后下腹膀胱区胀满感等症状。80% 的压力性尿失禁患者伴有阴道膨出。

(2) 症状评估:压力性尿失禁的诊断及症状严重程度评估,主要以患者主要症状为依据,还需结合妇科检查、辅助检查等。另外,可使用问卷调查评估压力性尿失禁对于生命质量的影响。

1) 辅助检查:压性尿失禁的诊断需要必要的辅助检查,包括压力试验、指压试验、棉签试验、尿流动力学检查、尿常规检查等,用以排除急迫性尿失禁、充盈性尿失禁及尿路感染等,完成排尿日记协助诊断及评价疗效,采用 1 小时尿垫试验评估严重程度,必要时完善尿培养、膀胱镜及超声检查等。

2) 问卷调查:主要用于评估尿失禁对于生命质量的影响。国际上建议应以患者为主导,客观评价影响生命质量的情况。

Ⅰ. 尿失禁影响问卷简表(incontinence impact questionnaire short form,IIQ-7):国际尿失禁专家咨询委员会于 2005 年提出 IIQ-7,属于 A 级证据。

Ⅱ. 盆腔器官脱垂/尿失禁性生活问卷简表(PISQ-12):用于评估尿失禁对患者性生活的影响,属 B 级证据。

六、冠心病和血脂异常

(一) 冠心病

1. **概述** 女性绝经后心血管疾病的发生率高于同龄男性,绝经后发生的风险是绝经前的 4 倍,此后随着年龄的增大,高血压、动脉粥样硬化及心肌梗死的发病率急速上升。雌激素可以通过稳定血管内皮功能、抑制血小板聚集等对动脉粥样硬化的发生及发展起抑制作用,并通过影响血脂水平、凝血及抗氧化系统起到保护作用。更年期后女性雌激素水平逐渐下降,缺少雌激素这个“保护伞”,加之绝经期及绝经后期血管活性因子的变化,可促进女性心血管疾病发生。

2. **危险因素**

(1) 可改变的危险因素:高血压,糖尿病,血脂异常(总胆固醇过高或低密度脂蛋白胆固醇过高、甘油三酯过高、高密度脂蛋白胆固醇过低),超重或肥胖,不良生活方式包括吸烟、酗酒、不合理饮食(高脂肪、高胆固醇、高热量等)、运动量少,以及社会心理因素等。

(2) 不可改变的危险因素:年龄、性别、家族史。此外,还与感染有关,如巨细胞病毒、肺炎衣原体、幽门螺杆菌等感染。

3. **临床表现**

(1) 症状:冠心病早期可无任何症状,仅在平板心电图检查时有 ST-T 异常改变,也可表现为重体力劳动后或剧烈体育运动后出现心绞痛,休息或服用扩张冠状动脉药物后可迅速缓解。典型症状有胸痛、心前区不适、呼吸短促等。胸痛患者可能会感到胸部有压迫感或紧绷感,通常由劳累或情绪激动引发,这种疼痛可以是短暂或尖锐的,且疼痛感可同时放射至颈部、手臂或背部。冠状动脉被完全堵塞时引起心脏病发作即心肌梗死,典型症状包括胸部的压榨性疼痛和肩膀或手臂疼痛,有时伴有呼吸短促和大汗,并且感到极度疲劳。除典型的临床症状外,可能还伴随有牙疼、突然出现的冷汗、头晕、恶心或消化不良的感觉。当出现心律失常、心力衰竭等并发症时,可出现心悸、心慌、劳累后气喘、头晕、晕厥等症状。

(2) 心绞痛的分级:国际上一般采用加拿大心血管协会(Canadian Cardiovascular Society, CCS)分级法。

Ⅰ级:日常活动,如步行、爬梯,无心绞痛发作。

Ⅱ级:日常活动因心绞痛而轻度受限。

Ⅲ级:日常活动因心绞痛发作而明显受限。

Ⅳ级:任何体力活动均可导致心绞痛发作。

体征:心绞痛患者未发作时无特殊。心绞痛发作时,患者可出现心音减弱,心包摩擦音。并发室间隔穿孔、乳头肌功能不全者,可于相应部位听到杂音。心律失常时听诊心律不规则。

4. **诊断** 根据患者典型的心绞痛症状,结合患者的年龄及冠心病危险因素,并排除其他原因引起的心绞痛,可建立初步诊断。冠状动脉 CT 血管成像(computed tomography angiography, CTA)、冠状动脉造影等检查可发现冠状动脉狭窄的直接证据,可明确诊断。

(二) 血脂异常

1. **概述** 血脂异常(高脂血症),一般是指血液中胆固醇、甘油三酯(triglyceride, TG)水平升高,也泛指包括低高密度脂蛋白胆固醇血症(high density lipoprotein cholesterol, HDL-C)在内的各种血脂异常。临床上血脂检测的基本项目:①总胆固醇(total cholesterol, TC)正常参考值为<5.2mmol/L;②TG 正常参考值为<1.7mmol/L;③低密度脂蛋白胆固醇(low density lipoprotein cholesterol, LDL-C)正常参考值为≤3.4mmol/L;④HDL-C 正常参考值为 1.03~2.07mmol/L;其中只要有 1 项异常,即可诊断血脂异常。其他血脂项目如载脂蛋白 AⅠ(apolipoprotein AⅠ, apoAⅠ)、载脂蛋白 B(apoB)、脂蛋白(a)[lipoprotein a, Lp(a)]的临床应用价值也日益受到关注。因雌激素的保护作用,成年女性血清 LDL-C 低于男性,但绝经期后迅速增加。女性血清 TG 随年龄增高而升高,其改变比男性更明显。

2. **分类** 根据病因不同,可以分为原发性高脂血症和继发性高脂血脂,原发性高脂血症大部分是由单一基因或多个基因突变所致,具有家族聚集性,并且有明显的遗传倾向,特别是单一基因突变者,又称为家族性高脂血症,如家族性高胆固醇血症、杂合子型家族性高胆固醇血症、纯合子型家族性高胆固醇血症和家族性高甘油三酯血症;而继发性高脂血症是指由其他疾病引起的血脂异常,常见原因有肥胖、糖尿病、肾病综合征等。根据临床血脂检测的基本项目不同,又可以分为高胆固醇血症、高甘油三酯血症、混合型高脂血症和低 HDL-C 血症。

3. 血脂异常的高危人群

(1) 外周动脉粥样硬化性血管病患者。

(2) 有肥胖、吸烟、高血压、糖尿病等多种心血管病危险因素者。

(3) 有动脉粥样硬化性心血管病病史者。

(4) 有早发性心血管病家族史者(指一级直系亲属中有男性 55 岁前或女性 65 岁前患缺血性心血管病者),或有家族性高胆固醇血症患者。

(5) 跟腱增厚、皮肤或肌腱黄色瘤者。

4. 血脂异常的危害 血脂异常对脏器的影响是缓慢的、不利的、渐进的。血脂升高不仅会引起明显的临床症状,还会积累造成严重危害。血脂异常的主要危害包括以下几个方面:①高血脂可增加动脉粥样硬化,大量研究表明,血脂异常是脑卒中、冠状动脉粥样硬化性心脏病、心脏猝死、心肌梗死独立而重要的危险因素;②血脂异常可促使高血压、糖耐量异常及糖尿病的发生;③血脂异常还可导致脂肪肝、肝硬化、胰腺炎、胆石症、周围血管疾病、跛行、眼底出血、失明、高尿酸血症等。

5. 血脂异常的诊断 《中国成人血脂异常防治指南(2016 修订版)》对血脂异常的切点定义为 TC>6.2mmol/L(240mg/dl) 为高胆固醇血症;TG>2.3mmol/L(200mg/dl) 为高甘油三酯血症。建议正常人群血脂维持在理想水平,LDL-C<2.6mmol/L(100mg/dl),HDL-C>1.03mmol/L(40mg/dl),对预防动脉粥样硬化性心血管病极为有益,可使其发病率及死亡率大大降低。

七、骨质疏松症与骨折

1. 概述 骨质疏松症是人类最常见的骨质疾病,它是一种骨密度和骨质量下降,骨微结构退变、破坏,造成骨脆性增加、骨强度降低,从而容易引起骨折的骨代谢性疾病。骨质疏松症的发病过程隐蔽,在更年期人群中发病率高,医疗和经济负担重。目前该病发病率已跃居世界各种常见病的第七位。

骨质疏松症分为原发性和继发性。原发性骨质疏松症又分为绝经后骨质疏松症(Ⅰ型)、老年性骨质疏松症(Ⅱ型)和特发性骨质疏松(包括青少年型)。绝经骨质疏松症一般发生在妇女绝经后 5~10 年内,老年性骨质疏松症一般指 70 岁后发生的骨质疏松,而特发性骨质疏松主要发生在青少年,病因尚不明确。继发性骨质疏松症指由任何影响骨代谢的疾病、药物及制动等因素引发的骨质疏松。骨质疏松症的预防和治疗应坚持预防为主、防治结合的原则。

2. 骨质疏松症的危险因素及高危人群 骨质疏松症是一个可预防和可治疗的疾病;但因为骨折发生以前没有任何迹象,很少有人在疾病早期诊断并及时接受治疗。绝经后妇女都有骨折的风险。

(1) 危险因素:老龄,消瘦,成年后骨折史和家族史,种族(白种人高于黄种人,黄种人高于黑种人),长期低钙摄入,长期使用类固醇类药物,长期缺乏运动或长期卧床,不良嗜好(如吸烟、嗜酒、饮用过多咖啡等),低性激素(如更年期、低睾酮分泌、双侧卵巢切除等),亚健康或疾病状态(如内分泌疾病、营养代谢性疾病、类风湿关节炎、严重肝病等),治疗药物的影响(如糖皮质激素、肾上腺素、铝剂、锂剂、抗癫痫药、甲状腺素等)。

(2) 高危人群:更年期女性,65 岁以上人群,易跌倒者,具有上述危险因素的人群,患有骨代谢疾病或服用影响骨代谢药物的人群。

3. 临床症状 绝经后骨质疏松症多数发生在绝经后 5~10 年。

(1) 疼痛、四肢乏力、下肢肌肉痉挛：骨质疏松症的骨痛通常因骨小梁发生微骨折，当体位变动时肌肉及韧带牵拉引起的，故通常在前屈后伸、起坐、翻身及长时间行走后出现，夜间或负重活动时疼痛加重，并可伴有肌肉痉挛、四肢乏力。胸腰椎出现新鲜压缩性骨折时，腰背疼痛剧烈。

(2) 脊柱变形：是骨质疏松性脊柱骨折最典型的临床症状，主要表现为脊柱生理曲度发生异常改变，如后凸、侧凸畸形，身高缩短和驼背，胸廓畸形等，后凸畸形严重者可造成脊髓压迫出现截瘫。

(3) 骨折：椎体在外伤作用下发生骨小梁微骨折，血供系统受损，引起骨折不愈合，轻微外力或日常活动后发生的骨质疏松性骨折，属于脆性骨折。以脊椎压缩性骨折和桡骨远端骨折为主，常见部位为胸椎、腰椎、髋部、桡骨远端、尺骨远端和肱骨近端，其他部位如肋骨、跖骨、骨盆等部位亦可发生骨折。骨质疏松性骨折发生后，再骨折的风险显著增加。

4. **骨质疏松症的诊断**　绝经后骨质疏松症的诊断依据全面的病史采集、体格检查、骨密度测定、影像学检查及必要的生物化学检测结果，但主要基于X线骨密度测量结果和/或脆性骨折。

(1) 基于骨密度测定的诊断：双能 X 射线吸收法(dual energy X-ray absorptiometry，DXA)是诊断骨质疏松症的“金标准”，髋部、腰椎及全身的骨密度(bone mineral density，BMD)均可测定，目前不推荐使用超声检查来诊断。定量计算机体层成像(quantitative computed tomography，QCT)是在三维空间测量 BMD 得出真实体积 BMD 的方法，对骨质疏松症的研究有价值，但因放射量较大等因素在临床使用方面远不及 DXA。对于绝经后女性，骨密度通常用 T 值表示，T 值=(实测值−同种族同性别健康成人峰值骨密度)/同种族同性别健康成人峰值骨密度的标准差，根据 T 值进行分类(表 4-20)。DXA 的测量部位为中轴骨($L_{1\sim4}$、股骨颈或全髋)或桡骨远端 1/3。

表 4-20　基于 DXA 测定骨密度的分类标准

分类	T 值
正常	T 值≥−1.0
低骨量	−2.5<T 值<−1.0
骨质疏松	T 值≤−2.5
严重骨质疏松	T 值≤−2.5+脆性骨折

注：除外继发性骨质疏松症或其他骨骼疾病。

(2) 基于脆性骨折的诊断：脆性骨折是指受到轻微创伤或日常活动即引发的骨折。如髋部或椎体发生骨折，不依赖骨密度测定，即可诊断骨质疏松症。而在肱骨近端、骨盆或前臂远端发生脆性骨折，即使骨密度测定为低骨量，也可诊断为骨质疏松症。

(3) 骨质疏松症的诊断标准(符合以下三条中之一者)：①髋部或椎体脆性骨折。②DXA 测量的中轴骨骨密度或桡骨远端 1/3 骨密度的 T 值≤−2.5。③骨密度测量符合低骨量(−2.5<T 值<−1.0)+肱骨近端、骨盆或前臂远端脆性骨折。

八、关节肌肉疼痛

1. **概述**　更年期妇女常出现骨关节、肌肉症状，关节症状主要表现为肩关节、膝关节、腰骶关节和手指关节等部位的疼痛，肌肉症状主要表现为肩、颈、腰背部肌肉和肌腱疼痛。雌激素缺乏时体内钙大量丢失，且关节韧带纤维组织同时发生退变，从而引发退行性骨关节病，又称为骨关节炎（osteoarthritis，OA）、退行性关节炎、老年性关节炎、肥大性关节炎，是一种退行性病变。骨关节疼痛主要是因为患者的关节出现退化，以及平时长期磨损，或关节炎导致，其发生与高龄、肥胖、劳损、创伤、关节先天性异常、炎症及遗传因素等有关。这一类疾病的病理特点为关节软骨变性破坏、软骨下骨硬化或囊性变、关节边缘骨质增生、滑膜增生、关节囊挛缩、韧带松弛或挛缩、肌肉萎缩无力等。

2. 临床表现

(1) 疼痛：是骨关节炎的主要症状，常为休息痛，表现为休息后出现疼痛，活动片刻即缓解，但活动过多后，疼痛加剧。某些活动更易引起疼痛，如手的骨关节炎，持物、开瓶盖等动作易引起疼痛。髋关节前屈、内旋和外展；膝关节伸屈动作，尤其是上下楼梯时；颈椎后伸、旋转；腰椎前屈、侧弯等动作，均易诱发疼痛。

(2) 关节僵硬：也称为晨僵，也是骨关节炎的常见症状，常出现在早晨起床时或白天关节长时间保持一定体位后。检查受累关节可见关节肿胀、压痛，活动时有骨擦音(感)或“咔嗒”声。在气压降低或空气湿度增加时关节僵硬加重，持续时间一般较短，常为几分钟至十几分钟，很少超过半小时。

(3) 其他症状：随着病情的进展，可出现肌肉萎缩及关节屈曲畸形，关节不稳、休息痛，并可发生功能障碍，关节活动范围减小。功能障碍是由于关节面吻合性差、肌肉痉挛、关节囊挛缩以及骨赘和关节内游离体（又称关节鼠）引起机械性绞锁所致。

3. 体征

(1) 压痛：受累关节可有局部压痛，或被动运动时疼痛。

(2) 骨擦音(感)：由于受累关节软骨破坏、关节面不平整，关节活动时出现骨擦音。

(3) 关节肿大：继发性滑膜炎、滑液增加，或关节周缘骨质增生所致。

(4) 关节无力、活动障碍：由于关节疼痛、活动度下降、肌肉萎缩、软组织挛缩引起关节无力，行走时出现腿软或关节绞锁，不能完全伸直或活动障碍。

(5) 关节畸形：病变晚期由于软骨丧失、软骨下骨板塌陷、软骨下骨囊性变和骨质增生，可出现受累关节畸形。

4. 实验室检查 红细胞沉降率（erythrocyte sedimentation rate，ESR）、血象均无明显异常，热凝集试验为阳性。关节液常清晰、微黄、黏稠度高，白细胞计数常在 $1.0 \times 10^9/L$ 以内，主要为单核细胞，伴有滑膜炎的患者可出现 C 反应蛋白（C-reactive protein，CRP）和 ESR 轻度升高。继发性 OA 患者可出现原发病的实验室检查异常。

5. 影像学检查

(1) X 线片：表现为非对称性关节间隙不等宽或变窄、关节处的骨质疏松、骨质增生或关节膨大、关节变形，软骨下骨板硬化和/或囊性变，关节边缘增生和骨赘形成等，或伴有不同程度的关节积液，部分关节内可见游离体或关节变形。

(2) CT：可以清晰显示不同程度的关节骨质增生、关节内的钙化和游离体，有时也可以显示半月板的情况。

6. 诊断标准 中华医学会骨科学分会在《骨关节炎诊治指南(2007 年版)》中提了出膝关节和髋关节 OA 的诊断标准。

膝关节 OA 诊断标准如下。

(1) 近 1 个月内反复膝关节疼痛。

(2) X 线(站立或负重位)示关节间隙变窄、软骨下骨硬化和/或囊性变、关节缘骨赘形成。

(3) 关节液(至少 2 次)清亮、黏稠,白细胞<2 000 个/ml。

(4) 中老年患者(≥40 岁)。

(5) 晨僵≤3 分钟。

(6) 活动时有骨擦音(感)。

综合临床、实验室及 X 射线检查,符合(1)+(2)或(1)+(3)+(5)+(6)或(1)+(4)+(5)+(6),可诊断膝关节 OA。

髋关节 OA 诊断标准如下。

(1) 近 1 个月反复髋关节疼痛。

(2) 红细胞沉降率≤20mm/h。

(3) X 射线片示骨赘形成。

(4) 髋臼缘增生时,X 射线示髋关节间隙变窄。

满足诊断标准(1)+(2)+(3)或(1)+(3)+(4),可诊断髋关节 OA。

7. 鉴别诊断

(1) 类风湿性关节炎(rheumatoid arthritis,RA):多为青壮年女性,关节肿痛呈对称性,常侵及四肢小关节,特别是掌指及近端指间关节、跖趾关节,感晨僵,有类风湿结节,血中类风湿因子阳性,有典型 X 线表现。

(2) 强直性脊柱炎(ankylosing spondylitis,AS):主要侵犯脊柱,但周围关节也可被累及。

(3) 风湿性关节炎:多发生于青少年,起病前多有咽痛病史,关节痛为游走性,多累及四肢大关节,极少出现骨侵袭及畸形。可出现环形红斑、心肌炎。抗链球菌溶血素 O 效价增高,类风湿因子阴性,白细胞总数轻至中度升高,中性粒细胞稍增多;红细胞沉降率加快,C 反应蛋白阳性,糖蛋白增高。足量水杨酸制剂疗效迅速而显著。

(4) 其他类型关节炎:如银屑病性关节炎、赖特综合征(Reiter syndrome)及慢性结肠炎性关节炎,这些疾病的关节外临床表现可资鉴别。

九、肥胖和糖代谢失常

(一) 肥胖

1. 概述 更年期妇女肥胖有更年期前持续而来的肥胖和更年期后新发肥胖两种,后者占女性肥胖的 3%。更年期肥胖常以腰、腹、臀部脂肪堆积为主,有时伴有不同程度的水肿。更年期肥胖多由于雌激素降低导致骨髓来源的脂肪细胞增加,从而导致绝经后妇女的内脏脂肪增加。肥胖是糖尿病、心血管疾病及其他代谢性疾病和肿瘤的潜在危险因素。

目前用于判断体重超重和肥胖的常用方法是世界卫生组织推荐的体重指数法,即体重指数(body mass index,BMI)=体重(kg)/[身高(m)]^2。世界卫生组织对肥胖和超重的划分是根据正常人的体重指数值分布,以及体重指数值与心血管疾病发病率和死亡率的关系来考虑的。对于不同的人种,同样的 BMI 可能代表的肥胖程度不一致。亚洲地区的 BMI 水平在整体上低于欧洲国家,但据多项研究表明,亚洲人在较低的 BMI 水平时已经存在心血管疾病发病率高的危险。

目前我国成人正常值为 $18.5kg/m^2 \leqslant BMI < 24.0kg/m^2$，超重为 $24.0kg/m^2 \leqslant BMI < 28.0kg/m^2$，肥胖为 $BMI \geqslant 28.0kg/m^2$。

体脂的分布对健康有很大影响，根据脂肪分布的部位不同可分为中心性肥胖和周围性肥胖，多余的脂肪主要堆积于腹部和脏器周围者为中心性肥胖，脂肪比较均匀地分布于全身者为全身性肥胖。最简单的判断方法是腰臀比法，即用腰围除以臀围。中国建议中心性肥胖的切点为女性腰臀比≥0.8。腰臀比低者多为全身性或周围性肥胖。

2. **超重或肥胖分期** 超重或肥胖分为4期，具体如下。

(1) 0期：超重，无超重或肥胖相关疾病前期或相关疾病。

(2) 1期：超重，伴有1种或多种超重或肥胖相关疾病前期；或肥胖，无或伴有1种或多种超重或肥胖相关疾病前期。

(3) 2期：超重或肥胖，伴有1种或多种超重或肥胖相关疾病。

(4) 3期：超重或肥胖，伴有1种或多种超重或肥胖相关疾病的重度并发症。

3. **治疗原则** 肥胖总的治疗原则是根据服务的对象不同，给出综合饮食、运动、行为等要素的个性化治疗方案，辅以一定的食欲控制药物和代谢刺激药物，并对其进行实时监控和调整，最终达到并保持理想体重。减重的过程中兼顾营养均衡。必须强调预防重于治疗，预防较治疗更有效。有肥胖家族病史、妇女产后及绝经期者等，应预防肥胖。

（二）糖代谢失常

1. **概述** 更年期女性由于受到卵巢储备功能下降的影响，血糖、血脂、心血管、骨骼等会发生病理生理性改变，容易增加心血管、代谢性疾病的发病率，降低其生活及生存质量。有研究发现，更年期卵巢储备功能降低与血糖代谢异常相关，随着年龄的增加糖尿病发生风险升高。更年期糖代谢改变的原因可能与增龄及雌激素减少有关。有研究认为雌激素有刺激胰岛β细胞分泌胰岛素的作用，进入更年期后雌激素减少，对胰岛β细胞的刺激作用减弱，血浆胰岛素水平下降，从而影响葡萄糖耐量、糖的氧化和利用。可出现口服葡萄糖耐量试验（glucose tolerance test，GTT）异常，甚至发展成为糖尿病。

目前，国际通用的糖尿病诊断标准和分类是世界卫生组织（1999年）标准：有糖尿病症状，并且一天中任意时间血浆葡萄糖浓度≥11.1mmol/L，或者空腹至少8小时后，血浆葡萄糖浓度≥7.0mmol/L，或者口服葡萄糖耐量试验2小时的血浆葡萄糖浓度≥11.1mmol/L。无糖尿病症状，需改日重复检查。

正常人空腹血糖浓度<6.1mmol/L，餐后2小时血糖<7.8mmol/L；如6.1mmol/L≤空腹血糖<7.0mmol/L为空腹血糖受损，7.8mmol/L≤餐后2小时血糖<11.1mmol/L时为糖耐量异常，空腹血糖受损和糖耐量异常统称为糖调节受损，也称糖尿病前期，是糖尿病的危险信号。

2. **高危人群** 在成年人（>18岁）中，具有下列任何一个及以上的糖尿病危险因素者。

(1) 年龄≥40岁。

(2) 有糖尿病前期（糖耐量减低、空腹血糖受损或二者同时存在）史。

(3) 超重（$24kg/m^2 \leqslant BMI < 28kg/m^2$）、肥胖（$BMI \geqslant 28kg/m^2$）和/或中心型肥胖（女性腰围≥85cm）。

(4) 静坐生活方式。

(5) 一级亲属中有2型糖尿病家族史。

(6) 有妊娠糖尿病病史的妇女。

(7) 高血压[收缩压≥130mmHg 和/或舒张压≥80mmHg],或正在接受降压治疗。

(8) 血脂异常(高密度脂蛋白胆固醇≤0.91mmol/L 和/或甘油三酯≥2.22mmol/L),或正在接受调脂治疗。

(9) 动脉粥样硬化性心血管疾病患者。

(10) 有一过性类固醇糖尿病病史者。

(11) 多囊卵巢综合征患者或伴有与胰岛素抵抗相关的临床状态(如黑棘皮病等)。

(12) 长期接受抗精神病药物和/或抗抑郁药物治疗和他汀类药物治疗的患者。

3. 临床表现 糖尿病的典型症状包括多饮、多食、多尿和消瘦(体重下降),称为"三多一少"。1 型糖尿病患者发病时其"三多一少"的表现常非常典型,2 型糖尿病患者的"三多一少"症状则不一定非常明显。糖尿病的不典型症状包括皮肤瘙痒;视力下降、视物不清;手、足经常感到麻木或者刺痛;伤口愈合缓慢;经常或者反复发生感染,如泌尿系统感染、疖肿及真菌感染;男性发生阳痿,女性发生阴道异常干燥。2 型糖尿病常常以不典型症状开始。

糖尿病对人体健康有极大危害,而且这种危害往往是在不知不觉中发生。一旦发生糖尿病的急性并发症,有时可危及患者生命。糖尿病的急性并发症:①糖尿病酮症酸中毒(diabetic ketoacidosis,DKA);②高血糖高渗状态(hyperglycemic hyperosmolar status,HHS);③低血糖反应。糖尿病慢性并发症包括糖尿病肾病、糖尿病视网膜病变、糖尿病神经病变、糖尿病性下肢血管病变、糖尿病足。

高血糖对于血管内皮系统的损害呈积累过程,早期往往没有任何临床表现甚至也没有阳性的检查结果,但随时间推移,损害逐渐叠加累积,导致严重后果。在这个积累过程中血管壁不断受损、功能不断减退,未来心脑血管事件的发生率随之不断升高,对健康的不利影响是不言而喻的。

十、皮肤衰老

1. 概述 进入更年期后,皮肤逐渐出现特征性改变,表现为皮肤变薄,弹性下降,出现皮肤松弛、面部皱纹和下垂症状等,使女性进入快速衰老的状态。更年期女性皮肤的衰老与体内雌激素的失衡有很大关系。众所周知,更年期的发生是由卵巢功能衰退、雌激素减少造成的,皮肤是雌激素作用的重要靶器官,含有雌激素受体(estrogen receptor,ER),可代谢雌激素。一些观察性研究结果发现,性激素治疗可以增加皮肤胶原纤维含量及皮肤厚度,其他皮肤老化的指标也有所改善。雌激素还可在一定程度上促进老年患者创面的愈合速度,改变毛发生长和皮质腺的分泌。随着停经后雌激素水平降低,雌激素失衡,皮肤变薄,表皮细胞增生率下降,皮肤的血流量、上皮胶原合成、皮下脂肪均有所减少,导致皮肤弹性降低、红润消失、变薄、干燥、瘙痒、失去光泽、出现皱褶;皮肤组织的再生能力变差,创伤不易愈合;皮肤免疫能力减退,抵抗力降低,易感染及患肿瘤疾病。进入老年期,毛囊上的雌激素受体及皮脂腺分泌减少,毛发的髓质和角质退化,使毛发变得细软、易脱落。由于雌激素水平较低,雄激素作用相对明显,面部及唇周围汗毛增多。

2. 皮肤衰老的原因 皮肤老化为多因素所致,主要有以下几个方面。

(1) 年龄因素:女性皮肤老化一般从 30 岁左右开始。

(2) 健康因素:患肾病、肝病、妇科病等慢性消耗性疾病。

(3) 内分泌紊乱:妇女绝经后雌性激素分泌减少,从而影响皮肤的充实度和弹性。

(4) 环境因素:长期暴晒、风吹雨淋或海水侵蚀者。

(5) 营养因素:由于咀嚼不良和胃肠功能衰弱、营养失调,或饮食中缺乏蛋白质和各种维生素。

(6) 精神因素:用脑过度、思虑过多、心情烦闷者。

(7) 生活习惯:熬夜、过度疲劳及抽烟均可加速皮肤衰老。

(8) 皮肤保养不当:不恰当使用化妆品。

(9) 用药不当:不恰当的药物治疗。

3. **临床表现** 皮肤老化现象包括皮肤暗淡无光、发黄、发灰;产生色斑;弹性降低,不饱满;干燥起皮,时而瘙痒;出现皱纹、松弛下垂,特别是暴露处,如面、颈、手等部位,面部口周与两眼外角部位的皱纹更为明显;手背皮肤变薄,皮下静脉清楚可见,疣赘和色素斑频繁出现,皮肤萎缩现象。

4. **皮肤改善的原则** 使用特定的酶、酸等去除过厚的角质层;使用生物疗法(细胞因子)调节、恢复细胞功能;补充必要的脂肪酸和保湿剂,重建脂膜,恢复皮肤表面环境。还有手术疗法、激素疗法等。

第二节 健康管理方式

一、饮食管理

(一) 更年期妇女的生理变化

1. **口腔、牙齿咀嚼能力下降** 更年期女性由于味蕾、舌乳头和神经末梢的改变,会出现味觉减退、口腔黏膜发干、唾液分泌减少等,也常常会发生牙周病和牙龈疾病,因此会造成一定程度上的摄食量减少,严重者还会造成摄食障碍,长此以往则会导致营养不良。

2. **机体消化能力下降** 进入更年期后消化道的蠕动能力下降,胃排空时间延长,胃酸和胃蛋白酶分泌减少,使矿物质、维生素和蛋白质的生物利用率下降,胆汁分泌减少,对脂肪的消化能力下降,容易出现腹胀、呃逆、消化不良等胃肠道表现。除此之外,由于结肠蠕动能力的减弱还会发生便秘。

3. **代谢功能下降** 机体的代谢功能随着年龄的增长而降低,其中合成代谢降低,分解代谢增高,更年期时合成与分解代谢失去平衡,引起细胞功能下降。另外,随着年龄增高,胰岛素分泌能力减弱,组织对胰岛素的敏感性下降,可导致葡萄糖耐量下降。

4. **基础代谢率下降** 人体的基础代谢率会随着年龄的增长而逐渐降低,40 岁以后的能量供给每增加 10 岁下降 5%,因此应适当减少老年人的能量供给。

(二) 更年期妇女的营养需求变化

进入更年期后,人体代谢和生理功能也随之发生改变,因此应根据患者不同的生理病理状态,判断他们对于营养的需求,进而进行营养指导。

1. **能量** 能量是维持生命活动的基础,能量需要量是指能够满足人体生命活动、长期保持良好的健康状态、维持良好的体型和理想活动水平所需要的量。能量的摄入应与需要保持平衡。进入更年期的女性各组织器官功能逐渐减弱,基础代谢下降,活动相对减少,总能量需求降低。18~49 岁的成年妇女日需求能量为 1 800~1 900kcal,50 岁以后减少 10%,60

岁以后减少 20%，70 岁以后减少 30%。

2. **蛋白质**　中国营养学会推荐 50 岁以上妇女蛋白质的日需求量，不分年龄均为 65g。但在患代谢性和消化性等疾病的情况下，应根据疾病的特点个体化确定蛋白质的摄入量。蛋白质经过代谢会产生有毒物质，更年期人群的肝、肾功能较弱，清除毒物的能力下降。如果蛋白质摄入过量，有毒的代谢产物则不能及时排出，增加了肝脏、肾脏的负担，影响身体健康。

3. **脂肪**　更年期妇女胆汁酸分泌减少，脂酶活性降低，对脂肪的消化能力减弱，过多摄入脂肪会增加消化系统的负担。脂肪摄入过多会引起肥胖、动脉粥样硬化等老年性疾病。不饱和脂肪酸有软化血管、降低胆固醇和预防动脉粥样硬化的作用，而饱和脂肪酸则相反。更年期人群日膳食脂肪总量不宜超过 60g，脂肪产热量不宜超过总能量的 30%，其中饱和脂肪、多不饱和脂肪酸和单不饱和脂肪酸大约各占 10%。

4. **碳水化合物**　随着年龄的增长，更年期女性的糖耐量降低，调节血糖的能力降低，碳水化合物在总能量中所占比例应维持在 55%~60%。建议增加多糖类食物（如淀粉），减少单糖、双糖（如蔗糖）的摄入。

5. **维生素**　随着年龄增长，由于吸收不良或排泄增加等原因，往往有维生素缺乏的现象，更年期妇女应该注意各种维生素的摄入。维生素 D 的许多关键功能与衰老有关，适当增加更年期人群维生素 D 的摄入，可减少骨质的丢失，降低骨折的发生率。维生素 E 是抗氧化剂，缺乏时可使体内的抗氧化功能发生障碍，引起细胞损伤。维生素 E 还具有抗动脉粥样硬化、预防心血管疾病、抗衰老等作用。推荐摄入量为维生素 D 10~15μg/d，维生素 E 14mg/d，维生素 B_1、维生素 B_2、维生素 B_6、维生素 B_{12} 分别为 1.2mg/d、1.2mg/d、1.4mg/d、2.4μg/d。维生素 C 既能预防缺乏病，又能减少慢性病的发生，推荐量为 100mg/d。

6. **钙**　在 50 岁后妇女的钙推荐摄入量为 1 000mg/d。钙的摄入并非多多益善，要合理。最重要的是合理饮食、合理运动、合理管理体重（体脂）。

（三）更年期妇女的平衡膳食原则

平衡膳食模式是保障人体营养需要和健康的基础，食物多样是平衡膳食模式的基本原则。不同的食物中含有不同的营养成分，任何一种天然食物都不能满足人体全部的营养要求。因此，平衡膳食必须由多样食物组成，才能满足人体的营养需求。

1. **食物多样，谷类为主**　每天的膳食应包括谷薯类、蔬菜水果类、畜禽鱼蛋奶类、大豆坚果类等食物。建议平均每天摄入 12 种以上食物，每周 25 种以上。谷类为主是平衡膳食模式的重要特征，必须保证和坚持每天摄入足够数量的粮食，既可提供给充足的能量，又可避免摄入过多的脂肪及含脂肪较高的动物性食物，有利于预防相关慢性病的发生。全谷物可降低糖尿病、肥胖、心血管疾病和结肠癌的发生风险，增加薯类的摄入可改善便秘。推荐每天摄入谷薯类食物 250~400g，其中全谷物和杂豆类 50~150g，薯类 50~100g。

2. **多吃蔬果、奶类、豆类**　蔬菜、水果、奶类和大豆及其制品是平衡膳食的重要组成部分。蔬菜和水果是维生素、矿物质和膳食纤维的重要来源。进食蔬菜和水果具有饱腹作用，可降低能量摄入，利于维持健康体重，降低发生肥胖的危险性。各种蔬菜各有营养特点，不能替代或长期缺乏，推荐每天摄入 300~500g，深色蔬菜应占 1/2。推荐每天摄入 200~350g 的新鲜水果（注意避免过多高糖水果）。

奶制品含优质的蛋白质、丰富的维生素，是良好的天然钙源。中老年人饮奶可以减少骨质丢失，预防骨质疏松，对降低慢性病的发病风险具有重要作用。建议每天摄入各种奶制品，摄入量（蛋白质含量）相当于液态奶300g。

大豆含丰富的优质蛋白质、必需脂肪酸、B族维生素、维生素E等，且含有磷脂、低聚糖，以及异黄酮、植物固醇等多种植物化学物质。为保证蛋白质的摄入量，建议多吃大豆及其制品，相当于每天食用大豆25g（干重）以上。适量摄入坚果也是膳食的有益补充。

3. 适量食用鱼、禽、蛋、瘦肉 鱼、禽、蛋和瘦肉可提供人体所需要的优质蛋白质、A族和B族维生素等，优选鱼和禽类。鱼和禽类脂肪含量相对较低，鱼类含有较多的不饱和脂肪酸，增加鱼类摄入可降低心血管疾病和脑卒中的发病风险。蛋类各种营养成分齐全，食用畜肉应选择瘦肉，瘦肉脂肪含量较低。过量摄入畜肉可增加全因死亡、2型糖尿病和结直肠癌发生的风险。烟熏肉可增加胃癌和食管癌的发病风险。推荐每周食用鱼类280~525g，畜禽肉280~525g，蛋类280~350g，平均每天摄入鱼、禽、蛋和瘦肉总量为120~200g。

4. 少盐、少油、控糖 目前我国多数更年期女性食盐、烹调油和脂肪摄入过多，这也是高血压、肥胖和心脑血管疾病等慢性病发病率居高不下的重要因素。应当培养清淡饮食习惯，每天食盐不超过5g、烹调油25~30g。强调“控糖”非常必要，推荐每天摄入糖不超过50g，最好控制在25g以下（注意含糖高的水果来源）。

（四）营养干预流程

疾病的营养治疗是根据疾病的病理生理特点，按不同时期制订符合各个时期特征的营养治疗方案和膳食配方，以达到治疗、辅助治疗或诊断的目的。因此在患者就诊营养门诊时，首先应对患者的营养状况进行评价，通过膳食营养评价、人体测量、临床营养缺乏检查和实验室检查的方法，对患者进行营养与代谢状态的综合评定。

1. 膳食调查 通过患者或家属的回忆，了解患者的膳食史或者让患者回忆就诊前3天的实际食物摄入情况和日常饮食行为特点，了解患者膳食能量和营养素摄入的数量和质量，判断其营养需要的满足程度。同时，应注意询问收集以下信息：饮食行为、药物服用史、食物过敏史和禁食史、口腔和胃肠道功能是否正常及近期体重的变化。

2. 人体测量 包括测量患者的身高、体重、皮褶厚度、上臂围、腰围、臀围和腰臀比。体重能够较好地反映一定时期的营养状况、疾病的严重程度和预后。常用的判断健康体重的指标是BMI，计算方法是体重（kg）除以身高（m）的平方。皮褶厚度常用的检测部位是肱三头肌皮褶厚度和肩胛下皮褶厚度，可根据测定皮下脂肪的含量推算体脂总量以判断营养状况，皮褶厚度的变化也可反映机体能量代谢的变化。腰围是临床上评估患者腹部脂肪的最简单和实用的指标，可用于对肥胖者进行初步评价，也是判断减重效果的良好指标。女性腰围≥80cm患肥胖相关疾病的危险性增加。腰臀比可以反映脂肪的区域性分布，可用来判断腹部脂肪的累积程度。

3. 临床检查和实验室检查 临床营养缺乏病检查是通过采集病史、主诉症状及体格检查发现营养素缺乏的体征，包括眼、唇、舌、牙齿、皮肤、指甲、骨骼、甲状腺等部位的改变。实验室检查可以明确营养素在体内的储存及代谢的情况。通过对患者的血、尿等所含营养素及有关成分的检验，可早期发现营养不良或营养缺乏的类型及程度，做出客观的营养评价，为制订合理的营养干预方案提供直接依据。

在整个营养干预流程中，最重要是对患者进行膳食调查。膳食调查的目的是了解一定时期内个体或人群的膳食摄入状况及膳食结构、饮食习惯，以此来评定正常营养需要得到满足的程度。膳食调查结果的计算与评价包括膳食结构分析、营养摄入量分析、能量和营养素来源分析等。

膳食结构是指各类食物的品种和数量在膳食中所占的比重，根据动物性食物和植物性食物所占的比重，分为4种模式：①以植物性食物为主，动物性食物为辅的东方膳食模式；②以动物性食物为主的西方膳食模式；③以动植物食物较为均衡的日本膳食模式；④居住在地中海地区的居民所特有的地中海式膳食模式。目前认为最合理的膳食模式之一为地中海膳食模式，它的主要特点是富含植物性食物，包括谷类、水果、蔬菜、豆类、果仁等，每天适量的鱼禽、少量蛋、奶酪和酸奶，主要食用油是橄榄油。

膳食调查的方法有称重法、记账法、膳食回顾法、化学分析法和食物频数法。在临床上应用较多的是膳食回顾法和食物频数法。其中食物频数法是调查对象过去较长时间（数周、数月或数年）内各种食物的消耗频率及消耗量，可获得个人长期食物和营养素平均摄入量。24小时膳食回顾法最易获取可靠的膳食调查资料，简便易行，能够获得个人每日各种食物的摄入量，借助食物成分表计算出能量和营养素，但所得资料比较粗糙，且不能反映调查对象长期的营养摄入状况。

利用24小时膳食回顾法对患者进行膳食调查的步骤举例。

（1）首先分析调查对象的个人资料：47岁女性，身高158cm，体重78kg，其BMI=31.2kg/m^2，属于肥胖状态，劳动强度为中体力劳动。

（2）24小时膳食回顾调查表填写见表4-21。

表4-21 某患者24小时膳食回顾调查表

进餐时间	食物名称	原料名称	原料重量/g
早餐	鸡蛋灌饼1个 牛奶1袋 桃子1个	小麦粉	75
		鸡蛋	60
		牛奶	250
		桃子	175
		豆油	5
中餐	米饭1碗 油菜炒瘦肉1份 板栗15个 西瓜2片	稻米	100
		油菜	100
		猪瘦肉	15
		西瓜	625
		板栗	75
		豆油	20
晚餐	米饭1碗 油菜炒瘦肉1份 芹菜炒瘦肉1份 哈密瓜2片	稻米	100
		油菜	200
		猪瘦肉	90
		芹菜	160
		哈密瓜	250
		豆油	15

(3) 食物摄入量计算见表4-22。

表4-22 某患者24小时膳食的食物摄入量 单位:g

食物类别	实际摄入量	平衡膳食宝塔参考摄入量
油脂类	40	20~30
奶类及制品	250	300
大豆及坚果	25	25~35
畜禽肉类	105	40~75
鱼虾类	0	40~75
蛋类	60	40~50
蔬菜	460	300~500
水果	1 125	200~350
谷类	275	200~300

(4) 根据食物成分表计算各种营养素摄入量,见表4-23。

表4-23 某患者24小时膳食的营养素摄入量

营养素	摄入量	RNI或AI	UL	占比
能量/kcal	2 103.6	2 100		100%
蛋白质/g	72.4	55		132%
脂肪/g	59.5	20~30		2%~3%
维生素A/μg	641.1	700	3 000	92%
维生素B_1/mg	1.5	1.2		125%
维生素B_2/mg	1.4	1.2		117%
烟酸/mg	14.5	12	35	121%
维生素C/mg	175.7	100	2 000	176%
钙/mg	722.4	800	2 000	90%
铁/mg	17.4	20	42	87%
锌/mg	12.4	7.5	40	165%
硒/μg	36.9	60	400	62%

注:RNI.推荐营养素摄入量;AI.适宜摄入量;UL.可耐受最高摄入量。

(5) 三大营养素供能比见表4-24。

表4-24 某患者24小时膳食的三大营养素供能比 单位:%

营养素	实际值	参考值
蛋白质	13.5	15~20
脂肪	27	20~30
碳水化合物	59.5	50~65

(6) 蛋白质的食物来源分配：谷类蛋白质占 33%，动物性蛋白质占 49%，其他食物蛋白质占 18%。其中优质蛋白质的占 49%（包括豆类蛋白质和动物性蛋白质）。

(7) 脂肪的食物来源分配：动物性脂肪占 30%，植物性脂肪占 70%。

(8) 结果初步分析和记录：①三餐供能比例，早：中：晚=27：39：34；②优质蛋白质摄入比例为 49%，无豆类蛋白质摄入；③动物性脂肪摄入量为 30%，植物性脂肪摄入量为 70%，油脂摄入量为 40g，大于推荐量（25g）；④豆类和薯类食物缺乏，鱼虾类食物缺乏，谷类、蔬菜、畜禽类、蛋类和奶类摄入量适中，水果摄入过多。

总的来说，该女性的三大产能营养素供能比例基本适宜，但缺乏豆类蛋白质的摄入；豆类和薯类食物缺乏，鱼虾类食物缺乏，谷类食物、畜禽类、蛋、蔬菜摄入量与推荐量接近，油脂摄入过高，饮食结构欠平衡。

因此根据膳食调查结果，可以给出相应的营养干预意见，并进行营养配餐。

营养配餐是根据人体的需要、食物中的各种营养成分的含量，设计 1 天、1 周或 1 个月的食谱，使摄入的营养素充足且比例适宜，达到平衡膳食的要求。

营养配餐是依据《中国居民膳食指南（2022）》的原则，在制订食谱的过程中根据膳食指南考虑各种食物种类、数量的合理搭配。人体的需要量则以膳食营养素参考摄入量（dietary reference intake，DRI）为依据确定需要量，以各营养素的 DRI 为参考评价食谱的合理性。食物成分表是编制营养食谱必不可少的工具。在编制食谱的过程中，根据食物成分表将人体不同营养素的需要量转化成食物需要量，从而确定食物的品种和数量。

食物分为可食部分和不可食部分。食物成分表上的营养素含量对应的是可食部分的含量。计算 100g 食物中营养成分的含量可用公式：每 100g 食物中营养素含量=A × EP%；其中 A 是食物成分表中每 100g 可食部食物的该种营养素的含量，EP% 是食物成分表中可食部的比例。

能量：使用 Atwater 能量通用转化系数，即利用碳水化合物 4kcal/g、蛋白质 4kcal/g 和脂肪 9kcal/g 等来间接推算食物可提供的能量值。

食谱制订的是依据中国营养学会《中国居民膳食营养素参考摄入量（2013 版）》的原则，根据患者的年龄范围和劳动强度来确定能量需要量。

营养食谱的制订方法有两种：计算法和食物交换份法。

1）计算法

Ⅰ. 根据患者的身高计算其标准体重及 BMI，判断其体型（消瘦、正常、肥胖），了解患者的劳动强度确定其平均每日能量供给量。

Ⅱ. 确定宏量营养素每日应提供的能量。例如，已知某人每日能量需要量为 1 600kcal，确定其蛋白质、脂肪和碳水化合物的供能比例分别为 15%、27%、58%。分别计算 3 种宏量营养素所提供的能量：蛋白质供能=1 600kcal × 15%=240kcal；脂肪供能=1 600kcal × 27%=432kcal；碳水化合物供能=1 600kcal × 58%=928kcal。

Ⅲ. 确定 3 种供能营养素每日的需要量。蛋白质需要量=240kcal ÷ 4kcal/g=60g；脂肪需要量=432kcal ÷ 9kcal/g=48g；碳水化合物需要量=928kcal ÷ 4kcal/g=232g。

Ⅳ. 确定 3 种供能营养素每餐的需要量。一般早、中、晚餐能量的适宜比例分别为 30%、40%、30%。按照这个供能比例，早餐能量及宏量营养素的需要量计算如下：蛋白质需要量=60g × 30%=18g；脂肪需要量=48g × 30%=14.4g；碳水化合物需要量=232g × 30%=69.6g。

Ⅴ. 主食和副食品种和数量的确定。根据三大营养素的需要量来确定主食和副食的数量。首先应先根据碳水化合物确定各类主食原料中碳水化合物的含量。然后根据蛋白质量确定食物的供给量。将蛋白质需要量先减去主食中已提供的蛋白质的量,剩余蛋白质需要量由动物性食品或者豆制品提供。最后油脂的用量,将脂肪需要量减去之前食物已提供的脂肪量,即植物油供应量。

Ⅵ. 根据上述步骤确定主、副食的数量,选择食物形成一日食谱,并按照比例分配到三餐中。

2) 食物交换份法:食物的交换份法是将常用的食物按照其所含营养素量的近似值归类,计算出每类食物每份所含的营养素值和食物重量,然后将每类食物的内容列出表格供交换使用,最后计算出各类食物的交换分数和实际重量,并按每份食物等值交换表选择食物。交换的原则是同类别的食物之间可以互换,不同类别食物之间不能互换。

一般来说,将食物分为六大类:主食类、鱼肉蛋类、蔬菜类、水果类、乳类和油脂类。每个交换份可产生约 90kcal 的能量,按照患者所需的一日总能量确定各类食品所需的份数,每一大类中的食物可以进行相互代换。根据不同类别份数的食物编制成多种食谱。每种类别食物的交换份表见表 4-25~表 4-31。

表 4-25 谷、薯类食品能量等值交换表 单位:g

食品	重量	食品	重量
大米、小米、糯米、薏米	25	干粉条、干莲子	25
高粱米、玉米渣	25	油条、油饼、苏打饼干	25
面粉、米粉、玉米面	25	烧饼、烙饼、馒头	25
混合面	25	咸面包、窝窝头	25
燕麦片、莜麦面	25	生面条、魔芋生面条	35
荞麦面、苦荞面	25	马铃薯	100
各种挂面、龙须面	25	湿粉皮	150
通心粉	25	鲜玉米(1 整个,带棒芯)	200
绿豆、红豆、芸豆、干豌豆	25		

注:每份谷、薯类食品提供蛋白质 2g,碳水化合物 20g;能量 90kcal(376kJ)。根茎类一律以净食部计算。

表 4-26 蔬菜类食品能量等值交换表 单位:g

食品	重量	食品	重量
大白菜、圆白菜、菠菜、油菜	500	白萝卜、青椒、茭白、冬笋	400
韭菜、茴香、茼蒿	500	倭瓜、菜花	350
芹菜、莴苣笋、油菜苔	500	鲜豇豆、扁豆、洋葱、蒜苗	250
西葫芦、西红柿、冬瓜、苦瓜	500	胡萝卜	200
黄瓜、茄子、丝瓜	500	山药、藕、豆薯	150

续表

食品	重量	食品	重量
芥蓝菜、瓢菜	500	慈姑、芋头	100
蕹菜、苋菜、龙须菜	500	毛豆、鲜豌豆	70
绿豆芽、鲜蘑、水浸海带	500	百合	50

注：每份蔬菜类食品提供蛋白质5g，碳水化合物17g；能量90kcal(376kJ)。每份蔬菜均以净食部计算。

表4-27 肉、蛋类食品能量等值交换表 单位：g

食品	重量	食品	重量
热火腿、香肠	20	鸡蛋(1大个，带壳)	60
肥瘦猪肉	25	鸭蛋、松花蛋(1大个，带壳)	60
熟叉烧肉(无糖)、午餐肉	35	鹌鹑蛋(6个，带壳)	60
熟酱牛肉、熟酱鸭、大肉肠	35	鸡蛋清	150
瘦猪、牛、羊肉	50	带鱼	80
带骨排骨	50	草鱼、鲤鱼、甲鱼、比目鱼	80
鸭肉	50	大黄鱼、黑鲢、鲫鱼	80
鹅肉	50	对虾、青虾、鲜贝	80
兔肉	100	蟹肉、水发鱿鱼	100
鸡蛋粉	15	水发海参	350

注：每份肉蛋类食品提供蛋白质9g，脂肪6g；能量90kcal(376kJ)。除蛋类为市品重量，其余均以净食部计算。

表4-28 大豆类食品能量等值交换表 单位：g

食品	重量	食品	重量
腐竹	20	北豆腐	100
大豆	25	南豆腐(嫩豆腐)	150
大豆粉	25	豆浆	400
豆腐丝、豆腐干、油豆腐	50		

注：每份大豆及其制品提供蛋白质9g，脂肪4g，碳水化合物4g；能量90kcal(376kJ)。

表4-29 奶类食品能量等值交换表 单位：g

食品	重量	食品	重量
奶粉	20	牛奶	160
脱脂奶粉	25	羊奶	160
乳酪	25	无糖酸奶	130

注：每份奶类食品提供蛋白质5g，脂肪5g，碳水化合物6g；能量90kcal(376kJ)。

表 4-30 水果类食品能量等值交换表 单位:g

食品	重量	食品	重量
柿子、香蕉、鲜荔枝	150	李子、杏	200
梨、桃、苹果	200	葡萄	200
橘子、橙子、柚子	200	草莓	300
猕猴桃	200	西瓜	500

注:每份水果提供蛋白质 1g,碳水化合物 21g;能量 90kcal(376kJ)。每份水果重量均以市品重量计算。

表 4-31 油脂类食品能量等值交换表 单位:g

食品	重量	食品	重量
花生油、香油(1 汤勺)	10	猪油	10
玉米油、菜籽油(1 汤勺)	10	牛油	10
豆油(1 汤勺)	10	羊油	10
红花油(1 汤勺)	10	黄油	10
核桃、杏仁、花生米	15	葵花籽(带壳)	25

常见能量治疗饮食交换份份额举例见表 4-32。

表 4-32 常见能量治疗饮食交换份份额

总热量/kcal	总份数/份	谷类/份	蔬菜类/份	肉类/份	水果类/份	乳类/份	油脂类/份
1 000	12.0	6.0	1.0	2.0	0	2.0	1.0
1 200	14.5	7.0	1.0	3.0	0	2.0	1.5
1 400	16.5	9.0	1.0	3.0	0	2.0	1.5
1 600	19.0	9.0	1.0	4.0	1.0	2.0	2.0
1 800	21.0	11.0	1.0	4.0	1.0	2.0	2.0
2 000	24.0	13.0	1.5	4.5	1.0	2.0	2.0
2 200	26.0	15.0	1.5	4.5	1.0	2.0	2.0
2 400	28.5	17.0	1.5	5.0	1.0	2.0	2.0

二、运动管理

(一)运动的作用

1. **对内分泌的影响** 有氧运动和抗阻运动有助于增加更年期女性的血清雌二醇、降低血清卵泡刺激素(follicle-stimulating hormone,FSH)水平,提高机体自由基代谢水平。长期进行体育、舞蹈锻炼可以改善卵巢功能,促进机体内分泌系统的平衡。运动还可以改善人体心理状态,有助于缓解焦虑、抑郁等症状,延缓衰老。

2. **对免疫系统的影响** 长期进行体育、舞蹈运动可以使绝经女性 IgA、IgM、IgG 含量增加,能促进机体对增强免疫能力的细胞因子及生长素内啡肽的释放,从而提高血清免疫球蛋白水平，增强机体免疫能力。

3. **对肌肉骨骼系统的影响**　运动可改善人体骨骼系统的代谢和功能，增加骨密度、预防骨质疏松的发生。运动可增加肌肉力量，运动时肌肉收缩产生对骨的应力，使成骨细胞的活性升高，增加骨皮质血流量和促进骨形成。大量证据证实，肌肉废用可造成骨质丢失，肌肉活动可促进骨质钙化和增生。运动可以调节神经内分泌，促进钙的吸收和利用。进行身体各部位关节的全面锻炼，可使肌肉和运动器官更加协调灵活。

4. **对体重的影响**　运动时身体活动的肌群需要大量热量，这就需要消耗摄入的热量，当摄入的热量不能满足运动过程中肌群的需要时，就要消耗体内脂肪。一定的运动量可消耗一定的热量，同时运动可使呼吸加深、加快，增加肺的通气量，改善换气，使血液循环加快，气体交换加速，有利于更多的脂肪燃烧供能。经常保持规律的定量运动，可不断消耗体内脂肪，达到减肥的目的。

5. **对其他方面的影响**　更年期妇女经常进行体育锻炼能有效提高和改善心脏的结构和功能，使有效血容量增加、周围血管阻力下降，从而能增加脏器灌注量，促进组织代谢，改善脏器功能。长期体育活动对脂类代谢也有益处。体育锻炼还可以加强机体对自由基的清除能力，减少自由基对组织细胞的伤害。

（二）更年期的运动处方

运动处方是根据个人具体的身体和心理状况，制订科学的定量化的体育锻炼计划，进行有计划的周期性体育锻炼，以达到防病治病、康复身心的目的。

1. **运动强度**　更年期妇女的运动量和强度要有一定的限度，从运动的安全性和有效性考虑，宜选择中等强度。运动强度大小用心率来衡量，最大安全运动心率（次/min）=220-年龄。一般情况下，要求运动时心率达到最大安全运动心率的 60%~70%。为安全起见，开始阶段，最好达到最大心率的 50%，如情况良好，可逐渐增加。除心率外还可以用疲劳程度确定运动量：一般在运动后总有轻度疲劳感觉尤其是平素不参加运动者，若这种疲劳在运动后休息 10~20 分钟就渐渐恢复正常，不再有疲劳感，则运动量合适；反之，若运动后疲劳乏力不因休息而减少，甚至睡眠后仍感不适，应减少运动量或改变运动项目。

2. **运动时间**　更年期患者开始运动的时间安排不应过长，应从低限度开始，缓慢并有规律的进行，以确保安全、有效。合理的运动持续时间最少 30 分钟才能发挥积极作用，且需要长期坚持方能达到效果。

3. **运动频率**　美国运动医学会推荐中老年最佳运动频率应为每周 3~5 次，累计 150 分钟以上中等强度的活动或运动，建议每天进行累积相当于步行 6 000 步以上的身体活动（相当于瑜伽 60 分钟、太极拳 60 分钟、慢跑 40 分钟、游泳 30 分钟、自行车 40 分钟）。另外，每周增加 2 次额外的肌肉力量锻炼，尽量减少久坐时间，每小时起来活动一下。

在开展运动处方时，首先应根据患者的运动特点，设计出个体化的运动方案。整个运动方案设计流程如下。

（1）一般情况调查：了解患者自身的健康状况、工作性质及其在工作中的身体活动情况，以设计合理的运动量和运动方式。

（2）身体活动习惯调查：了解患者目前的运动习惯，包括运动状况及运动水平。如在过去的一段时间内（如 1 周、1 个月或半年），平均每周有几天进行了运动，每次运动的时长是多久。身体活动习惯调查的例表见表 4-33。

表 4-33 身体活动习惯调查例表

运动方式	运动时间/(min·d^{-1})				运动频率/(d·$周^{-1}$)		
	0	<30	≥30	≥60	<3	3~5	>5
散步							
快走							
跑步							
上下楼梯							
骑自行车							
游泳							
爬山							
跳绳							
跳舞							
健美操							
乒乓球							
羽毛球							
网球							
篮球							
足球							
排球							
高尔夫球							
保龄球							
划船							
太极拳							
太极剑							
家务劳动							
其他							

(3) 估计能量需要和运动水平：根据 BMI，判断体重是否正常、超重、肥胖，如果是超重和肥胖，应该按照能量负平衡原则和减肥运动处方原则设计。

1) 计算、评价每天运动时间：所有运动项目（不包括家务运动）每周运动时间相加后除以 7，得出平均每天运动时间。判断目前运动水平：根据平均每天运动时间，低水平为<30 分钟，中水平为 30~60 分钟，高水平为>60 分钟。

2) 确定每日膳食能量需要量：根据工作性质和运动水平，参考推荐的每日膳食能量摄入量标准，确定每日膳食能量需要量。

3) 确定运动能量需要量：按上述确定的每日膳食能量需要量的 10%~20% 计算运动能量消耗量。如果每日膳食能量需要量为 2 400kcal，则运动消耗量应为 240~480kcal。

4）制订运动处方：确定运动目标，即运动消耗量；选择运动方式，根据患者的运动喜好，以有氧耐力运动为主，抗阻运动为辅；确定运动强度，一般为中低强度，根据目前的运动水平，逐渐增加强度；确定运动时间，一般每天30~60分钟，根据个人的具体情况，可以分2~3次完成，也可一次完成；确定运动频率，一般为每周3~7天，最好每天都有适量的运动。常见活动项目的能量消耗见表4-34。

表4-34 常见活动项目的能量消耗

活动项目			每千克体重1分钟活动的能量消耗/($kcal\cdot kg^{-1}\cdot min^{-1}$)		按能量消耗估测运动的心率/(次$\cdot min^{-1}$)
家务活动	盥洗、穿衣、办公室工作		0.045	0.188	80~100
	烹饪、扫地		0.048	0.201	80~100
	铺床、清扫房间		0.056	0.234	80~100
	逛街购物、擦地、擦玻璃、熨衣服		0.062	0.259	80~100
跟孩子玩耍	坐位		0.040	0.167	80~100
	立位		0.060	0.251	80~100
	走、跑		0.088	0.368	80~100
步行	缓慢活动		0.048	0.201	80~100
	50~55m/min		0.052	0.218	80~100
	100 m/min		0.067	0.283	80~100
	110~120步/min		0.076	0.318	80~100
上下楼			0.057	0.239	80~100
跳舞	中等强度		0.061	0.225	80~100
	剧烈		0.083	0.347	100~120
跳绳			0.130	0.544	120~140
运动	体操		0.053~0.066	0.222~0.276	80~100
	武术	太极拳	0.078~0.130	0.326~0.544	80~120
		太极剑	0.086	0.360	80~120
		少林拳	0.121	0.506	120~140
	跑步（跑走结合，时间<10分钟）		0.098	0.411	100~120
	慢跑		0.115	0.481	100~120
	爬山		0.121	0.506	120~140
	划船		0.060	0.251	80~100
	高尔夫球		0.058	0.243	80~100
	羽毛球		0.075~0.091	0.314~0.381	80~100

续表

活动项目			每千克体重 1 分钟活动的能量消耗/($kcal \cdot kg^{-1} \cdot min^{-1}$)		按能量消耗估测运动的心率/(次·min^{-1})
运动	台球		0.042	0.176	80~100
	乒乓球		0.068	0.285	80~100
	排球		0.052~0.076	0.218~0.318	80~100
	篮球		0.098~0.138	0.410~0.577	120~140
	网球		0.109	0.456	100~120
	足球		0.132	0.552	120~140
	滑冰		0.084~0.115	0.352~0.481	100~120
	滑旱冰		0.115	0.481	110~120
	滑雪		0.158	0.661	140~160
	骑自行车	慢骑	0.058~0.101	0.243~0.423	80~110
		快骑	0.101~0.142	0.423~0.594	120~140
	游泳	10m/min	0.050	0.209	80~100
		20m/min	0.070	0.293	80~100
		30m/min	0.170	0.711	140~160

(4) 运动指导:根据运动目标,以及目前的运动水平,遵循循序渐进的原则,逐渐增加运动量至推荐量,一般以每周 10%~20% 的速度递增。

整个运动干预的总体原则:①安全运动,遵守各自的步调。②开始不要做剧烈运动。③穿着适宜的运动服装和鞋子。④炎热或酷寒的天气要避免运动。⑤补给充足的水分。⑥注意运动负荷。⑦营养与睡眠充足。⑧身体不适时停止运动,如出现不正常心跳,不规则心跳和心动过速、心悸、增快的脉搏突然变慢等;运动中或运动后即刻出现胸部、上臂或咽喉部疼痛或沉重感觉;特别眩晕或轻度头痛,意识紊乱、出冷汗、晕厥;严重气短;身体任何一个部位突然疼痛或麻木;上腹部区疼痛或胃灼热。

三、心理管理

更年期是妇女一生中变化较大的一个生命阶段。当卵巢内分泌功能明显衰退,脏器功能渐趋下降时,智力和体力均开始不同程度地减弱,记忆力不如以往,思想不易集中,工作效率减低,思维和反应不如年轻人敏锐。较普遍的心理状态是失落、孤独,常因子女长大成人离家自立、亲友离世、自己退休回家、离开群体等一时难以适应,构成“空巢综合征”。产生消极悲观意识,严重者可抑郁、甚至产生轻生的念头。各种心理疏导方法有助于患者病情的缓解与治愈。

1. 进行更年期知识宣教 应该让每个妇女认识到更年期是其一生中必须经历的生理阶段。更年期的本质是机体老化同时伴卵巢功能衰退、雌激素分泌水平下降,可出现月经停止等明显的生理变化，是每个女性都要经历的阶段，是一种不可抗拒的自然生理过程，机体会进行自动调节，大多数人能安全渡过，但有时会出现病理性问题，通过治疗可以改善或消除。应充分认识医疗保健的意义和保健的方式，如出现病理问题应积极配合医生的治疗，为自己找到最佳的治疗方案。

2. **耐心倾听** 耐心倾听患者倾诉，了解其更年期症状的发生和发展过程，特别是病情发生前后的情况，了解其在生活环境与人际关系等方面所遭遇的心理挫折，根据每个人的特点进行个体化疏导。

3. **鼓励和引导** 在心理疏导过程中，要善于引导，多关心、多理解、多用安慰鼓励性语言，并尊重和保护患者的隐私。对于更年期妇女所取得的每一项进步都要给予及时的表扬和鼓励。医务人员、社会、家庭和朋友都应对她们予以理解和鼓励，给予精神上的安慰，解除其顾虑，培养乐观情绪，树立信心。

4. **取得家人支持** 在心理疏导的过程中，治疗的成果是否能维持，与家人是否理解和支持紧密相关。所以也要对家属进行健康宣教，让家属知道更年期的特点，争取家属的理解和配合，给更年期女性更多的关爱和体贴，巩固疏导的成果。

5. **鼓励参加工作及文娱活动** 工作能给人以被需要感及成就感，要鼓励更年期女性参加力所能及的工作。心理学研究证明音乐对人的心理活动有各种有益影响，音乐与人的感情、意志之间有着密切的联系。应该鼓励更年期女性参加适度的文娱活动。

心理疏导能有效缓解更年期妇女的心理障碍。因此，医生在接诊更年期妇女时要高度重视患者的心理治疗，在解决患者躯体疾病的同时对心理问题进行辅导，才能更有效地改善更年期妇女的症状，提高疗效，达到事半功倍的效果。

四、睡眠管理

（一）健康的体魄来自睡眠

没有睡眠就没有健康，这是医学研究人员近年来对睡眠研究的最新结果。大量研究表明，人类的睡眠是由一个个完整的睡眠周期组成。一个睡眠周期为90分钟，会经历4个阶段，包括打瞌睡（非眼动睡眠）、浅睡眠（非眼动睡眠）、深睡眠（眼动睡眠）和快速眼动睡眠。在理想状态下，应以睡眠-醒来-睡眠-醒来的模式从一个睡眠周期过渡到下一个睡眠周期。理想的睡眠时间应该包含 5 个完整的睡眠周期，然后在浅睡眠阶段被唤醒。假设每天 7 点起床，向前推 5 个完整周期，则是要在晚上十一点半前入睡。只要 1 周达到 35 个睡眠周期即为合理的睡眠时间。

更年期女性由于自主神经功能紊乱、抑郁等，睡眠障碍的发生率明显升高。长期睡眠不足和失眠可引起思考能力减退、警觉力与判断力下降、免疫功能低下等，从而最终导致疾病的发生。因此可以根据睡眠的节律，进行适当活动，以提高睡眠质量。

人体在晚上 9 点左右开始分泌褪黑素，褪黑素能够促进睡眠，但电子产品发射的蓝光可影响褪黑素的分泌，进而影响睡眠。所以睡前 90 分钟应做好充足的准备。

1. 保证身体处在适宜睡眠的状态，不要太饿或者太饱，摄取适量的水分，尽量不要起夜。

2. 关掉日光灯，远离电子产品，至少把手机调成夜间模式。不要把电视和电脑显示屏调成待机状态，在黑暗中，那些待机状态下不显眼的小红点会像一束强光，刺激人的松果体，妨碍褪黑素的分泌。

3. 检查门窗，确保睡眠环境的安全。

4. 做一些简单的整理工作，为明天的行程做一个简单规划，有什么想法及时记录下来，确保在入睡时不会被各种杂念打扰。

醒来后也应有90分钟的适应时间。例如，打开窗帘，沐浴阳光；阴天时可以用日光灯来弥补自然光的缺失。补充水分和营养，让身体逐渐苏醒。尽量在15分钟之后再去检查手机信息。用比较轻柔的锻炼来唤醒身体，如步行或骑自行车。

睡眠前的例行程序能让身体准备好进入一个个睡眠周期，从而能够通过睡眠获得最佳的修复。睡眠后的例行程序能让我们在新的一天更有效率，更加从容和清醒地完成工作。

人体的另外两个睡眠冲动高峰期是午后1—3时和傍晚5—7时。如果前一天晚上没有获得4个以上完整周期的睡眠，可以通过午后和傍晚两段可控的修复期，小睡30分钟来补足睡眠时间。

（二）失眠的处理方法

对于失眠较轻者，可给予耐心解释、安慰、心理疏导和睡眠卫生、认知行为指导等非药物治疗，同时应排除此年龄组中影响睡眠的常见疾病，如抑郁障碍、焦虑障碍和睡眠呼吸暂停综合征等，若存在上述疾病应同时治疗原发病。

1. **认知行为疗法** 失眠的最初原因可能是激素波动和更年期血管舒缩症状（如潮热、出汗），但生理性觉醒、行为习惯和适应不良的应对可能是永久性因素。失眠的认知行为治疗是针对长期存在的行为进行的治疗，在随机试验中对成年和老年妇女的慢性失眠症亦显示有效。认知行为疗法是任何年龄的成年人慢性失眠的一线治疗方法，是多模式的，由认知疗法、行为干预措施（如睡眠限制和刺激控制）和教育干预措施（如睡眠卫生）组成。

例如，对更年期女性进行教育干预措施，在8周内进行6次20~30分钟的电话会议，通过使用睡眠限制和刺激控制指令重新安排睡眠时间，改变女性对睡眠的看法/态度，应用睡眠卫生建议的方法，能够改善患者的失眠症状。

2. **药物治疗**

（1）非激素类药物治疗：对失眠较重的患者除给予上述耐心解释疏导外，还可以根据病情给予抗抑郁药和情绪稳定剂。抗抑郁药如艾司西酞普兰可改善潮热、失眠；艾司佐匹克隆、雷美替胺都显示对失眠有积极作用。而雷美替胺则是褪黑素MT1和MT2受体的激动剂，已被美国FDA批准用于治疗慢性失眠症。

（2）性激素治疗：基于雌激素的激素治疗有益于治疗更年期相关症状，并改善绝经后妇女的生活质量，这是国际指南中公认并被推荐的治疗方法。

五、药物管理

（一）性激素治疗

1. **用药原则** MHT作为一种医疗措施，应根据不同个体卵巢功能衰退的情况，性激素（包括雌、孕、雄激素）缺乏的具体情况，及由此而引起的临床表现，在有适应证、无禁忌证的情况下针对性应用。对于年龄小于60岁或绝经10年内、无禁忌证的女性，MHT缓解血管舒缩症状、减缓骨量丢失和预防骨折的获益-风险比最高。

有子宫的女性在补充雌激素时，应加用足量、足疗程孕激素以保护子宫内膜；已切除子宫的妇女，通常不必加用孕激素；手术绝经的妇女因缺乏卵巢雄激素分泌，可酌情补充少量雄激素；临床推荐应用天然雌激素、天然孕激素或最接近天然的孕激素。

2. 适应证

(1) 绝经相关症状：月经紊乱、潮热、多汗、睡眠障碍、疲倦及情绪障碍（如易激动、烦躁、焦虑、紧张、低落）等。

(2) 生殖泌尿道萎缩相关问题：阴道干涩、外阴阴道疼痛、瘙痒、性交痛、反复发作的萎缩性阴道炎、反复下尿路感染、夜尿、尿频、尿急等。

(3) 低骨量及骨质疏松症：存在骨质疏松症的危险因素及绝经后骨质疏松症。可作为早绝经、手术绝经、60 岁以下和绝经 10 年以内的在平均绝经年龄绝经的女性预防骨质疏松性骨折的一线选择。

3. 禁忌证

(1) 已知或怀疑妊娠。

(2) 原因不明的阴道流血。

(3) 已知或可疑患有乳腺癌。

(4) 已知或怀疑患性激素依赖性恶性肿瘤。

(5) 近 6 个月内患有活动性静脉或动脉血栓栓塞性疾病。

(6) 严重肝肾功能不全。

(7) 卟啉症、耳硬化症。

(8) 现在正患有脑膜瘤（禁用孕激素）。

4. 慎用情况

(1) 子宫肌瘤：子宫切除术后或肌瘤剔除术后的女性可行 MHT，保留子宫行 MHT 者，肌瘤<3cm 安全性较高，>5cm 风险可能会增大，肌瘤 3~5cm 者应根据患者情况综合判断，对肌瘤患者而言，口服雌激素比经皮使用更安全，替勃龙比雌孕激素连续联合疗法更安全。

(2) 子宫内膜异位症：因子宫内膜异位症自然绝经后需 MHT 者，建议使用雌孕激素连续联合方案或替勃龙治疗，不建议使用序贯疗法。雌激素应使用最低有效剂量，严重子宫内膜异位症行子宫及双侧附件切除的患者，如需 MHT，建议使用雌孕连续联合激素方案或替勃龙治疗至少 2 年后再改为单用雌激素。

(3) 子宫内膜增生症：子宫内膜不典型增生的治疗原则是切除子宫。无不典型子宫内膜增生症者须在治疗完全逆转后才可考虑 MHT，雌孕激素连续联合方案对保留子宫的女性具有更高的安全性，全子宫切除术后是否需联合使用孕激素尚无明确证据。所有患者均应密切随访，有子宫者定期行子宫内膜活检。

(4) 有血栓形成倾向：所有绝经后女性开始 MHT 前均需对血栓形成的危险因素、血栓栓塞病史及家族史进行详细了解和评价。具有阳性病史者建议专科就诊咨询，必要时行易栓症的相关筛查，经皮雌激素的血栓风险显著低于口服雌激素。

(5) 胆囊疾病：MHT 可能促进胆囊结石的形成，增加胆囊手术风险，经皮雌激素可能具有较高的安全性。

(6) 系统性红斑狼疮（systemic lupus erythematosus，SLE）：雌激素在系统性红斑狼疮的病理过程中可能起重要作用，SLE 患者更易出现卵巢早衰和骨质疏松，已有证据提示 SLE 活动期患者不适合 MHT,病情稳定或处于静止期者可在严密观察下行 MHT,此外,SLE 患者有更高的血栓形成风险,应用经皮雌激素可减少血栓形成。

(7) 乳腺良性疾病及乳腺癌家族史:影像检查提示的乳腺增生并非病理性改变,不是 MHT 的禁忌证,组织学诊断的乳腺增生,尤其是非典型增生,需咨询专科医生是否可行 MHT,其他乳腺良性疾病包括脂肪坏死、乳腺纤维瘤、乳管内乳头状瘤的乳腺癌风险尚不确定。大多数乳腺癌是散发的,并无家族聚集性,MHT 不会进一步增加有乳腺癌家族史女性乳腺癌的风险,也不会增加卵巢切除术后 *BRCA1* 或 *BRCA2* 基因突变女性的乳腺癌风险。

(8) 癫痫、偏头痛、哮喘:MHT 中雌激素剂量的增加与癫痫发作频率增加相关。先兆偏头痛是卒中的高危因素,雌激素对偏头痛的作用与其血清浓度波动密切相关,血清雌二醇水平波动可能影响女性患者哮喘发作的严重程度,使用经皮雌激素或雌孕激素连续联合治疗可能具有更高的安全性。

5. 常用药物

(1) MHT 常用的雌激素和孕激素

1) 口服途径

Ⅰ. 雌激素:天然雌激素如戊酸雌二醇(estradiol valerate,EV)、17β-雌二醇(17β-estradiol)、结合雌激素(conjugated estrogens)。

Ⅱ. 孕激素:①天然孕激素:微粒化黄体酮(micronized progesterone,MP)。②合成孕激素:地屈孕酮(dydrogesterone),17α-羟孕酮衍生物[如醋酸甲羟孕酮(medroxyprogesterone acetate,MPA)],19-去甲睾酮衍生物[如炔诺酮(norethisterone,NET)、醋酸炔诺酮(norethisterone acetate,NETA)、左炔诺孕酮(levonorgestrel,LNG)、地诺孕素(dienogest,DNG)],19-去甲孕酮衍生物[如诺美孕酮(nomegestrol)]、螺内酯衍生物[如屈螺酮(drospirnone,DRSP)]等。

地屈孕酮来源于天然薯蓣类植物,经特殊化学工艺处理而成,最接近天然的孕激素,对乳腺刺激较小。屈螺酮具有较强的抗盐皮质激素作用和一定的抗雄激素作用。

Ⅲ. 雌、孕激素复合制剂:①雌、孕激素序贯制剂:雌二醇/雌二醇地屈孕酮片:每盒 28 片,前 14 片仅含雌二醇,后 14 片每片含雌二醇及 10mg 地屈孕酮,因雌二醇含量不同分为 1mg /10mg 和 2mg /10mg 两种剂型,1mg /10mg 中每片含 1mg 雌二醇,2mg /10mg 中每片含 2mg 雌二醇。戊酸雌二醇/戊酸雌二醇醋酸环丙孕酮片:每盒 21 片,前 11 片每片含 2mg 戊酸雌二醇,后 10 片每片含 2mg 戊酸雌二醇及 1mg 醋酸环丙孕酮。②雌、孕激素连续联合制剂:雌二醇/屈螺酮片:每盒 28 片,每片含雌二醇 1mg 和屈螺酮 2mg。

Ⅳ. 7-甲基-异炔诺酮:属于组织选择性雌激素活性调节剂,2.5mg/片。口服后在体内迅速代谢为 3α-羟基替勃龙、3β-羟基替勃龙和 Δ4-异构体,分别与雌激素、孕激素、雄激素受体结合,产生较弱的雌、孕激素活性和雄激素活性。临床效果与雌孕激素连续联合用药方案相似,因其在子宫内膜处具有孕激素活性,有子宫的绝经期妇女应用此药时不必加用其他孕激素。对情绪低落和性欲低下有较好的效果,不增加乳腺密度。

2) 非口服途径

Ⅰ. 经皮雌激素:雌二醇凝胶每 2.5g 含雌二醇 1.5mg,药代动力学数据表明,连续每日使用雌二醇凝胶 2.5g 与连续口服戊酸雌二醇 1mg 具有相似的血药浓度。雌二醇凝胶每日经皮涂抹 1.25~2.5g;雌二醇缓释皮贴,每日释放 17β-雌二醇 25~100μg,每周更换 1 次。雌激素经皮给药避免了口服途径的肝脏首过效应，减少了对肝脏合成蛋白质及凝血因子生成的影响；相对于口服，经皮雌激素的静脉血栓、心血管事件、胆囊疾病风险显著降低，改善性欲的作用更优。

Ⅱ. 经阴道雌激素：雌三醇乳膏，每克乳膏含雌三醇 1mg；普罗雌烯阴道胶囊，每粒含普罗雌烯 10mg；氯喹那多/普罗雌烯阴道片，每片含普罗雌烯 10mg 和氯喹那多 200mg；结合雌激素软膏，每克软膏含结合雌激素 0.625mg。经阴道雌激素可避免肝脏首过效应，可持续给药，全身副作用少，无胃肠道刺激，用药不受“窗口期”限制。雌三醇对子宫内膜刺激小，对血浆雌二醇水平基本没有影响，是对子宫内膜增生影响最小的雌激素；普罗雌烯属于严格局部作用的雌激素，不吸收入血，不刺激子宫内膜增生；结合雌激素可轻度升高血浆雌二醇水平，对子宫内膜作用轻。仅为改善泌尿生殖器绝经后综合征时，建议首选阴道局部雌激素治疗，可有效缓解泌尿生殖道的局部症状。

Ⅲ. 左炔诺孕酮宫内缓释节育系统（levonorgestrel-releasing intrauterine system，LNG-IUS）：含左炔诺孕酮（LNG）52mg，每日向宫腔释放 LNG 20μg，通过内膜基底毛细血管网被快速吸收，仅仅有 10% 在血循环中释放，造成子宫内膜局部高浓度 LNG，维持 5 年。LNG 使子宫内膜腺体萎缩、间质蜕膜化、内膜变薄，可以预防和治疗子宫内膜增生，用于 MHT 的子宫内膜保护。

(2) 选择性雌激素受体调节剂（selective estrogen receptor modulator，SERM）：SERM 属非激素类药物，通过与雌激素受体选择性结合，能起雌激素激动作用或拮抗作用。第二代 SERM 雷洛昔芬和新一代 SERM 巴多昔芬对骨骼有雌激素激动作用，可使骨矿物质密度增加，改善脊椎和髋部的骨密度，显著降低骨质疏松症椎骨骨折风险。一项名为 CORE 的临床研究中，存在椎体骨折的绝经后女性亚群患者接受雷洛昔芬治疗后，骨密度得以改善，非椎体骨折发生风险降低，且疗效持续 7 年。用于预防和治疗绝经后妇女骨质疏松症，60mg/d 的剂量不会刺激乳腺或子宫。新型 SERM 药物包括拉索昔芬、巴多昔芬等，能有效治疗和预防绝经后骨质疏松症，它们在骨骼系统可产生雌激素受体激动剂作用，而在乳腺和子宫则具有雌激素受体拮抗剂作用。由结合雌激素与巴多昔芬组成的组织选择性雌激素复合物（tissue selective estrogen complex，TSEC），每片含巴多昔芬 20mg，用于治疗中重度血管舒缩症状（vasomotor symptoms，VMS），能显著降低绝经后女性的潮热次数和严重程度，保护骨骼，且不需要加用孕激素保护子宫内膜，是有前景的绝经后用药。

奥培米芬是另一种口服 SERM，剂量为 60mg/d，通过缓解因雌激素水平下降而导致的外阴和阴道萎缩，用于治疗绝经后期女性中至重度性交困难和性交痛。但会刺激子宫内膜并导致内膜增厚。

(3) 雄激素：脱氢表雄酮（dehydroepiandrosterone，DHEA）是卵泡内类固醇激素合成的重要前体激素，但其生物学作用不仅局限于甾体激素前体；还可保护中枢神经系统、抑制神经退行性疾病、改善抑郁等不良情绪、调节和稳定机体免疫、改善血脂代谢、预防骨质疏松，并对心血管具有保护作用。低剂量时副作用少见。高剂量时有痤疮、面部毛发生长，偶有声音变深沉。睾酮（testosterone）治疗可能对性欲和/或性兴奋缺乏的妇女有用。绝经后妇女雌孕激素治疗中加入雄激素类药可以提高骨量，减少骨丢失，是一种防治绝经后骨质疏松的安全、有效的方法。

6. MHT 具体方案

(1) 单孕激素补充方案：适用于绝经过渡期早期，调整卵巢功能衰退过程中出现的无排卵月经问题。

1) 口服：地屈孕酮 10~20mg/d 或微粒化黄体酮 200~300mg/d 或醋酸甲羟孕酮 4~6mg/d，于月经或撤退性出血的第 14 天起，使用 12~14 天。

2) 宫腔内放置：LNG-IUS 尤其适合于有子宫内膜增生、月经量过多或有避孕需求的患者。

(2) 单雌激素补充方案：适用于子宫已切除的妇女，可以连续应用。对于 POI 或 40 岁以前手术绝经者可适当加大雌激素用量。

1) 口服：戊酸雌二醇 0.5~2mg/d，或 17β-雌二醇 1~2mg/d，或结合雌激素 0.3~0.625mg/d。

2) 经皮：雌二醇缓释皮贴 1/2~1 帖/周；或雌二醇凝胶每天 0.5~1.0 计量尺，涂抹于手臂、大腿、臀部等处皮肤（避开乳房和会阴）。

(3) 雌激素、孕激素序贯方案：适用于有完整子宫、更年期或绝经后仍希望有月经样出血的妇女。

1) 连续序贯：在治疗过程中每天均用药。

Ⅰ. 连续用口服或经皮雌激素 28 天，后 14 天加用孕激素。

Ⅱ. 连续序贯复合制剂：雌二醇/雌二醇地屈孕酮片（1mg/10mg 或 2mg/10mg），每日一次，顺序应用，共 28 天。

2) 周期序贯：在治疗过程每周期有 3~7 天不用任何药物。

Ⅰ. 连续用口服或经皮雌激素 21~25 天，后 10~14 天加用孕激素，然后停药 7 天，再开始下一个治疗周期：雌激素可选用戊酸雌二醇、17β-雌二醇、结合雌激素；孕激素可选用地屈孕酮、微粒化黄体酮。

Ⅱ. 周期序贯复合制剂：戊酸雌二醇片/雌二醇环丙孕酮片，月经第 5 天起每天 1 片，连用 21 天，停药 7 天再用下一盒。

(4) 雌、孕激素连续联合方案：适用于有完整子宫、绝经后不希望有月经样出血的妇女。也适用于有复发风险的已行子宫及双侧附件切除后的严重子宫内膜异位症患者。

1) 每日雌激素（口服或经皮）加孕激素，连续给药。

2) 复方制剂如雌二醇/屈螺酮片：每日 1 片，连续给药。

(5) 替勃龙：1.25~2.5mg/d，连续应用。

(6) 阴道局部雌激素的应用：可使用雌三醇乳膏、普罗雌烯阴道胶囊或霜、结合雌激素软膏，每日 1 次，连续使用 2 周，症状缓解后改为每周 1~2 次。有子宫的绝经后女性，短期（3~6 个月）局部应用低剂量雌激素治疗生殖泌尿道萎缩时，不需要加用孕激素，但缺乏超过 1 年使用的安全性数据，长期使用者应监测子宫内膜。

7. 药物剂量 剂量的选择遵循治疗规范，严格掌握治疗的适应证和禁忌证，兼顾有效性和安全性。应结合患者的年龄、绝经年限、个人情况具体选择恰当的剂量。强调个体化用药，在综合考虑绝经期具体症状、治疗目的和风险的前提下，选择能达到治疗目的的最低有效剂量。关于剂量大小的定义是基于雌激素的剂量。一般认为口服 0.625mg/d 结合雌激素或与之相当称为标准剂量激素补充治疗（hormone replacement therapy，HRT），小于该剂量就称为小剂量，还有一些研究提出极小剂量的概念，相当于标准剂量的 1/4。全身用药时，所用天然雌二醇、雌酮类雌激素的剂量已达到血雌二醇在早、中卵泡期水平，为 50pg/ml 左右。在序贯方案中，孕激素剂量原则上以可将内膜转化为分泌相为准，每月 10~14 天，微粒化黄体酮 200~300mg/d；地屈孕酮 10~30mg/d；在连续联合方案中，每日剂量为上述的 1/2~1/3。

对于特殊情况的患者，主要是慎用症的患者，更应考虑剂量的影响，对于子宫内膜异位症、子宫肌瘤患者，选择小剂量更佳。由于 POI 患者更早出现雌激素缺乏，低雌激素相关问题如骨质疏松、心血管疾病、泌尿生殖道健康问题及认知功能减退风险更大。目前国际上均认同除非有绝对禁忌，否则 POI 患者均应接受雌激素治疗，年轻 POI 患者应补充较大剂量雌激素（如口服 17β-雌二醇 2mg/d、结合雌激素 1.25mg/d，经皮 75~100μg/d）。

8. **启用时机**　MHT 治疗的启动时机决定了其作用效应。女性健康启动项目（Women's Health Initiative，WHI）研究资料显示，如果绝经超过 10 年后开始雌激素治疗，不能降低冠心病的发生风险，而绝经 20 年以后再开始 MHT 则会增加冠心病的发生风险。绝经后近期开始激素治疗可以减缓动脉粥样硬化的进程。有关 MHT 治疗对神经系统的影响也有类似对心血管系统影响的年龄相关性。基于以上 MHT 对心血管系统和神经系统影响的研究结果，国际绝经学会和我国专家共识都赞同以下观点：从开始出现绝经相关症状到绝经后 10 年内或 60 岁以下，进行激素补充治疗，不仅可以缓解绝经症状、预防骨质疏松，更重要的是早期激素治疗还将同时带来对心血管系统和神经系统的长期益处。推荐在卵巢功能衰退后尽早启动激素补充治疗。对于 POI 患者，只要无禁忌证，建议行 MHT。

（二）中成药治疗

根据《中成药治疗更年期综合征临床应用指南（2020 年）》，共有 6 个中成药最终形成推荐意见。该 6 个中成药主要针对肾阴虚证及肾阴阳两虚证两个证型。

1. **坤泰胶囊**　单独使用坤泰胶囊用于治疗更年期综合征（climacteric syndrome，CLS）轻-中度患者。适应证：潮热、烦躁易怒、失眠心悸、头晕耳鸣、阴道干涩、性交困难等，证属肾阴虚证者。

坤泰胶囊联合激素类药物有协同效应，建议用于 CLS 属于中-重度的患者，而见潮热、烦躁易怒、失眠心悸、头晕耳鸣、阴道干涩、性交困难为主要症状，证属肾阴虚证者。

用法用量：口服，4 粒/次，每日 3 次，疗程 3 个月。

安全性：目前临床安全性证据未提示严重不良反应，单用坤泰胶囊治疗的患者异常阴道出血发生率、乳房胀痛发生率及胃肠反应发生率均低于激素组。

2. **灵莲花颗粒**　单独使用灵莲花颗粒用于治疗 CLS 轻-中度患者，出现以失眠为主，伴潮热、烦躁等主要症状，证属肾阴虚者。

用法：口服，1 袋/次，每日 2 次，疗程 3 个月。

安全性：目前临床安全性证据未提示严重不良反应。不适用于怕冷、四肢发凉、容易悲伤哭泣的患者。

3. **坤宝丸**　单独使用坤宝丸用于治疗 CLS 轻-中度患者，建议用于以失眠为主，伴有潮热等主要症状，证属肾阴虚证者。

坤宝丸联合激素类药物有协同效应，建议用于 CLS 中-重度患者，出现以失眠为主，伴潮热等主要症状，证属肾阴虚证者。

用法：口服，50 粒/次，每日 2 次，疗程 3 个月。

安全性：目前临床安全性证据未提示严重不良反应，单用坤宝丸治疗其患者乳房胀痛、胃肠反应发生率与激素相当。不适用于头面水肿、怕冷、大便稀烂的患者，感冒期间停用。

4. **地贞颗粒** 单独使用地贞颗粒用于治疗CLS轻-中度患者，而见潮热、手足心热，伴烦躁易怒等主要症状，证属肾阴虚证者。

用法：温开水冲服，1袋/次，每日3次，疗程3~6个月。

安全性：安全性证据文献中未见描述，临床医师在使用时需注意观察患者实际用药安全性。不适用于尿频、夜尿多、怕冷、大便稀烂的患者。

5. **更年安胶囊** 单独使用更年安胶囊用于治疗CLS轻-中度患者，而见潮热为主要症状，证属肾阴虚证者。

用法：口服，3粒/次，每日3次，疗程3个月。

安全性：文献中提示更年安胶囊用药期间及用药后未见明显不良反应，临床医师在使用时仍需注意观察患者实际用药安全性。不适用于四肢发凉、大便稀烂的患者。

6. **佳蓉片** 单独使用佳蓉片用于治疗CLS轻-中度患者，见时而潮热，时而怕冷为主要症状，证属肾阴阳两虚者。

用法：口服，4~5片/次，每日3次，疗程3个月。

安全性：安全性证据文献中尚无具体描述，临床医师在使用时需注意观察患者实际用药安全性。不适用于大便干燥、口腔溃疡的患者。

（三）植物药治疗

植物药是经过物理、化学提取分离过程，定向获取和浓集植物中的某一种或多种有效成分，配制而成的药物。与中成药相比，现代植物药：①至少知道一种或一类有效成分；②有明确的定量指标；③有效成分被高度浓集；④有害成分和杂质大部分被去除，安全性高；⑤药理、药效、安全性等采用现代评价体系。与化学药物相比，现代植物药是混合物，而不是单体。植物药的代表为黑升麻（莉芙敏）。黑升麻又称总状升麻，是一种生长在北美东部和中部的毛茛科毛茛属植物。用药部分为根和茎。美洲的印第安土著居民很早就用黑升麻来治疗月经失调、更年期综合征等妇科疾病。黑升麻在1820年就被载入《美国药典》，该植物药在美国用于治疗围绝经期综合征已有100多年的历史，在美国还作为一种食物添加剂使用。黑升麻在德国是一种非处方药，在欧洲已成为应用最为广泛的治疗围绝经期综合征的草药。黑升麻的具体成分极其复杂，目前使用的是异丙醇或乙醇提取物，其主要成分有三萜皂苷、植物甾醇、异阿魏酸、蜂斗菜酸、咖啡酸、水杨酸、鞣酸、长链脂肪酸等，最主要的活性成分是三萜皂苷。近些年来，以循证医学为导向的关于黑升麻有效性和安全性的研究使得人们对黑升麻这种植物药有了更为深入的了解，同时也有利于人们更好地使用这种药物治疗围绝经期相关症状。目前黑升麻已经广泛用于围绝经期相关症状的治疗，包括潮热出汗、失眠、抑郁、情绪波动、皮肤感觉异常等，并能预防绝经后妇女的骨质疏松，尤其适用于存在激素治疗禁忌证或者不愿意接受激素治疗的女性。目前的研究结果均提示短期应用黑升麻的有效性和安全性。但是其对围绝经期综合征的作用机制以及长期用药的有效性和安全性尚缺乏相应的临床资料。随着临床研究的深入，相信黑升麻的作用机制和远期治疗效果也会不断地为人们所知。

（四）植物雌激素

植物雌激素（phytoestrogen，PE）属有雌激素活性的植物化合物，即由植物提取的雌激素。

已发现自然界有300多种植物含雌激素。该类激素疗效尚存在争议，且缺乏长期的安全性研究数据。其潜在的副作用包括轻微胃肠道不适，过敏反应，异黄酮潜在甲状腺毒性导致甲状腺功能减退；对子宫内膜癌及乳腺癌的影响也颇受关注，大部分研究认为其能降低乳腺癌和子宫内膜癌的发生，但也有相反的报道；一项研究对PE强心苷和乳腺癌风险之间的关联进行了观察，系统综述和meta分析表明使用强心苷使乳腺癌风险增加了34%，但不清楚这种关联是否反映因果关系。

（五）绝经相关骨质疏松的非激素药物治疗

骨质疏松症防治的目标是预防骨折。对于有脆性骨折的患者或T值≤-2.5（骨质疏松症）或-2.5<T值<-1.0（骨量减少）的患者，或是存在其他骨折危险因素的患者，均应给予治疗，有部分骨量减少的患者也可发生骨折。常用药物包括钙和维生素D、双膦酸盐制剂、选择性雌激素受体调节剂、1,25-二羟维生素D_3［1,25-$(OH)_2D_3$］、降钙素、甲状旁腺激素等。所有骨质疏松治疗药物均应在医生指导下服用。

（林元、黄小琛、连成瑛、熊秀梅）

参考文献

1. 谢幸，孔北华，段涛．妇产科学［M］．9版．北京：人民卫生出版社，2018.
2. KIM MJ，YIM G，PARK HY. Vasomotor and physical menopausal symptoms are associated with sleep quality［J］. PLoS One，2018，13（2）：e0192934.
3. 徐娜，邓广杰，李春玉．中年女性围绝经期症状及影响因素的研究现状分析［J］．中外女性健康研究，2019（2）：15-16.
4. DIENI CV，SULLIVAN JA，FARALLI M，et al. 17 beta-estradiol synthesis modulates cerebellar dependent motor memory formation in adult male rats［J］. Neurobiol Learn Mem，2018，155：276-286.
5. 赵玲娟，孔祥茹，王凯，等．雌激素与围绝经期记忆力减退的相关性研究进展［J］．解放军医药杂志，2021，33（8）：109-112.
6. 苏健婷，韦再华，高燕琳，等．2010年北京市抑郁症疾病负担研究［J］．首都公共卫生，2018，12（1）：34-36.
7. 郑晓英，陈媛，庄新杰，等．绝经生殖泌尿综合征临床诊疗专家共识［J］．中华妇产科杂志，2020，55（10）：659-666.
8. 中华医学会妇产科学分会绝经学组．绝经管理与绝经激素治疗中国指南（2018）［J］．中华妇产科杂志，2018，53（11）：729-739.
9. FAUBION SS，LARKIN LC，STUENKEL CA，et al. Management of genitourinary syndrome of menopause in women with or at high risk for breast cancer：consensus recommendations from the North American Menopause Society and the International Society for the Study of Women's Sexual Health［J］. Menopause，2018，25（6）：596-608.
10. 牟利民，张文豪，陈万吉，等．雌激素及雌激素受体与骨关节炎的相关性研究进展［J］．浙江医学，2021，43（24）：2721-2724.
11. 中华医学会健康管理学分会，中国营养学会临床营养分会，全国卫生产业企业管理协会医学营养产业分会，等．超重或肥胖人群体重管理流程的专家共识（2021年）［J］．中华健康管理学杂志，2021，15（4）：317-322.
12. SILVESTRI R，ARICÒ I，BONANNI E，et al. Italian Association of Sleep Medicine（AIMS）position statement and guideline on the treatment of menopausal sleep disorders［J］. Maturitas，2019，129：30-39.

13. 陈蓉，彭雅婧．《中国绝经管理与绝经激素治疗指南（2018）》在临床的实践[J]. 中国实用妇科与产科杂志，2020，36（3）：202-205.
14. 中国老年学和老年医学学会骨质疏松分会妇产科专家委员会与围绝经期骨质疏松防控培训部．围绝经期和绝经后妇女骨质疏松防治专家共识[J]. 中国临床医生杂志，2020，48（8）：903-908.
15.《中成药治疗优势病种临床应用指南》标准化项目组．中成药治疗更年期综合征临床应用指南（2020年）[J]. 中国中西医结合杂志，2021，41（4）：418-426.

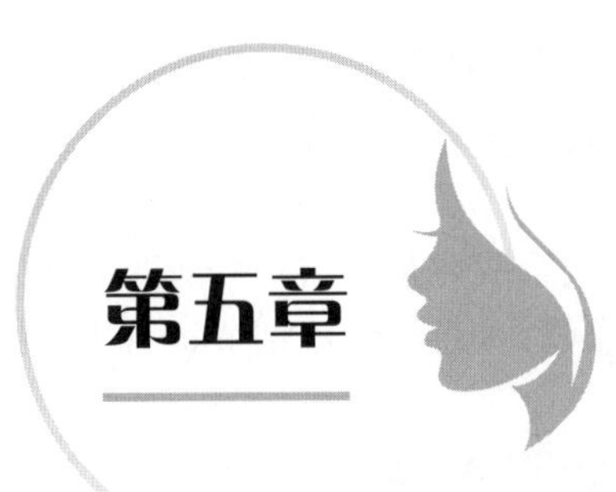

第五章 更年期相关疾病的简要诊治

第一节 宫内占位

一、概述

更年期是女性一生中的必经阶段，是一个特殊的生理时期。1994年WHO将其命名为“围绝经期”，指从卵巢功能开始衰退直至绝经后1年以内的时间。更年期女性由于体内雌激素水平的下降，会从生理、心理出现各种不适而导致慢性疾病的风险增加，影响女性的生活质量。因此，“更年期不是病，但更年期要防病”，定期健康体检至关重要，积极预防卵巢功能衰退而引起的相关疾病，是提高女性生活质量的重要基础。

在众多的检查项目中，子宫内膜的监测是更年期女性定期检查中一项重要的指标。超声检查简单、方便，而且无创，因此是目前最常用的一种监测子宫内膜的方法。常规超声检查提示的子宫内膜厚度及宫腔状态有助于子宫内膜病变的诊断，但并不能完全反映内膜的性质，必要时需完善宫腔镜检查。本节主要阐述更年期女性检查提示出现宫腔占位的各种情况。

二、疾病分布及病因

宫腔占位指的是宫腔内良性和恶性病变。

1. 良性病变 更年期女性出现宫腔良性病变较常见，包括子宫内膜息肉、子宫黏膜下肌瘤、子宫内膜息肉样腺肌瘤等疾病。子宫内膜息肉最为常见。

(1) 子宫内膜息肉目前病因不清，考虑多是由局部子宫内膜腺体及间质过度生长形成的，可单发或多发，有蒂或无蒂，与雌激素、炎症刺激等因素有关。由于围绝经期女性雌激素水平降低，雌、孕激素受体的改变与息肉的形成可能存在相关性。肥胖、晚绝经及使用他莫昔芬是女性易患子宫内膜息肉的高危因素。高血压是息肉恶变的危险因素。围绝经期患者中,MHT 对息肉形成的影响并不清楚,学者们对二者关系的研究仍具有争议。

(2) 黏膜下肌瘤是凸向子宫腔内生长的一种子宫肌瘤,表面为内膜覆盖,增加了子宫内膜面积,且子宫黏膜下肌瘤易形成蒂,引起子宫收缩。

(3) 子宫内膜息肉样腺肌瘤(腺肌瘤样息肉)是一种少见的宫腔内良性占位性病变,主要发生在绝经前育龄期女性。该疾病最常累及子宫下段或宫颈管,呈息肉状或结节状,有时可脱出宫颈外口。

2. **恶性疾病** 如子宫内膜癌、子宫肉瘤等恶性肿瘤,生长迅速。其中子宫内膜癌最为常见,为女性三大恶性肿瘤之一。

(1) 子宫内膜癌(endometrial carcinoma)病变发生在子宫内膜,是一种上皮性恶性肿瘤,病理类型分为内膜样腺癌、腺癌伴鳞状上皮分化、浆液性癌、黏液性癌及透明细胞癌五种。内膜样腺癌占子宫内膜癌的 80%~90%,最为常见。子宫内膜癌的发病原因尚不十分清楚。子宫内膜癌包括Ⅰ型和Ⅱ型。Ⅰ型子宫内膜癌是雌激素依赖型,较常见于肥胖、高血压、糖尿病、不孕或不育的患者。Ⅱ型子宫内膜癌是非激素依赖型,多见于老年体瘦患者。

(2) 子宫肉瘤(uterine sarcoma)较少见,是来源于子宫肌层、肌层内结缔组织和内膜间质的一种恶性肿瘤,大多数预后极差。

(3) 子宫内膜息肉(endometrial polyp)的癌变率为 0.5%~3%。高龄、绝经后、肥胖、糖尿病、息肉体积逐渐增大以及应用他莫昔芬是子宫内膜息肉恶变的高危因素。

3. **其他** 炎症感染性疾病如宫腔积脓、子宫内有残留物等也可导致宫腔占位。老年人子宫内膜薄,对感染抵抗力差,容易出现子宫内膜炎,一旦宫颈出现粘连,继发宫腔内感染,就易出现宫腔积脓。极少数女性也会出现节育环嵌顿、节育环断裂等情况。

三、临床表现

1. 症状

(1) 良性病变:单发或直径<1cm 的子宫内膜息肉一般无症状,通常在体检时发现。多发息肉或黏膜下肌瘤的患者常表现为经量增多,经期延长,月经间期出血等。如息肉脱出至宫颈口易出现感染及坏死,引起阴道不规则出血及阴道排液。绝经后子宫内膜息肉或黏膜下肌瘤的患者常表现为绝经后阴道出血或阴道流液。

(2) 恶性病变:未绝经患者一般会出现月经紊乱、经期延长、经量增多等情况。绝经后患者通常临床症状为绝经后阴道流血或阴道流液。阴道流液情况一般多为血性液体或浆液性分泌物,也有患者感染后出现脓血性分泌物。部分患者可伴有下腹胀痛、隐痛,晚期压迫周围组织会出现腰骶部疼痛,伴随贫血、恶病质等症状。

2. **体征** 早期患者妇科查体无阳性体征。如息肉或黏膜下肌瘤脱出到宫颈口外,可在妇科检查时发现色红、质软、舌样肿物,根蒂在宫腔内。恶性病变患者,晚期可触及增大的子宫,伴感染者压痛明显,恶性肿瘤浸润周围组织时,宫旁可及不规则结节状物。

四、诊断

1. **病史及临床表现** 对于更年期月经紊乱、阴道不规则流血、绝经后阴道流血的患者,均应先排除子宫内膜恶性肿瘤,再按良性疾病处理。

(1) 详细询问患者的既往月经情况及此次发病情况,包括时间、血量、持续时间、出血性质、流血前有无停经等；以及近期是否有发病诱因，如精神紧张等。

(2) 既往患者的孕产史、目前采用的避孕措施、激素类药物的使用史，如是否服用口服避孕药、抗凝药、宫内节育器等，以及相关的宫腔操作史等。

(3) 了解患者是否有肝病、血液病、高血压、代谢性疾病等相关疾病史。

2. **体格检查**　检查有无贫血、甲状腺功能减退症、甲状腺功能亢进症、多囊卵巢综合征及出血性疾病的阳性体征；妇科检查是否有明显的阳性体征，排除宫颈相关疾病，注意出血是否来自宫颈管内。

3. **影像学检查**　经阴道超声是最常用的一种影像学检查方法。可以了解子宫大小、子宫内膜厚度、血流及回声等情况，以明确是否存在宫腔占位病变、其他生殖道器质性病变以及宫腔内是否存在异物等。子宫内膜息肉在超声下表现为边界清楚的高回声结节，但对于较小的息肉缺乏特异性，只能显示内膜增厚或不均质回声。超声是诊断子宫肌瘤的常用方法，具有较高的灵敏度和特异度。MRI 可对肌瘤的大小、位置及数量进行准确辨别，因此，是超声的重要补充检查方法。对于彩超提示子宫恶性肿瘤的疾病，MRI、CT 以及 PET/CT 检查等多用于治疗前的评估。

4. **诊断性刮宫**　诊断性刮宫是获取子宫内膜的经典方法。对不规则阴道出血或子宫内膜增厚者考虑应用诊断性刮宫进行诊断，如考虑子宫内膜癌的患者，可采用诊断性刮宫术。但由于诊断性刮宫为盲目性的，因此，会存在漏诊或误诊的情况。如小息肉、息肉根蒂粗或病变位于输卵管开口处，均不易被刮到。

5. **宫腔镜检查**　与诊断性刮宫相比，宫腔镜检查在获取内膜标本的准确性及灵敏度方面显示出优势。宫腔镜检查可清晰地直视整个宫腔，可见内膜的厚度、形态、血运及宫腔占位的情况，且能观察到其他检查无法发现的细微病变，因此，对怀疑有宫腔占位的患者，均应进行宫腔镜检查，尤其是怀疑子宫内膜恶性肿瘤的患者，直接行占位病变的定位取材，可有效提高诊断的准确率，减少漏诊。

五、鉴别诊断

怀疑宫腔占位的各种疾病应进行相互鉴别。对怀疑有宫腔占位的疾病可用超声进行初步判断，而对子宫内膜息肉、子宫黏膜下肌瘤、子宫内膜恶性肿瘤、怀疑宫腔节育环嵌顿、节育环下移等疾病可采用宫腔镜进行进一步诊断。宫腔镜下病理准确取材并送病理检查才能确诊。但对于怀疑宫腔积脓的患者，建议在积极有效抗感染治疗的前提下行宫腔镜检查明确诊断。

六、治疗

1. **非手术治疗**　对于更年期怀疑有宫腔占位的患者仍主张积极宫腔镜手术探查。非手术治疗的选择一般多由于：①患者不适合手术；②术前预处理；③术后预防复发的后续治疗。

2. **手术治疗**　对于更年期宫腔良性占位的患者，均应行宫腔镜手术探查，以排除恶性肿瘤。

根据子宫黏膜下肌瘤的位置，必要时术前辅助 MRI 检查，判断肌瘤的位置、大小及凸向宫腔的情况，0、Ⅰ、Ⅱ型肌瘤可选择宫腔镜手术。当肌瘤结节较大，宫腔镜难以完全切除时，可考虑术前预处理，首先给予药物治疗，待肌瘤缩小后，再行手术治疗。如患者为多发性子宫肌瘤，则需结合患者的年龄、症状及生育要求，视情况行子宫全切除术。

对于更年期宫腔恶性占位的患者，主要治疗方法包括手术、放疗及药物治疗。

对于内膜癌患者通常施行手术治疗。对于肿瘤局限于子宫体的患者，应行全面的分期手术，包括筋膜外全子宫+双侧附件切除术。对具有可疑淋巴结转移或特殊病理类型等高危因素的患者要进行盆腔淋巴结切除及腹主动脉旁淋巴结取样。目前最新的研究表明，前哨淋巴结定位切除可替代系统性的淋巴结清扫；对于有宫颈间质浸润的患者，可进行全子宫切除或广泛性子宫切除为基础的分期手术；对于病变超出子宫的患者，应个体化制订治疗方案，可行肿瘤细胞减灭术、放化疗辅助治疗。对于子宫肉瘤患者，Ⅰ期和Ⅱ期行全子宫及双侧附件切除术；Ⅲ期和Ⅳ期患者应考虑手术、放疗和化疗综合治疗。

宫腔良性占位患者，如行保留子宫手术，术后需定期复查，有复发的可能；恶性肿瘤患者，预后与病理类型、恶性程度、分期等密切相关，复发率高，预后差。

治疗后均需定期随访。随访内容包括询问病史、盆腔检查、影像学检查等。恶性肿瘤患者需另行血清糖类抗原（carbohydrate antigen，CA）125 检测，必要时 CT 及 MRI 检测。一般术后每 3 个月随访 1 次，持续 3 年，之后每 6 个月随访 1 次，持续 2 年，之后每年随访 1 次。

第二节 盆腔肿物

一、概述

目前我国老龄化速度迅猛增长，围绝经期女性大部分有着保守的健康观念，尤其是对于女性生殖系统疾病不愿意就医。且围绝经期知识普及率低，很多女性对于盆腔病变的关注及了解少之又少，严重阻碍了疾病的发现与治疗。盆腔病变以盆腔肿物为主要问题，大部分的盆腔肿物为女性生殖系统来源，也有部分盆腔肿物为非女性生殖系统来源，如胃肠道病变、泌尿系统病变及腹膜后病变，围绝经期女性盆腔肿物发生恶性肿瘤的风险也较其他年龄段明显增高，因此应引起足够的重视。本节主要归纳总结围绝经期女性的盆腔肿物。

二、病因

围绝经期女性容易发生盆腔肿物可能因为存在如下因素。

1. **围绝经期女性内分泌的特点** 女性的卵巢是由大脑的内分泌器官——脑垂体控制和调节的。在围绝经期，女性卵巢功能开始逐渐下降，脑垂体的调节功能会出现暂时性亢进，当进入绝经期后，卵巢可能只单一分泌一种激素即雌激素。目前，还不能完全肯定雌激素一定会在人体内诱发肿瘤，但有文献提出在没有黄体酮的情况下，雌激素能诱发子宫和乳腺肿瘤的发生及快速生长，因此考虑是围绝经期女性更容易诱发肿物的因素之一。

2. **年龄因素** 随着年龄的不断增长，各器官肿瘤的发生率相应增高。此现象可能与各器官的组织细胞不规律生长和老年人的新陈代谢缓慢有关，因此可发展成肿瘤；同时围绝经期阶段一些良性肿瘤的体积也逐渐增长。这就解释了为什么常见的一些盆腔肿物要到围绝经期及绝经后期才被发现。

三、分类

女性生殖器官是肿瘤的好发部位，从子宫到卵巢、输卵管都可发生不同类型的肿瘤，有数十种之多。围绝经期女性正是这些肿瘤的好发人群，常见的盆腔肿物有卵巢肿瘤、输卵管肿瘤、子宫肌瘤、子宫肉瘤、子宫内膜癌晚期、盆腔脓肿、盆腔结核，外科疾病如结直肠癌、尿潴留、腹膜后肿瘤、转移性肿瘤等。与妇科相关的常见的盆腔肿物：卵巢肿瘤、输卵管肿瘤、子宫内膜癌晚期、子宫肉瘤、子宫肌瘤、输卵管癌、子宫颈癌晚期等。根据盆腔肿物的性质分为良性、恶性；根据肿瘤内成分分为囊性、实性、囊实性；根据部位分为腹腔内、腹膜后。此外还可以分为生理性、赘生性等。

四、临床表现

女性盆腔肿瘤依其性质与生长部位的不同可以有多种表现，临床表现归纳如下。

1. **盆腔肿物**　是最常见的主诉。盆腔较大肿物可于腹部触及，相对较小的肿物时常于早起平卧憋尿时可触及。可因腹胀、腹痛、排尿或排便改变等症状于医院就诊，行彩超或 CT 检查时被发现，或者正常体检的时候发现盆腔肿物，盆腔肿物较小时局限于盆腔局部生长，如肿物继续增大则会进入腹腔，同时出现相应的压迫症状。

2. **月经改变**　月经改变是子宫肌瘤的最常见的典型症状。月经改变常为经量增多，月经周期缩短，经期延长。

3. **不规则阴道出血**　围绝经期女性出现长期持续性阴道出血，首先应考虑女性生殖道肿瘤的可能，如子宫颈癌、子宫内膜癌，亦可能为无排卵障碍性子宫出血。如绝经多年后出现阴道流血，流血性质为持续不断或反复阴道出血，应考虑子宫内膜癌。阴道不规则出血，同时有白带异常或脓性分泌物，需警惕晚期宫颈癌、子宫内膜癌或黏膜下子宫肌瘤伴感染。间断性出现阴道排血水应考虑输卵管癌的可能。

4. **下腹痛**　腹痛性质较为缓慢，逐渐加重者常见疾病为生殖器炎症或恶性肿瘤逐渐增大引起；腹痛性质较剧烈并呈撕裂样痛，应考虑卵巢囊肿破裂或卵巢肿物蒂扭转；下腹部正中部位出现疼痛多为子宫疼痛；如果卵巢囊肿破裂，瘤内容物流入腹腔，可刺激腹膜引起整个下腹疼痛甚至全腹疼痛，伴有恶心、呕吐。

五、诊断

1. **盆腔超声检查**　是围绝经期女性诊断盆腔肿物最常使用的检查方法，部分围绝经期女性不愿接受妇科检查，且该年龄段女性易肥胖，妇科检查结果往往不满意，因此超声检查就显得尤为重要。超声可清楚检查到盆腔肿物的部位、大小、形态，盆腔肿物可能的来源及性质，并可通过测定血流阻力指数（resistance index，RI）和搏动指数（pulsatility index，PI）初步判断其盆腔肿物的性质。如盆腔肿物为恶性，则超声显示为丰富的新生血管生成及吻合交通支，因此，血流 RI 相对减小。

2. CT　与盆腔超声相比，CT 分辨率高，可对肿瘤进行精确“定位”。可通过 CT 增强扫描后的三维重建血管来观察肿块的血管供血情况，能够准确判断肿物的大小、性质、肿物来源及盆腔肿物与邻近组织脏器的关系，盆腔肿物恶性者可判断是否侵犯邻近脏器，对于妇科盆腔肿物的诊断来说具有良好的应用价值。

3. MRI 具备良好的信号识别梯度，尤其对于软组织、微小病变（直径小于 1cm）分辨率高，特异度高达 96%，除了提供解剖信息外，MRI 还可用于通过弥散加权成像（diffusion weighted imaging，DWI）、动态对比增强（dynamic contrast-enhanced，DCE）和磁共振波谱（magnetic resonance spectroscopy，MRS）进行功能成像，目前已广泛应用于临床。

4. PET/CT PET/CT 主要利用不同肿瘤葡萄糖代谢高低不同的原理对盆腔肿物的性质进行诊断与鉴别诊断，与 CT 和 MRI 相比，PET/CT 具有较高的准确率，灵敏度、特异度均高于其他检查，可对盆腔肿物进行精确的解剖定位。

5. **肿瘤标志物** 也是较为常见的检查之一，肿瘤标志物是指由肿瘤细胞本身异常表达或与肿瘤相关的组织产生，可以从患者体液或者组织中检测出的生物活性物质。检测肿瘤标志物的意义主要在于对肿瘤良恶性的诊断、治疗后疗效评估及复发有一定作用。目前，临床上用于卵巢肿瘤的肿瘤标志物主要有 CA125、人附睾蛋白 4（human epididymis protein 4，HE4）、CA19-9、甲胎蛋白（alpha fetoprotein，AFP）、癌胚抗原（carcinoembryonic antigen，CEA）等。

六、鉴别诊断

1. **胃肠道肿物** 原发性胃肠道肿瘤，如癌组织侵及浆膜层，癌细胞可自浆膜层破裂脱落进入腹腔成为腹腔内的游离细胞，当游离癌细胞进入腹腔发生种植时，则肛门与子宫之间可触及直肠前壁的肠腔外肿块。结肠癌肿块位于一侧下腹部，呈条块状，常有便血史。

2. **泌尿系统肿物** 充盈膀胱：肿物位于下腹正中、耻骨联合上方，呈囊性，表面光滑，不活动，触之有尿意，导尿后囊性肿块消失。异位肾：通常无自觉症状，一般于检查时发现，先天性异位肾多位于髂窝部或盆腔内，形状类似肾，但略小。

3. **腹膜后肿物** 位于腹膜后的肿物常为肿瘤或脓肿，可为实性或囊性，如盆腔肿物位于直肠和阴道后方，与后腹壁固定不活动，多为实性，以肉瘤最常见，盆腔肿物也为囊性，如畸胎瘤、脓肿等。

4. **腹壁肿物** 腹壁血肿或脓肿，位于腹壁内，与子宫不相连，患者有腹部手术或外伤史，患者仰卧位时，如仅抬起患者头部使腹肌紧张时肿物更明显，多为腹壁肿物。

七、治疗

治疗方案依据盆腔肿物性质来确定。若考虑为良性，则依据发生的部位进行治疗，如子宫肌瘤，肌瘤小于 5cm 时可进行观察；如有症状及体征或子宫肌瘤逐渐增大的患者建议行全子宫切除，绝经后女性建议同时切除双侧附件。由于卵巢肿物中恶性肿瘤发生率明显偏高，治疗以手术切除为主；单纯性的卵巢肿物，如血清 CA125 正常水平、肿物直径<5cm、单房、附壁无乳头和实性成分，因其恶性可能性小，50% 可自行消失，可严密随访观察。随访过程中若发现卵巢肿物逐渐增大或内部回声改变、腹水及 CA125 明显升高，应行手术治疗，手术可选择开腹或腹腔镜，术中送快速冰冻切片病理检查，如为恶性应按恶性肿瘤标准处理。针对 *BRCA1*/*BRCA2* 和错配修复基因突变患者，必要时可行预防性输卵管-卵巢切除术（risk-reducing salpingo-oophorectomy，RRSO）；对于其他明确诊断的肿瘤如子宫内膜癌、输卵管癌、子宫肉瘤则按美国国立综合癌症网络（National Comprehensive Cancer Network，NCCN）指南进行治疗。

第三节　绝经后出血

一、概述

绝经后出血(postmenopausal bleeding,PMB)是指绝经1年以后的阴道出血,是老年妇女常见的临床症状之一。随着人口老龄化趋势以及老年医学的发展、对绝经后女性关注度的提高,PMB已经成为现代围绝经医学的重要研究课题。由于有相当一部分PMB与老年妇女生殖系统恶性肿瘤有关,所以过去一直认为PMB是癌症的征兆。目前随着医学科学技术的进展,诊断手段的进步,由生殖器官良性疾病引起的PMB已经成为主要原因。PMB多源于子宫腔、子宫颈病变,少数来源于卵巢、输卵管病变。

二、分类

1. **良性疾病**　包括宫颈息肉、宫颈上皮内瘤变、子宫/宫颈黏膜下肌瘤等。
2. **非器质性病变**　包括子宫内膜炎、萎缩性阴道炎、功能性子宫出血等。
3. **恶性肿瘤**　子宫内膜恶性肿瘤、宫颈恶性肿瘤、输卵管-卵巢恶性肿瘤等。

三、病因

1. **子宫内膜恶性肿瘤**
2. **宫颈恶性肿瘤**
3. **外阴/阴道恶性肿瘤**
4. **卵巢性索间质肿瘤**　如颗粒细胞瘤、卵泡膜细胞瘤。
5. **输卵管恶性肿瘤**
6. **宫颈息肉**
7. **子宫内膜炎**　如宫腔积液、宫腔积脓、宫内节育器。
8. **萎缩性阴道炎**
9. **宫颈上皮内瘤变**
10. **子宫内膜增生**　如单纯型增生、复杂型增生及不典型增生。
11. **无排卵性功能失调性子宫出血**
12. **子宫内膜息肉**
13. **子宫/宫颈黏膜下肌瘤**

四、临床表现

1. 症状

(1) 不规则阴道流血或接触性出血:一般为鲜红色,量一般不多,亦可为血丝或分泌物混血。如子宫颈、子宫内膜等恶性肿瘤病灶较大、侵蚀大血管,可引起阴道大量出血。如为功能失调性子宫出血,量、色可同既往月经情况。

(2) 阴道排液:白色或血性,稀薄如水样或米泔样,或浆液性黄水,可伴有腥臭味。

(3) 白带增多:或有水样分泌物,或有脓性白带,伴或不伴有臭味。

(4) 下腹疼痛:可为持续性或间断性,活动或性交后加重,可伴有腰骶部疼痛、下肢肿痛等。

(5) 其他:腹胀或腹部可扪及肿块,腹腔积液及其他消化道症状。可出现尿频、尿急、排尿困难、便秘、气急、心悸等压迫症状。恶性肿瘤晚期可出现贫血、消瘦及恶病质等相应症状。如为炎症,病情严重时可有发热甚至高热、寒战、头痛、食欲缺乏。

2. **体征** 妇科检查或内诊可发现,亦有早期病变妇科检查无异常者。检查可有宫颈举痛或宫体压痛;宫腔积脓患者阴道可见脓性臭味分泌物,宫颈充血水肿,可见脓性分泌物从宫颈口流出。可有子宫增大,盆腔包块,宫颈管或宫颈可见癌组织,触之易出血。萎缩性阴道炎检查可见阴道呈萎缩性改变,黏膜充血,有散在小出血点或点状出血斑,有时见浅表溃疡;阴道壁或外阴恶性肿瘤亦可见肉芽组织、溃疡或癌灶。癌灶浸润盆腔周围组织时,子宫固定、宫旁组织质硬或结节状、形成冰冻骨盆。

五、诊断

1. **病史及症状** 结合妇科检查,有分泌物者可化验分泌物,或进行宫颈病变筛查[液基薄层细胞学检查(thin-prep cytology test,TCT)/HPV]。

2. **影像学检查** 可行B超、CT、MRI、PET/CT等影像学检查。

3. **实验室检查** 根据可疑病因完善血常规、C反应蛋白、降钙素原、血细菌培养、肿瘤标志物、生殖激素等检验。

4. **其他** 根据相关检查结果,必要时可行诊断性刮宫,阴道镜活检,宫腔镜检查及内膜组织活检,介入穿刺取活检,腹水查找瘤细胞,胃镜、肠镜、膀胱镜检查等有助于判断是否有局部或远处转移以及是否为消化系统转移性肿瘤。

六、鉴别诊断

1. **妇科炎症** 当机体存在外阴炎、盆腔炎、子宫内膜炎、宫颈炎等妇科炎症时,在炎症因子的刺激下,阴道黏膜可能会出现充血或出血的情况,进而引发阴道出血,出现绝经后出血现象,还可能伴有局部红肿、外阴瘙痒、白带异常等症状。平时应注意局部卫生,可使用药物进行治疗。

2. **内分泌紊乱** 若绝经时间不长,卵巢中可能还存在一些在发育的卵泡,从而导致子宫内膜增厚,当子宫内膜达到一定厚度时,可能出现阴道出血的情况。

3. **子宫内膜息肉** 由子宫内膜局部过度生长导致的光滑肿物,临床可表现为阴道不规则流血、腹痛、白带异常等症状。宫腔镜检查及病理学检查可明确诊断。

4. **子宫内膜癌** 绝经后阴道出血是子宫内膜癌的主要临床症状,刮宫取内膜做病理学检查可明确诊断。

七、治疗

1. **子宫内膜恶性肿瘤** 主要治疗方法为手术、放疗及药物(化学药物和激素)治疗。手术为首选治疗方案。具体治疗方案可参考子宫内膜癌NCCN治疗指南。

2. **宫颈恶性肿瘤** 根据临床分期、全身情况等综合考虑制订适当的个体化治疗方案。总体原则为采用手术和放疗为主、化疗为辅的综合治疗。具体治疗方案可参考子宫颈癌

NCCN 治疗指南。

3. **外阴/阴道恶性肿瘤**　手术治疗为主，辅以放射治疗及化学药物、免疫治疗等综合治疗。手术治疗强调个体化，在不影响预后的前提下，最大限度缩小手术范围，以保留外阴及阴道的解剖结构，改善患者的生活质量。具体治疗方案可参考外阴恶性肿瘤 NCCN 治疗指南。

4. **卵巢性索间质肿瘤（如颗粒细胞瘤、卵泡膜细胞瘤）**　卵巢肿瘤一经发现，应行手术治疗。良性可考虑行全子宫及双侧附件切除术，恶性具体治疗方案可参考卵巢恶性肿瘤 NCCN 治疗指南。

5. **输卵管恶性肿瘤**　以手术为主，辅以化疗、放疗的综合治疗，处理原则及治疗方案可参考卵巢上皮性癌 NCCN 治疗指南。

6. **宫颈息肉**　可手术予以摘除，恶变率较低，易复发。

7. **子宫内膜炎（如宫腔积液、宫腔积脓、宫内节育器）**　主要为抗感染药物治疗，必要时手术治疗。根据药敏试验结果选择合适的抗生素，初始治疗可根据经验选择抗生素，一般选择广谱抗生素以及联合用药。加强营养，注意休息，治疗期间建议禁止性生活，可同时使用活血化淤、清热解毒的中药治疗。宫腔积液或宫腔积脓者亦可放置宫腔引流管。对于保守及药物控制治疗不满意的患者可行手术治疗，可行全子宫和/或双侧附件切除。如考虑宫内节育器引起者可待炎症好转后取出节育器。

8. **萎缩性阴道炎**　补充雌激素增强阴道抵抗力，抗生素抑制细菌生长。雌激素制剂可局部给药，也可全身给药。

9. **宫颈上皮内瘤变**　①宫颈上皮内瘤变 1 级（cervical intraepithelial neoplasia grade 1，CIN1）：60% 会自然消退，若液基薄层细胞学检查（TCT）为低级别鳞状上皮内病变（low-grade squamous intraepithelial lesion，LSIL）及以下，可仅观察随访。若在随访过程中病变发展或持续存在 2 年，宜进行治疗。若 TCT 检查为高级别鳞状上皮内病变（high-grade squamous intraepithelial lesion，HSIL）应予以治疗，阴道镜检查满意者可采用冷冻和激光等治疗，阴道镜检查不满意或 ECC 阳性者，推荐子宫颈锥切术。②CIN2 和 CIN3：约 20% 的 CIN2 会发展为 CIN3，5% 发展为浸润癌。故所有的 CIN2 和 CIN3 均需要治疗。阴道镜检查满意的 CIN2 可用物理治疗或子宫颈锥切术；阴道镜检查不满意的 CIN2 和所有 CIN3 通常采用子宫颈锥切术，包括宫颈环形电切术（loop electrosurgical excision procedure，LEEP）和冷刀锥切术。经子宫颈锥切确诊、年龄较大、无生育要求、合并有其他手术指征的妇科良性疾病的 CIN3 也可行全子宫切除术。

10. **子宫内膜增生**　单纯型增生发展为子宫内膜腺癌的概率仅约 1%，复杂型增生发展为子宫内膜腺癌的概率约 3%，不典型增生发展为子宫内膜腺癌的概率为 23%。三种类型的内膜增生均可行全子宫切除。如患者拒绝手术，对于单纯型增生和复杂型增生的患者亦可放置左炔诺孕酮宫内节育系统，但需交待清楚保守治疗的风险，并建议 3~6 个月复查超声，必要时宫腔镜检查行内膜活检。

11. **无排卵性功能失调性子宫出血**　以止血、防止子宫内膜病变为治疗原则。可选择刮宫术，可迅速止血，并具有诊断价值，可了解内膜病理，除外恶性病变。亦可给予止血药。如有贫血可口服补血药纠正贫血，必要时输血。出血时间长、贫血严重、抵抗力差，且合并感染的临床征象，可应用抗生素进行抗感染治疗。

12. **子宫内膜息肉** 一经发现建议手术治疗，可行宫腔镜下切除，送检病理检查明确息肉良恶性。

13. **子宫/宫颈黏膜下肌瘤** 无症状者一般不需治疗，每3~6个月随访一次，若出现症状可考虑进一步治疗。有症状者可行手术治疗，可行宫腔镜手术或必要时行全子宫切除，送检病理检查明确肌瘤良恶性。

第四节 异常子宫出血

一、概述

异常子宫出血（abnormal uterine bleeding，AUB）是指育龄期非妊娠妇女出现与正常月经周期的经期出血量、持续时间、频率、规律性中的任何1项不相符，源自子宫腔的异常出血，是妇科常见的症状和体征。AUB是围绝经期的标志性事件，在围绝经期患者的妇科咨询中占70%以上，其中排卵功能障碍是围绝经期女性AUB最常见的原因，故本节主要介绍排卵障碍相关异常子宫出血（abnormal uterine bleeding-ovulatory dysfunction，AUB-O）的诊治。

二、病因及分类

国际妇产科联盟（International Federation of Gynecology and Obstetrics，FIGO）根据病因将AUB分为两大类九个类型，按英语首字母缩写为“PALM-COEIN”，“PALM”存在结构性改变、可采用影像学技术和/或病理学方法明确诊断，而“COEIN”无子宫结构性改变。“PALM”具体包括子宫内膜息肉（polyp）所致的AUB-P、子宫腺肌病（adenomyosis）所致的AUB-A、子宫平滑肌瘤（leiomyoma）所致的AUB-L、子宫内膜恶变和不典型增生（malignaney and hyperplasia）所致的AUB-M。“COEIN”包括：全身凝血相关疾病（coagulopathy）所致的AUB-C、排卵功能障碍（ovulatory dysfunction）所致的AUB-O、子宫内膜局部异常（endometrial）所致的AUB-E、医源性（iatrogenic）所致的AUB-I、未分类（not yet classified）的AUB-N。

根据出血时间，AUB可分为经间期出血、不规则子宫出血、突破性子宫出血。

根据发病的缓急，AUB可分为慢性和急性两类。慢性AUB指近6个月内至少出现3次AUB，无须紧急临床处理，但需要进行规范诊疗的AUB；急性AUB指发生了严重的大出血，需要紧急处理以防进一步失血的AUB，可见于有或者无慢性AUB病史者。

三、临床表现

多表现为月经紊乱，即失去正常周期和出血自限性，出血间隔长短不一，出血量多少不一。

四、诊断

围绝经期AUB的诊断目的是将有结构异常（如恶性肿瘤、肌瘤、息肉、增生等）的AUB患者与无结构异常（如排卵功能障碍、凝血功能异常、医源性因素等）的AUB患者区分开。

1. **病史** 包含出血史（确认出血模式：出血频率、出血量及出血时间等），相关家族史，是否使用影响出血的药物，如华法林、肝素等。

2. **体格检查** 包括妇科检查和全身检查,及时发现相关体征。妇科检查应排除阴道、宫颈及子宫结构异常和器质性病变,确定出血来源。

3. **辅助检查**

(1) 全血细胞计数、凝血功能、甲状腺功能检查。

(2) 尿妊娠试验或血 hCG 检测。

(3) 超声检查:明确子宫内膜厚度、有无宫腔占位性病变及其他生殖道器质性病变等。

(4) 刮宫或子宫内膜活体组织检查:明确子宫内膜病理诊断,且刮宫兼有止血和诊断双重作用。

(5) 宫腔镜检查:可直接观察到宫颈管、子宫内膜的情况,直视下活体组织检查的诊断准确率更高。

五、鉴别诊断

1. **全身性疾病** 如肝功能损害、甲状腺功能亢进或减退等。通过检查血常规、肝功能和甲状腺激素等得以鉴别。

2. **异常妊娠或妊娠并发症** 如流产、异位妊娠、葡萄胎等。

3. **生殖器感染** 如急性或慢性子宫内膜炎、阴道炎等。

4. **生殖道损伤** 如阴道裂伤出血等。

5. **其他** 性激素类药物使用不当、宫内节育器或异物引起的 AUB。

六、治疗

围绝经期 AUB 与其他时期 AUB 的不同:①子宫内膜病变风险增高;②血栓形成风险增大;③患者无生育要求。本阶段的治疗原则:止血、调整周期,减少经量,防治子宫内膜病变,避免再次异常出血和重度贫血。

(一) 药物治疗

药物治疗首选性激素,尽量使用最低有效剂量,根据病情合理调整剂量,严密监测。

1. **止血**

(1) 孕激素内膜脱落法:使持续增生的子宫内膜转化为分泌期,停药后内膜脱落,又称"子宫内膜脱落法"或"药物性刮宫"。适用于血红蛋白 >80g/L、生命体征平稳的患者。用法:地屈孕酮片 10mg,口服,每日 2 次,疗程 10~14 天;微粒化黄体酮 200~300mg,口服,每日 1 次,疗程 10~14 天;黄体酮 20~40mg,肌内注射,每日 1 次,疗程共 3~5 天;醋酸甲羟孕酮 6~10mg,口服,每日 1 次,疗程 10~14 天。

(2) 孕激素内膜萎缩法:高效孕激素可使内膜萎缩从而达到止血目的。炔诺酮治疗出血量较多时,首剂量为 5mg,每 8 小时 1 次,血止后每隔 3 天递减 1/3 量,直至维持量 2.5~5mg/d,至血止后 21 天停药,停药后 3~7 天发生撤药性出血。也可用左炔诺孕酮 1.5~2.25mg/d,血止后按同样原则减量。

(3) 复方短效口服避孕药:目前应用的是第 3 代短效口服避孕药,如去氧孕烯-炔雌醇、孕二烯酮-炔雌醇或复方醋酸环丙孕酮,用法为 1~2 片/次,每 6~8 小时 1 次,血止后每 3 天逐渐减 1/3 量至每日 1 片,维持至血止后 21 天停药。严重持续无规律出血者建议连续用药 3 个月。

(4) 促性腺激素释放激素类似物(gonadotropin-releasing hormone analogue,GnRHa):也可用于止血。但如果 GnRHa 治疗大于 3 个月,推荐应用雌激素反向添加治疗。

(5) 止血药物:氨甲环酸不影响凝血因子,在除外器质性疾病的前提下可用于止血,推荐口服剂量 1.0g,每日 3 次。

2. **调整周期** 止血是治疗的第一步,调整月经周期是治疗的根本,也是巩固疗效、避免复发的关键。

(1) 孕激素:①孕激素后半周期疗法:可用于撤退性出血第 15 天起,口服地屈孕酮 10~20mg/d,用药 10 天;或微粒化黄体酮 200~300mg/d,用药 10 天;或甲羟孕酮 4~12mg/d,每日分 2~3 次,连用 10~14 天。酌情应用 3~6 个周期。②孕激素全周期疗法:在后半周期控制不好时采用,自月经第 5 天起连续口服 20 天,地屈孕酮 10~30mg/d;微粒化黄体酮 200~300mg/d;甲羟孕酮 4~10mg/d,每日分 2~3 次。其中地屈孕酮可充分转化子宫内膜,与其他合成孕激素比不增加乳腺癌及血栓风险。

(2) LNG-IUS:宫腔内局部释放左炔诺孕酮 20μg/d,可以抑制子宫内膜生长,减少出血量,预防子宫内膜增生。适用于病程长、反复发作、肥胖和围绝经期患者。LNG-IUS 使用中有一些常见副作用,如点滴出血、闭经等,建议放置前充分告知患者可能出现的情况。

(3) 口服避孕药:可很好地控制周期,适用于有避孕需求的患者,一般在止血药撤退性出血第 3~5 天开始应用,周期性使用口服避孕药 3~6 个周期,围绝经期女性使用时应充分告知风险,如血栓形成等。

(4) 雌、孕激素序贯法:如孕激素治疗后不出现撤退性出血,考虑是否为内源性雌激素水平不足,可用雌、孕激素序贯法,需按《绝经期管理与激素补充治疗临床应用指南(2018 版)》处理。

注意:所有的药物在使用前都要充分了解药物的禁忌证和慎用情况,包括配伍禁忌;根据患者的情况个体化使用,并且严密监测用药后反应。

(二) 手术治疗

围绝经期 AUB 患者已临近绝经,且大多无生育要求,可考虑手术治疗。手术治疗适用于药物治疗无效,有药物治疗禁忌证,出血严重危及生命时,尤其是不易随访的年龄较大者等。若存在器质性疾病或刮宫诊断为癌前病变或癌变者,按相关疾病进行处理。

1. **刮宫术** 刮宫可迅速止血,并具有明确子宫内膜病理诊断的价值,适用于大量出血且药物治疗无效、需立即止血或需要子宫内膜组织学检查的患者,对于绝经过渡期的患者应首选刮宫术。

2. **子宫动脉栓塞术** 作为二线治疗方案,仅用于抢救生命。

3. **子宫腔球囊压迫术** 用于急性大量出血、无明显子宫内膜器质性病变的患者。

4. **子宫内膜去除术** 利用宫腔镜下电切割、激光、滚动球电凝等方法直接破坏大部分或全部子宫内膜和浅肌层,使月经减少甚至闭经。适用于药物治疗无效或不能耐受药物治疗,又不愿或不能接受子宫切除术者,因可能妨碍子宫内膜组织的病理学监测,不推荐应用于考虑子宫内膜增生及癌变的患者。

5. **子宫切除术** 患者年龄大、无生育要求,经各种治疗效果不佳,不能耐受药物治疗、有药物治疗禁忌证等,由患者和家属知情同意后接受子宫切除。

第五节　肥　胖　症

一、概述

肥胖症(obesity)是指以体内脂肪过度蓄积和体重超常为特征的一种慢性代谢性疾病。肥胖症是由遗传因素和环境因素等多种因素共同作用而导致的。肥胖是引起糖尿病、高血压、心脑血管疾病、肿瘤等慢性非传染性疾病的危险因素。

二、病因

肥胖症是能量摄入超过能量消耗的后果,但是这一能量平衡紊乱的原因目前尚未被阐明。肥胖被认为是包括遗传和环境因素在内的多种因素相互作用的结果。

1. **能量平衡和体重调节**　能量平衡和体重调节受神经系统和内分泌系统双重调节。

2. **遗传因素**　肥胖症有家族聚集倾向,但至今未能明确其异常方式和分子机制,不能排除共同饮食、活动习惯的影响。目前认为绝大多数肥胖症是复杂的多基因系统与环境因素综合作用的结果。

节俭基因(thrifty gene)假说目前被认为是肥胖发生的重要机制,人类的祖先为适应贫穷和饥饿的环境,逐渐形成储存剩余能量的能力,使人类在食物短缺的情况下生存下来;当食物供给丰富时引起肥胖(腹型)和胰岛素抵抗。

3. **环境因素**　主要是热量摄入增多和体力活动减少。饮食习惯不良,如进食多、喜甜食和油腻食物使摄入能量增多;坐位生活方式、体育运动少、体力活动不足使能量消耗减少。胎儿期母体营养不良、蛋白质缺乏,或出生时低体重婴儿在成年期饮食结构发生变化,也容易发生肥胖症。

4. **内分泌调节异常**　下丘脑弓状核有各种食欲调节神经元,神经-内分泌调节中任何环节的异常都可导致肥胖。

5. **脂肪细胞在肥胖发生中的作用**　近年来研究表明,脂肪细胞作为一种高度分化的细胞,不仅具有贮存能量的功能,同时还是一个活跃的内分泌器官,能分泌数十种脂肪细胞因子、激素或其他调节物,在机体代谢及内环境稳定中发挥重要作用。短期内出现体重迅速增加往往是脂肪细胞体积增大的结果,而非脂肪细胞数量的增多;同样迅速地减轻体重,也主要是因为脂肪细胞体积缩小而非数量改变。

三、分类

根据发病机制及病因,肥胖症可分为单纯性和继发性两大类。单纯性肥胖又可分为体质性肥胖(幼年起病性肥胖症)和获得性肥胖(成年起病性肥胖症)。而继发性肥胖是指继发于神经-内分泌-代谢紊乱基础上的肥胖症。根据脂肪聚集部位又可分为向心性肥胖(腹型肥胖)和周围型肥胖(皮下脂肪型肥胖)。

四、临床表现

肥胖症可见于任何年龄、性别,大部分有进食过多和/或运动不足病史,常有肥胖家族史。轻度肥胖症多无症状，仅表现为体重增加、腰围增加、体脂率增高超过诊断标准。较为严重的肥胖症患者可有胸闷、气急、胃纳亢进、便秘、腹胀、关节痛、肌肉酸痛、易疲劳、倦怠以及焦虑、抑郁等。肥胖症患者常合并血脂异常、脂肪肝、高血压、糖耐量异常或糖尿病等疾病，还可伴发或并发阻塞性睡眠呼吸暂停综合征、胆囊疾病、胃食管反流病、高尿酸血症和痛风、骨关节病、静脉血栓、生育功能受损及社会和心理问题。肥胖症患者某些肿瘤发病率增高，且麻醉或手术并发症增多。

五、诊断

详细询问病史，包括饮食、生活习惯、体力活动、家族史（一级亲属是否有肥胖史）及用药史（包括抗精神病类药物、激素类药物、胰岛素和磺脲类降糖药物等），有无引起继发性肥胖的病史如甲状腺功能减退、皮质醇增多症等。并发症及伴发症应进行相应检查。

目前尚无统一的诊断标准，以下指标可供参考。

1. BMI　BMI（kg/m^2）= 体重（kg）/[身高（m）]^2。18.5kg/m^2≤BMI<24.0kg/m^2 为正常，24.0kg/m^2≤BMI<28.0kg/m^2 为超重，BMI≥28.0kg/m^2 为肥胖。BMI 不能准确地描述脂肪分布情况，不能区分脂肪和肌肉的含量，肌肉发达的人容易被误判。

2. **腰围**　腰围是评价中心型肥胖的首选指标，腰围测量髂前上棘和第 12 肋骨下缘连线的中点水平。男性腰围≥85cm、女性腰围≥80cm 为向心性肥胖的切点。

3. **腰/臀比（waist-to-hip ratio，WHR）**　男性 WHR>0.9，女性 WHR>0.85 诊断为中心性肥胖。

4. CT 或 MRI　计算皮下脂肪厚度或内脏脂肪量，不作为常规检查。

六、鉴别诊断

1. **库欣综合征**　主要表现为向心性肥胖，满月脸、水牛背等。通过测定血、尿皮质醇，根据皮质醇水平、皮质醇节律及小剂量地塞米松抑制试验结果进行鉴别。

2. **甲状腺功能减退**　可能由于代谢率降低，脂肪动员相对较少，且伴有黏液性水肿导致的肥胖，需测定甲状腺功能以助鉴别。

3. **下丘脑或垂体疾病**　可出现一系列内分泌功能异常的临床表现，宜进行垂体及靶腺激素测定和必要的内分泌功能试验，必要时需做头颅 CT 或 MRI 检查。

4. **胰岛相关疾病**　胰岛素分泌物过多，可能导致脂肪合成过度，包括 2 型糖尿病早期、胰岛 β 细胞瘤和功能性自发性低血糖症。需进一步行血糖、胰岛素、C 肽、口服葡萄糖耐量试验，必要时行 72 小时饥饿试验、胰腺薄层 CT 检查。

5. **性腺功能减退**　可有性功能减退、月经稀发/闭经、不育、男性乳房发育等。建议检查垂体促性腺激素和性激素、妇科 B 超、睾丸 B 超等。

七、治疗

可以通过减重预防和治疗肥胖相关并发症，改善患者的健康状况。治疗的两个主要环节是减少热量摄取及增加热量消耗。强调以饮食、运动为主的综合治疗，必要时辅以药物或手术治疗。继发性肥胖应针对病因进行治疗。各种并发症及伴随病应给予相应处理。

1. **认知和行为治疗**　自觉长期坚持是肥胖症治疗的首位及最重要的措施。通过宣传教育使患者及其家属对肥胖症及其危害性有正确认识，从而配合治疗、采取健康的生活方式、改变饮食和运动习惯。

2. **医学营养治疗** 医学营养治疗是肥胖的最基本治疗方式，主要通过限制患者摄入的热量，使摄入的热量小于消耗的热量，在限制糖和脂肪摄入量的同时保证营养素的充足供给，如氨基酸、维生素和矿物质等。总体原则：减少食品和饮料中能量的摄入；减少总摄食量；避免餐间零食；避免睡前进餐；避免暴饮、暴食；能量限制应该考虑到个体化原则，兼顾营养需求、体力活动强度、伴发疾病以及原有饮食习惯。

通过计算得出每日所需总热量，保持蛋白质、碳水化合物和脂肪提供的能量比应分别占总能量的 15%~20%、50%~55% 和 30% 以下。

常用的减重膳食包括限制热量平衡膳食（calorie restrict diet，CRD）、低热量膳食（low calorie diet，LCD）、极低热量膳食（very-low calorie diet，VLCD）、高蛋白膳食（high protein diet，HPD）和轻断食膳食（intermittent fasting）等。

限制热量平衡膳食适用于所有需要体重控制者，有 3 种方式：①在目标摄入量的基础上递减 30%~50%；②在目标摄入量基础上每日减少 500kcal；③每日摄入热量 1 000~1 500kcal。

低热量膳食指在满足蛋白质、膳食纤维、矿物质、维生素和水的基础上，适量减少脂肪和碳水化合物的摄入，成人每日摄取热量不低于 1 000kcal。极低热量膳食指每日摄取热量 400~800kcal，此法不适合青少年及妊娠、哺乳期女性。

高蛋白膳食指每日蛋白质摄入量占总热量的 20%~30%，适用于单纯性肥胖患者，有助于改善单纯性肥胖伴血脂异常。

轻断食膳食指 1 周 5 天正常饮食，2 天（非连续）摄取平日热量 1/4（女性 500kcal/d，男性 600kcal/d）的饮食模式，适用于糖尿病、高血压、高脂血症的肥胖患者，不适应于存在低血糖风险，低血压和体质弱的患者。

3. **体力活动和体育运动** 长期坚持运动，并与医学营养治疗相结合，可预防肥胖或使肥胖患者的体重减轻。运动方式和运动量应因人而异，有心血管疾病的患者在运动方式、运动频率和强度的选择上应更为慎重，原则上采取循序渐进的方式，制订个体化运动方案并长期维持。

4. **药物治疗** 对于通过控制饮食和增加体力活动后体重仍未减低，或不能达到预期的减重目标时，可考虑使用药物辅助减重，但原则是只有在采取了充分的饮食、运动和行为治疗的前提下方可考虑药物干预。药物治疗的适应证：①食欲旺盛，餐前饥饿难忍，每餐进食量较多；②合并高血糖、高血压、脂肪肝和血脂异常；③合并负重关节疼痛；④肥胖引起呼吸困难或阻塞性睡眠呼吸暂停综合征；⑤BMI≥24kg/m^2 有上述合并症的情况，或 BMI≥28kg/m^2 无论是否有合并症，经过 3~6 个月单纯控制饮食和增加活动量仍不能减重 5%，甚至体重有上升趋势者，可考虑药物辅助治疗。以下情况不宜使用减重药物：①儿童；②孕妇、哺乳期妇女；③对该类药物有不良反应者；④正在服用其他选择性血清素再摄取抑制剂者。

（1）肠道脂肪酶抑制剂：奥利司他是胃肠道胰脂肪酶。肠道脂肪酶抑制剂，能减少脂肪吸收。不良反应：皮脂溢出增多、胃肠胀气、排便次数增多、脂肪便等，有引起肝损害的可能。奥利司他推荐用法 120mg，每日 3 次，餐前口服。

（2）兼有减重作用的降糖药物：二甲双胍可促进组织摄取葡萄糖和增加胰岛素的敏感

性，有一定的减重作用，但未获批用于肥胖症的治疗，对于有糖尿病和合并多囊卵巢综合征的患者有效。不良反应主要为胃肠道反应，推荐剂量 0.5g，每日 3 次，口服。胰高血糖素样肽 1（glucagon-like peptide 1，GLP-1）受体激动剂（利拉鲁肽）通过抑制食欲与摄食、延缓胃内容物排空发挥减重作用，推荐利拉鲁肽 3.0mg，每日 1 次，皮下注射。

5. **外科治疗** 现有研究表明，对于重度肥胖患者，手术治疗是维持长期体重稳定、改善生活质量和伴发疾病的有效手段。

手术适应证：应有以下①至③之一，同时具备④至⑦的情况，可考虑外科手术治疗。①出现与单纯性脂肪过剩相关的疾病，如 2 型糖尿病、脂肪肝、心血管疾病、阻塞性睡眠呼吸暂停综合征等；②男性腰围≥90cm，女性腰围≥80cm；③连续 5 年以上体重稳定增加，BMI≥32kg/m^2者；④年龄在 16~55 岁；⑤非手术治疗效果不佳或不耐受者；⑥无酒精或药物依赖性，无精神及智力障碍；⑦充分知情同意，能配合术后随访者。

外科治疗的方法有吸脂术和各种减少食物吸收或限制摄入的手术。减少食物吸收的手术：胆胰旷置术、小肠绕道术、十二指肠转位术和回肠转位术等。限制摄入手术：垂直绑带式胃减容术、袖状胃切除术、胃球囊术、可调节胃绑带术等。手术可能并发吸收不良、贫血、消化道狭窄等，需严格把握适应证，仅用于重度肥胖、减肥失败又有严重并发症者。

八、预防

肥胖症与遗传和环境因素相关，环境因素的可变性为预防肥胖提供了可能。做好宣传教育工作，尤其应加强对青少年的健康教育，鼓励人们采取健康的生活方式，针对高危个体进行个体化指导。

第六节 糖 尿 病

一、概述

糖尿病（diabetes mellitus，DM）是一组多种病因引起的以慢性高血糖为特征的代谢性疾病，由胰岛素分泌和/或利用缺陷引起。长期代谢紊乱可引起多系统损害，导致眼、肾、心脏、血管、神经等组织、器官慢性进行性病变、功能减退乃至衰竭；病情严重或应激时可发生严重的急性代谢紊乱，如糖尿病酮症酸中毒、高渗高血糖综合征。

糖尿病是常见病、多发病，是威胁人类健康的世界性公共问题。糖尿病是由遗传和环境因素的复合病因引起的临床综合征，但目前其病因和发病机制仍未完全阐明。

二、分型

目前国际上通用 1999 年 WHO 糖尿病专家委员会提出的分型标准。

1. **1 型糖尿病（type 1 diabetes mellitus，T1DM）** 胰岛 β 细胞破坏，常导致胰岛素绝对缺乏。

2. **2 型糖尿病（type 2 diabetes mellitus，T2DM）** 从以胰岛素抵抗为主伴胰岛素进行性分泌不足，到以胰岛素进行性分泌不足为主伴胰岛素抵抗。

3. **其他特殊类型糖尿病** 是指在不同水平上病因学相对明确的一类高血糖状态。包

括胰岛 β 细胞功能的基因缺陷、胰岛素作用的基因缺陷、胰岛素外分泌疾病，内分泌疾病（如肢端肥大症、库欣综合征、甲状腺功能亢进等），药物或化学品所致的糖尿病，感染（先天性风疹、巨细胞病毒感染等），不常见的免疫介导性糖尿病，其他与糖尿病相关的遗传综合征。

4. **妊娠糖尿病（gestational diabetes mellitus，GDM）** 指妊娠期间发生的不同程度的糖代谢异常，不包括孕前已诊断或已患糖尿病的患者。

三、病因

糖尿病的病因和发病机制极其复杂，至今仍未完全阐明，不同类型的糖尿病病因不尽相同，总的来说，遗传因素和环境因素共同参与其发病。

1. T1DM　绝大多数是自身免疫性疾病，遗传因素及环境因素共同参与其发病。某些外界因素（如病毒感染、化学毒物和饮食等）作用于有遗传易感性的个体，激活一系列自身免疫反应，引起选择性胰岛 β 细胞破坏及功能衰竭，胰岛素分泌不足进行性加重，导致糖尿病。

2. T2DM　由遗传因素和环境因素共同作用引起的多基因遗传性复杂病，目前对 T2DM 的病因和发病机制认识不足。可能的病因包括遗传因素与环境因素、胰岛素抵抗和 β 细胞功能缺陷、胰岛 α 细胞功能异常和肠促胰岛素分泌缺陷等。

四、临床表现

许多患者无任何症状，仅于健康检查或因各种疾病就诊化验时发现高血糖。糖尿病常描述为“三多一少”，即多食、多饮、多尿、体重减轻。血糖升高后因渗透性利尿作用引起多尿，继而口渴多饮；外周组织对葡萄糖利用障碍，脂肪分解增多，蛋白质代谢负平衡，出现乏力、消瘦，常有易饥、多食。也可见皮肤瘙痒，尤其外阴瘙痒。血糖升高较快时可使眼房水、晶体渗透压改变而引起屈光改变导致视物模糊。

五、并发症和/或伴发病

（一）急性严重代谢紊乱

1. **糖尿病酮症酸中毒（diabetic ketoac-idosis，DKA）** 为最常见的糖尿病急症，以高血糖、酮症和酸中毒为主要表现。早期“三多一少”症状加重；酸中毒失代偿后，疲乏、食欲减退、恶性呕吐、多尿、口干、头痛、嗜睡、呼吸深快、呼气中有烂苹果味（丙酮）；后期严重失水，尿量减少、眼眶下陷、皮肤黏膜干燥，血压下降、心率加快、四肢厥冷；晚期不同程度意识障碍、昏迷。

2. **高血糖高渗状态（hyperosmolar hyperglycemic status，HHS）** 是糖尿病急性代谢紊乱的另一种临床类型，以严重高血糖、高血浆渗透压、脱水为特点，无明显酮症，患者有不同程度的意识障碍或昏迷。起病缓慢，最初表现为多尿、多饮、食欲减退。逐渐出现严重的脱水和神经精神症状，患者反应迟钝、烦躁或淡漠、嗜睡，逐渐陷入昏迷，晚期尿少甚至尿闭。

（二）感染性疾病

糖尿病易并发各种感染。肾盂肾炎和膀胱炎多见于女性患者。皮肤化脓性感染也反复发生。皮肤真菌感染如足癣、体癣也常见。女性常见真菌性阴道炎等。

（三）慢性并发症

可累及全身各重要器官，可单独出现或以不同组合同时或先后出现。有些患者往往以并发症为线索发现糖尿病。其中心血管疾病是糖尿病患者致死的主要原因。

1. **微血管病变** 微血管病变是糖尿病的特异性并发症,典型的改变是微血管基底膜增厚和微循环障碍。危险因素包括长糖尿病病程、血糖控制不佳、血脂异常、高血压、吸烟、胰岛素抵抗等。微血管病变可累及全身各组织器官,其中糖尿病肾病和视网膜病变尤为重要。

(1) 糖尿病肾病:是慢性肾脏病变的一种类型,是终末期肾衰竭的主要原因。肾脏损害可分为五期:①Ⅰ期,糖尿病初期,肾小球超滤过是此期最突出的特征,肾小球滤过率明显增加;②Ⅱ期,肾小球毛细血管基底膜增厚及系膜基质增宽;③Ⅲ期,早期糖尿病肾病期,肾小球毛细血管增厚及系膜基质明显增宽,小动脉壁出现玻璃样改变,出现持续微量蛋白尿;④Ⅳ期,临床糖尿病肾病期,肾小球病变更重,部分肾小球硬化,灶性肾小管萎缩及间质纤维化,蛋白尿逐渐增多,伴有水肿和高血压,肾功能逐渐减退;⑤Ⅴ期,尿毒症期,肾单位闭锁,肌酐升高,血压升高。

(2) 糖尿病视网膜病变:是失明的主要原因之一,糖尿病视网膜病变分为两大类、六期。Ⅰ期,微血管瘤,小出血点;Ⅱ期,出现硬性渗出;Ⅲ期,出现棉絮状软性渗出;Ⅳ期,新生血管形成,玻璃体积血;Ⅴ期,纤维血管增殖、玻璃体机化;Ⅵ期,牵拉性视网膜脱离、失明。其中Ⅰ~Ⅲ期为非增殖期视网膜病变,Ⅳ~Ⅵ期为增殖期视网膜病变。

(3) 其他:心脏微血管病变和心肌代谢紊乱可引起心肌广泛灶性坏死,称为糖尿病心肌病,可诱发心力衰竭、心律失常、心源性休克和猝死。

2. **动脉粥样硬化性心血管疾病** 动脉粥样硬化的易患因素,如肥胖、高血压、血脂异常等,在糖尿病(主要是 T2DM)人群中的发生率均明显升高,致糖尿病人群动脉粥样硬化的患病率较高,发病更早,病情进展较快。动脉粥样硬化主要侵犯主动脉、冠状动脉、脑动脉、肾动脉和肢体动脉等,可引起冠心病、缺血性或出血性脑血管病、肾动脉硬化、肢体动脉硬化等。

3. **神经系统并发症**

(1) 中枢神经系统并发症:伴随急性并发症(糖尿病酮症酸中毒、高血糖高渗状态)出现的改变;缺血性脑卒中;老年痴呆等。

(2) 周围神经病变:常见包括远端对称性多发性神经病变;局灶性单神经病变;非对称性的多发局灶性神经病变;多发神经根病变(糖尿病性肌萎缩)。

(3) 自主神经病变:多影响胃肠、心血管、泌尿生殖系统等。

4. **糖尿病足** 是糖尿病最严重和治疗费用最多的慢性并发症,是糖尿病非外伤性截肢的主要原因。指下肢远端神经异常和不同程度周围血管病变引起的足部溃疡、感染和深层组织破坏。

5. **其他** 包括糖尿病视网膜黄斑病、白内障、青光眼等;糖尿病常伴发口腔疾病、皮肤病变;且糖尿病患者某些癌症患病率升高。

六、诊断

临床工作中要善于发现糖尿病,做到早诊断、早治疗。单纯检查空腹血糖,糖尿病漏诊率高,应该加检餐后血糖,必要时进行 OGTT。

1. **诊断线索** 出现“三多一少”症状;以糖尿病各种急慢性并发症或伴发病首诊的患者;高危人群:年龄≥45 岁,超重或肥胖,有糖调节受损(impaired glucose regulation,IGR)史,

GDM 史，患有 T2DM 的一级亲属，多囊卵巢综合征，长期接受抗抑郁药物治疗。

2. **诊断标准** 我国目前采用国际上通用的 1999 年 WHO 糖尿病专家委员会提出的诊断和分类标准。

糖尿病的诊断是基于空腹血糖（fasting plasma glucose，FPG）、随机血糖或 OGTT 中 2 小时血糖值（two hours plasma glucose，2hPG）。空腹指至少 8 小时内无任何热量摄入。FPG 3.9~6.0mmol/L 为正常，6.1~6.9mmol/L 为空腹血糖受损，≥7mmol/L 应考虑为糖尿病。OGTT：2hPG<7.7mmol/L 为正常，7.8~11.0mmol/L 为糖耐量降低，≥11.1mmol/L 应考虑为糖尿病。对于无糖尿病症状、仅一次血糖值达糖尿病诊断标准者，须在另一天复查核实而确定诊断。如结果未达到糖尿病诊断标准，应定期复查。

七、鉴别诊断

注意同其他原因所致的尿糖阳性相鉴别：甲状腺功能亢进、胃空肠吻合术后，因碳水化合物在肠道吸收快，可引起进食后 0.5~1.0 小时血糖过高，出现尿糖，但 FPG 和 2hPC 正常。严重肝病时肝糖原合成受阻，肝糖原贮存减少，进食后 0.5~1.0 小时血糖过高，出现尿糖，但 FPG 偏低，餐后 2~3 小时血糖正常或低于正常。

八、治疗

因糖尿病的病因及发病机制未完全阐明，目前缺乏病因治疗。糖尿病治疗的近期目标是控制高血糖和相关代谢紊乱，以消除糖尿病症状和防止急性严重代谢紊乱；远期目标是预防和/或延缓糖尿病慢性并发症的发生和发展，维持良好的健康、学习、劳动能力、提高患者的生活质量、降低病死率和延长寿命。糖尿病综合管理五个要点：糖尿病教育、医学营养治疗、运动治疗、血糖监测和药物治疗。

（一）糖尿病健康教育

健康教育是重要的基础管理措施，应包括糖尿病防治专业人员的培训，医务人员的继续医学教育，患者、患者家属和公众的卫生保健教育。糖尿病患者应接受全面的糖尿病教育，充分认识糖尿病并掌握自我管理技能。

（二）医学营养治疗

医学营养治疗（medical nutrition therapy，MNT）是糖尿病的基础管理措施。主要目标是帮助患者制订营养计划，形成良好的饮食习惯，纠正代谢紊乱，提供最佳营养，改善患者的健康情况，增加胰岛素敏感性，减缓胰岛 β 细胞功能障碍进展。

1. **合理控制总热量** 根据患者的年龄、身高、体重及劳动强度决定每天的总能量。理想体重的估算共识：理想体重（kg）=身高（cm）-105。成人正常体重者完全卧床时每日每千克理想体重给予能量为 15~20kcal，休息状态为 20~30kcal，轻体力劳动为 30~35kcal，中度体力劳动为 35~40kcal，重体力劳动为 40kcal 以上。

2. **营养物质分配** 膳食中碳水化合物应占总热量的 50%~60%，不同碳水化合物引起血糖升高的速度和程度不同，可以食物血糖指数（glycemic index，GI）来衡量。蛋白质摄入量应占总热量的 15%~20%，成年人每日每千克理想体重 0.8~1.2g。脂肪摄入量应占总热量的 15%~20%。富含膳食纤维的食物可增加饱腹感，延缓食物吸收，降低餐后血糖高峰，推荐我国成人膳食纤维的摄入量为 25~30g/d。

3. **合理餐次分配** 可按每日三餐分配为1/5、2/5、2/5或1/3、1/3、1/3等模式，规律饮食，定时定量。

4. **随访** 治疗过程中随时随访调整，帮助患者养成良好的饮食习惯。

（三）运动治疗

运动可增加胰岛素敏感性，有助于控制血糖和体重。根据患者个人情况，在医生指导下开展有规律的运动，循序渐进，长期坚持。成人应减少静坐时间，每周至少150分钟中等强度的有氧运动。伴有急性或严重慢性并发症时，应慎行运动治疗。

（四）病情监测

血糖监测包括空腹血糖、餐后血糖和糖化血红蛋白（glycosylated hemoglobin，HbA1c）。建议患者使用便携式血糖仪进行自我监测。HbA1c作为评价长期血糖控制情况的指标，初诊应常规检查，开始治疗时每3个月检查1次，血糖达标后每年应至少监测2次。

（五）药物治疗

在饮食和运动不能使血糖控制达标时，应使用药物治疗，药物包括口服药物和注射制剂。

1. **口服降糖药物** 临床上多数患者需药物治疗，且常需要口服多种药物联合治疗。

（1）促胰岛素分泌剂

1）磺脲类：主要通过刺激胰岛β细胞分泌胰岛素，增加体内胰岛素水平进而降低血糖，应在机体有一定数量有功能的β细胞的前提下使用。T1DM、有严重并发症或β细胞功能很差的T2DM、儿童、孕妇及哺乳期妇女、全胰腺切除术后不宜使用。磺脲类药物如果使用不当可导致低血糖，特别是老年患者，肝、肾功能不全者及营养不良者；还可导致体重增加；皮肤过敏等。各种磺脲类药物建议从小剂量开始使用，早餐前半小时1次口服，根据血糖检测结果逐渐增加剂量，剂量较大时可分为早、晚各1次口服。轻中度肾功能减退患者可使用格列喹酮。不宜同时使用2种磺脲类药物，也不宜与其他促胰岛素分泌剂合用。

2）格列奈类：非磺脲类促胰岛素分泌剂，是一类快速促胰岛素分泌剂，通过刺激胰岛素的早时相分泌而降低餐后血糖，也有一定降低空腹血糖的作用。常见低血糖和体重增加，但低血糖的风险较磺脲类药物轻。临床常用药物：瑞格列奈每次0.5~4mg，每日3次，口服；那格列奈60~120mg，每日3次，口服；米格列奈10~20mg，每日3次，口服。

（2）双胍类：目前应用最广泛的是二甲双胍，是T2DM患者控制高血糖的一线用药和联合用药中的基础用药。二甲双胍通过抑制肝葡萄糖输出，改善外周组织对胰岛素的敏感性。增加对葡萄糖的摄取和利用从而降低血糖，同时可有助于延缓和改善糖尿病血管并发症，且不增加体重。肝肾功能不全、缺氧及高龄患者禁用，合并慢性胃肠道疾病和慢性营养不良者不宜使用；T1DM不宜单独使用；合并急性严重代谢紊乱、外伤、手术、孕妇及哺乳期妇女等不宜使用。消化道反应为主要副作用，单独用药极少引起低血糖。行静脉注射碘造影剂检查术前48小时前需停用二甲双胍。二甲双胍500~1 500mg/d，分2~3次口服，最大剂量不超过2g/d。

（3）噻唑烷二酮类：主要通过激活过氧化物酶体增殖物激活受体γ起作用，通过增加靶组织对胰岛素作用的敏感性而降低血糖。可单独或与其他降糖药物联合使用治疗T2DM。不宜用于T1DM、孕妇、哺乳期妇女和儿童，有心力衰竭、活动性肝病、转氨酶升高超过2.5倍以及骨质疏松、骨折病史者禁用。单独使用不导致低血糖，但与胰岛素或促胰岛素分泌剂联合使用时可增加低血糖发生风险。罗格列酮4~8mg/d,每日1次或分2次口服;吡格列酮15~30mg/d,每日1次口服。

(4) α-葡萄糖苷酶抑制剂:通过抑制小肠黏膜刷状缘的α-葡萄糖苷酶延迟碳水化合物的吸收,降低餐后血糖。适用于以碳水化合物为主要食物成分,或空腹血糖不太高而餐后血糖明显升高的患者。肝、肾功能不全者慎用,儿童、孕妇、哺乳期妇女及胃肠道功能紊乱者不宜应用,T1DM患者不宜单独使用。不良反应多为胃肠道反应,包括腹胀、腹泻、排气增多等。阿卡波糖抑制α-淀粉酶,每次50~100mg,每日3次;伏格列波糖抑制麦芽糖酶和蔗糖酶,每次0.2mg,每日3次;米格列醇每次50~100mg,每日3次,均应在进食第一口食物后立即服用。

(5) 二肽基肽酶4(DPP-Ⅳ)抑制剂:通过抑制DPP-Ⅳ活性而减少GLP-1的失活,提高内源性GLP-1水平。适用于单药治疗或与其他药物联合治疗T2DM。不宜用于孕妇、儿童、T1DM或DKA患者和对DPP-Ⅳ抑制剂过敏的患者。不良反应发生率低,可能出现头痛、过敏、转氨酶升高、胰腺炎、关节痛等。沙格列汀5mg,每日1次;西格列汀25mg,每日1次;维格列汀50mg,每日1~2次;利格列汀5mg,每日1次;阿格列汀25mg,每日1次。

(6) 钠-葡萄糖共转运蛋白2抑制剂:通过抑制近段肾小管管腔侧细胞膜上的钠-葡萄糖共转运蛋白2的作用而抑制葡萄糖重吸收,降低肾糖阈,促进尿葡萄糖排出,从而达到降低血糖的作用。可单独使用或与其他降糖药及胰岛素联合使用治疗T2DM。不宜用于肾小球滤过率<45mL/(min·1.73m^2)的T1DM和T2DM患者。不良反应发生率低,可能会引起酮症酸中毒,可能出现泌尿生殖道感染,增加截肢和骨折风险。达格列净5~10mg,每日1次,口服;恩格列净10~25mg,每日1次,口服;坎格列净100~300mg,每日1次,第一次正餐前口服。

2. 注射制剂

(1) 胰岛素:是控制高血糖的重要和有效手段。

根据来源和化学结构不同,分为动物胰岛素、人胰岛素和胰岛素类似物,根据起效快慢和持续时间分为短效、中效、长效和预混胰岛素。短效胰岛素主要控制一餐饭后高血糖,中效胰岛素主要用于提供基础胰岛素,可控制两餐饭后高血糖,长效胰岛素可用于提供基础胰岛素。

胰岛素使用的适应证:T1DM;各种严重的糖尿病急性或慢性并发症;手术、妊娠及分娩;新发病且与T1DM鉴别困难的消瘦糖尿病患者;新诊断的T2DM伴有明显高血糖或在糖尿病病程中无明显诱因出现体重显著下降者;胰岛β细胞功能明显减退的T2DM患者;某些特殊类型的糖尿病。

胰岛素的使用原则:胰岛素的治疗应在综合治疗的基础上进行,胰岛素的治疗方案应模拟生理性胰岛素分泌模式,从小剂量开始,根据血糖水平调整至合适剂量。

T1DM:一经诊断就应立即开始胰岛素治疗并需终身替代治疗。部分T1DM患者在“蜜月期”可使用短效预混胰岛素每日注射2次,多数患者需采用多次皮下注射胰岛素或持续皮下胰岛素输注(continuous subcutaneous insulin infusion,CSII,俗称胰岛素泵)方案。餐前20~30分钟皮下注射短效胰岛素,睡前注射中效或长效胰岛素提供基础胰岛素。

T2DM:经生活方式干预和较大剂量多种口服降糖药联合治疗,血糖仍未达标,出现无明显诱因体重显著下降者,血糖明显升高的新诊断T2DM患者可考虑使用胰岛素。根据患者的情况,选择基础胰岛素或预混胰岛素,根据血糖水平,选择每日1~2次的注射方案。如胰岛β细胞功能明显减退，口服降糖药治疗反应差伴持续高血糖或体重减轻，以及难以分型的消瘦型糖尿病患者，可选择每天2次注射预混胰岛素，也可采用餐时+基础多次皮下注射胰岛素或CSII等治疗方案。

胰岛素主要的不良反应为低血糖，与剂量过大或饮食失调有关。胰岛素的过敏反应多见注射部位瘙痒或荨麻疹样皮疹。脂肪营养不良为注射部位皮下脂肪萎缩或增生，应经常更换注射部位防止其发生。

(2) GLP-1受体激动剂：均需皮下注射，可降低HbA1c，降低体重。目前我国上市的有艾塞那肽、贝那鲁肽和利拉鲁肽。适用于T2DM的治疗，尤其是肥胖、胰岛素抵抗的患者，可单独或联合使用。有胰腺炎病史者禁用，且不用于T1DM和DKA的治疗。不良反应常见消化道反应（如恶心、呕吐、腹泻等）和注射部位结节，低血糖发生率低。艾塞那肽起始剂量5μg，每日2次，早餐和晚餐前60分钟给药，1个月后根据临床反应可增加剂量至10μg，每日2次；利拉鲁肽起始剂量为每天0.6mg，至少1周后，增加至每天1.2mg，部分可增加至每天1.8mg，每日1次皮下注射；贝那鲁肽起始剂量为每次0.1mg，每日3次，餐前5分钟皮下注射。

九、预防

糖尿病的预防、治疗、教育和保健计划需要各级政府、卫生部门、社会各界共同参与，提倡合理饮食、经常运动，防止肥胖。给予糖尿病高危人群适当的生活方式干预能有效延缓和预防DM的发生。

第七节 代谢综合征

一、概述

代谢综合征（metabolic syndrome，MS）是以向心性肥胖、高血压、血脂紊乱、糖尿病或糖耐量异常以及胰岛素抵抗（insulin resistance，IR）为主要特点的综合性疾病，一直是影响患者健康及预后的主要慢性非传染性疾病之一，目前为妇科、内分泌科、心血管科等多学科医生共同关注的焦点。伴随社会快节奏发展，人类生活方式发生明显变化，MS目前发病率呈逐年升高趋势，成为当今社会公共卫生的焦点问题。

二、诊断

2004年中华医学会糖尿病学分会（Chinese Diabetes Society，CDS）首次提出中国人群MS的诊断标准，2007年《中国成人血脂异常防治指南》在2004年CDS指南的基础上，对MS的分组量化指标进行了修订。目前MS临床诊断标准可定义如下：具备下述标准3项或更多即可诊断为MS。

1. 腹部肥胖，腰围男性>90cm，女性>85cm。
2. 血TG≥1.7mmol/L。
3. 血HDL-C<1.04mmol/L。
4. 血压≥130/85mmHg。
5. 空腹血糖≥6.1mmol/L或糖负荷后2小时血糖≥7.8mmol/L或有糖尿病病史。

三、治疗

根据上述诊断标准，临床医生制订治疗目标：个体化治疗和综合干预。

治疗方案需根据MS疾病发展的不同阶段，采取不同防治策略。治疗中需对肥胖、血糖、血压等进行综合干预，力争全面防治和改善疾病，预防心血管内分泌疾病。疾病早期重在预防，可指导健康生活方式辅以药物治疗；疾病进展中期重在临床治疗，以治疗心脑血管以及内分泌疾病为主，辅助指导生活方式。具体治疗药物可根据已有的调脂、减肥、降压和降糖的临床治疗指南进行选择。

四、预防

与此同时，临床医生还可积极做好疾病防治，具体内容包括以下几个方面。

(1) 生活方式干预：指导此类患者以及有家族遗传高危因素的人群保持正常体质量、合理运动、劳逸结合、合理改善膳食结构、提倡戒烟和适度饮酒等，以上健康生活方式能改善胰岛素抵抗能力以及高胰岛素血症，也能降低糖耐量异常发病风险和其他心血管疾病危险因素。

(2) 根据临床指南规范进行糖尿病或糖调节受损、高血压、血脂紊乱以及肥胖等药物治疗。

第八节 更年期抑郁

一、概述

由于女性自身的生物学特点以及社会心理等多方面因素的影响，女性在所有的抑郁障碍患者中约占三分之二。由于更年期卵巢衰竭所导致的激素水平和月经周期的变化，故该阶段的发病率可增高，症状也会加重。因此，了解影响更年期抑郁状态形成的相关因素以及形成规范化的诊疗方案迫在眉睫。

二、病因

(一) 生理因素

尽管目前对于更年期妇女抑郁障碍风险增加的机制尚未清楚，但是许多研究都表明与这一时期激素的波动有关。卵巢是雌激素和孕激素的来源。女性进入更年期后，由于卵巢功能逐渐衰竭，其分泌的雌激素和孕激素也随之减少，因此对下丘脑和垂体的负反馈抑制逐渐减弱，导致下丘脑分泌促性腺激素释放激素增多，垂体分泌卵泡刺激素和黄体生成素逐渐升高。据文献报道，雌激素不仅在生殖系统中发挥重要作用，还能影响神经系统的发育，与个体的学习、记忆及行为紧密相关，雌激素还能调控谷氨酸、γ-氨基丁酸、5-羟色胺和多巴胺等多种神经递质。雌激素水平低下可导致机体适应环境不良，严重时甚至可产生抑郁障碍。研究证明，更年期妇女抑郁组血清中雌激素水平相较于更年期妇女正常组血清雌激素水平降低更明显，表明雌激素水平与更年期抑郁状态有相关性。不同的是，血清中孕激素的水平在更年期抑郁组明显高于更年期正常组。可能的原因是孕激素能通过提高单胺氧化酶的浓度而加速降解 5-羟色胺,降低 5-羟色胺的水平,还能逆转雌激素所诱导的受体表达,进而达到抑制中枢神经系统的作用,诱导负面情绪的产生。

(二)社会心理因素

更年期抑郁状态形成不仅仅是生理特征所导致的,社会心理因素在其形成过程中往往也占据了很重要的地位。社会心理因素包括有长期精神活性药物服用史、抑郁症、焦虑症等精神疾病史及家族遗传史、慢性病史以及长期就医行为;性格内向、敏感多疑、多思多虑、自我评价低、心理弹性水平低、自我调节能力差;社会压力大(赡养老人以及抚养子女的双重压力、经济问题、失业等);消极生活事件(丧偶、离异、丧失父母、子女离家、家庭关怀少等)。抑郁状态甚至抑郁症的形成通常不是单一因素所导致的,而是多种因素并存共同影响的结果。

三、临床表现

更年期是女性抑郁状态的高发期,即使是无抑郁病史的更年期女性发生抑郁障碍的风险也增加。据指南显示,绝经过渡期高达 50% 的女性出现了抑郁症状,且其中半数达到诊断标准;围绝经期女性抑郁症的发生率更是生育期女性的 4 倍。更年期抑郁障碍如此高的发病率,严重威胁了患者的躯体和心理健康,应该争取做到早发现、早诊断、早治疗,以及防止复发。

更年期抑郁状态的临床特点是焦虑与抑郁并存,部分症状与更年期综合征有重叠,以潮热、盗汗等血管舒缩现象为主,还包括精力不足、注意力不集中、心悸、失眠、体重变化明显、性欲降低等现象。此阶段妇女就诊常以阵发潮热等神经功能紊乱症状为主诉,且大多数患者抑郁症状比较轻微,往往临床医生只注意到患者身体的不适而忽视其抑郁障碍,造成漏诊而延误病情。虽然更年期综合征也会伴有抑郁情绪,但是大多数不符合抑郁障碍的诊断标准,且病程不足 2 周。更年期抑郁障碍症状复杂多变,且无特异性,常表现为情绪不稳定、快感缺失、控制不住地哭泣、悲观及悲痛感强烈、认知能力下降、易偏执、精神运动性激越或迟钝,甚至还有自伤、自杀倾向;常伴有强烈的焦虑体验,如精神紧张、惊恐、坐立难安等。更年期抑郁障碍包括首次抑郁发作和复发性抑郁障碍,目前可依据病史、症状、实验室检查结果进行诊断,且抑郁障碍的临床症状持续存在 2 周以上,多不能自行缓解。

四、诊断

临床诊断更年期抑郁障碍的标准是符合 ICD-10 抑郁发作至少 2 条核心症状+至少 2 条附加症状,同时综合患者病史与实验室检查;或者符合《美国精神障碍诊断与统计手册(第 5 版)》(简称 DSM-5)标准中至少 5 条症状且症状持续至少 2 周:抑郁情绪、兴趣减弱、体质量变化明显、睡眠改变、动力迟缓或缺失、精力匮乏、无价值感或有罪感、注意力无法集中、消极想法和行为。《更年期妇女保健指南(2015 年)》指出,抑郁障碍以心境低落为主,符合至少 4 项症状并持续 2 周以上可诊断:①无兴趣、无愉快感;②精力下降或疲乏感;③精神运动性迟滞或激越;④自我评价低、容易自责;⑤联想和思考能力下降;⑥反复出现自伤、自杀的想法或行为;⑦睡眠障碍,如入睡困难、早醒、睡眠过多等;⑧无食欲或体重明显减轻;⑨性欲减退。以上三种诊断方案都需排除器质性精神疾病,或由精神活性物质和非成瘾物质所致的抑郁。

此外,临床上也常用抑郁量表评估抑郁障碍的严重程度:①抑郁自评量表,如 SDS、SAS、

BDI、抑郁自评量表等；②抑郁他评量表，常用的是 HAMD。需要强调的是，抑郁量表不能诊断抑郁，只能用来衡量抑郁的严重的程度。

五、鉴别诊断

更年期抑郁状态应重点与器质性疾病、精神活性物质所致的抑郁状态进行鉴别。一些躯体性疾病同样也可以导致抑郁的发生，如癫痫、脑卒中、帕金森病等，诊断时应依据病史、相关躯体检查和影像检查加以明确。精神活性物质所致的抑郁需详细询问病史，如既往无抑郁病史，而在戒断期间出现抑郁症状，则可以明确诊断。同时，更年期抑郁状态应与更年期综合征、老年痴呆、分裂后抑郁症、焦虑症等疾病相鉴别。

六、治疗

（一）药物治疗

1. **抗抑郁药治疗**　研究显示，抗抑郁药物仍是治疗更年期抑郁障碍的一线用药。目前临床上常用的抗抑郁药是选择性 5-羟色胺再摄取抑制剂（selective serotonin reuptake inhibitor，SSRI）、5-羟色胺和去甲肾上腺素再摄取抑制剂（serotonin-norepinephrine reuptake inhibitors，SNRI）。SSRI 包括氟西汀、舍曲林、西酞普兰、艾司西酞普兰等，SNRI 包括文拉法辛、度洛西汀，在常规剂量下对更年期抑郁障碍均有良好的疗效和耐受性。前者通过抑制突触前膜对 5-羟色胺的重吸收，后者通过抑制 5-羟色胺和去甲肾上腺素的重吸收，达到提高中枢 5-羟色胺和去甲肾上腺素浓度，改善抑郁症状的目的。对于更年期抑郁障碍首选用药目前研究说法不一。《中国抑郁障碍防治指南》中推荐老年抑郁症患者首选 SSRI，其抗胆碱能及心血管系统不良反应比较轻微，但也有研究表明，与生育期女性相比，SSRI 对于更年期女性抑郁障碍的疗效较差；加拿大的情绪和焦虑治疗网络指南则认为去甲文拉法辛是目前治疗围绝经期女性抑郁障碍证据等级最高的药物，但由于其存在血压升高、心率增快等不良反应，使用时应关注患者血压的变化情况。

在临床工作中，对于抗抑郁药的选择还需考虑其他情况：对患者的有效性以及耐受性；不良反应事件以及疗效的权衡；对于患者躯体上的不适或者其他疾病是否可以缓解和改善等。如米氮平对于伴有睡眠障碍和体重减轻的患者更有效，帕罗西汀和文拉法辛可减轻更年期所伴有的潮热症状。

2. **绝经激素治疗**　更年期女性卵巢功能衰退、激素水平下降，应用绝经激素治疗不失为一种好的选择。有研究表明，使用雌激素治疗更年期妇女抑郁障碍有效，且能缓解伴随的潮热症状。补充雌激素可阻断单胺氧化酶，促进 5-羟色胺能神经的传导，增加突触间 5-羟色胺的浓度，对于改善情绪有一定作用。在一项 meta 分析中显示，抗抑郁药物联合雌激素治疗相对于单用雌激素治疗的有效率更高；同时，大量研究结果支持这一观点，并表明更年期的抑郁障碍可能并不仅仅是由于单纯激素的改变，而是具有更复杂的发病机制，而抗抑郁药物与雌激素联合使用可能对于更年期抑郁障碍治疗有协同作用。应注意的是，有子宫的女性使用雌激素治疗应同时给予孕激素保护子宫内膜，宫内植入左炔诺孕酮宫内缓释剂可以很好解决该问题。

（二）非药物治疗

1. **心理治疗**　除了药物治疗外，心理治疗和社会支持也同样重要。心理治疗通过言语、行为和周围环境让患者认识到自身不合理的、消极的想法,进而改变患者的认知结构,提高自我接纳和对环境的适应能力。可根据患者的特征选择合适的心理疗法,如认知行为治疗、基于正念的认知/减压疗法、人际心理治疗等。

2. **物理治疗** 重复经颅磁刺激治疗是一种无创性脑皮质刺激的新兴物理治疗方式,可有效缓解抑郁症状,对失眠有良好的作用,可作为一种辅助治疗措施。对于有自杀倾向的更年期抑郁妇女,使用常规药物治疗无效时,可以使用改良的电休克疗法。

3. **运动疗法** 研究表示,运动频率与抑郁障碍的严重程度成负相关。每周推荐运动>3次,可以改善更年期抑郁障碍以及伴随的血管舒缩症状。此外,有氧运动有利于减轻患者的压力,缓解负面情绪,同时缓解更年期所带来的体重变化。

综上所述,伴随着人口老龄化,更年期女性的情绪健康将会成为一个不可忽视的问题,而更年期抑郁障碍常与其他躯体性疾病一起存在,症状不典型,极其容易误诊。早期发现抑郁症状、早期诊断以及早期干预和治疗十分重要。

第九节 绝经后骨质疏松

一、概述

骨质疏松症(osteoporosis,OP)是一种全身代谢性骨病,可以由多种病因导致,主要表现为骨小梁结构破坏、骨皮质变薄、脆性增高以及骨密度降低。根据病因可以将骨质疏松症分为原发性骨质疏松症和继发性骨质疏松症,而绝经后骨质疏松症(postmenopausal osteoporosis,PMOP)在原发性骨质疏松症中最为常见,也称为I型骨质疏松症。绝经后,女性体内雌激素水平明显降低,雌激素的减少能够通过相关信号通路调节使女性体内骨代谢水平出现明显波动与失衡,进一步导致体内骨含量的减少和下降,进而引发 PMOP,骨质疏松性骨折等并发症的发生也会随之明显增加。我国绝经后女性的人口数量随着我国人口老龄化进程的加快正在不断增多,PMOP 患者的数量也在逐渐增加。

二、病因与发病机制

既往观点认为,绝经后女性体内雌激素水平降低导致内分泌失衡,甲状旁腺功能出现继发性亢进并引起降钙素分泌不足,从而导致体内骨吸收显著大于骨形成,最终导致 PMOP 的发生。近年来,关于氧化应激、肠道菌群失调及骨髓间充质干细胞异常分化等相关机制的研究在 PMOP 发病机制中又有了新的进展,研究认为氧化应激可以导致体内超氧化物异常增高,过量的超氧化物能够激活破骨细胞的活性,导致骨吸收大于骨形成;肠道菌群失调可以导致炎症因子大量产生,这些炎症因子通过诱导单核细胞向破骨细胞分化,最终通过破骨细胞的骨吸收作用加速骨量丢失;骨髓间充质干细胞异常分化可使成骨细胞的数量减少和骨髓脂肪细胞的数量增多,最终通过减弱成骨作用导致骨质疏松的发生。

三、临床表现

1. **疼痛** 疼痛是 PMOP 最早出现的和最为常见的临床症状,以腰背痛为主,也可出现全身疼痛或关节疼痛。疼痛症状一般在改变体位(如翻身、起坐)或长期行走后较明显。

2. **脊柱变形与骨折**　随着 PMOP 的进一步发展,患者可出现脊柱变形,表现为脊柱缩短 10~15cm,体征上出现身高缩短、驼背等表现。此时患者易发生椎体的压缩性骨折导致疼痛进一步加重,并可影响脏器功能。另外,PMOP 患者也容易发生髋部及桡骨远端骨折。

3. **对心理状态的影响**　当 PMOP 逐渐加重,引发的疼痛等症状可导致患者无法负重,甚至出现行走困难、活动不便,严重影响患者的生活质量。同时,行动不便及长期疼痛,也将会给患者造成焦虑、抑郁等心理问题。

四、诊断

1. **骨密度检查**　骨密度的检查方法包括 DEXA、QCT、外周定量计算机断层成像、定量超声等。其中,DEXA 和定量计算机断层成像是骨密度检查的主要方法。

2. **骨 X 线片检查**　骨 X 线片检查主要用于椎体压缩性骨折的诊断。

3. **女性内分泌激素水平的检测**　激素六项检测能够帮助了解绝经前女性的内分泌功能。

4. **骨转换标志物检查**　临床上常用的是骨形成标志物 P1NP、骨吸收标志物 S-CTX,分别反映成骨细胞、破骨细胞的活性。

5. **诊断标准**

(1) 基于 DEXA 的诊断标准:通常用 T 值表示骨密度,T 值=(实测值-同种族同性别健康成人峰值骨密度)/同种族同性别健康成人峰值骨密度的标准差,正常为≥-1.0,骨量减少为-2.5<T 值<-1.0,骨质疏松 T 值≤-2.5,严重骨质疏松 T 值≤-2.5 并伴有脆性骨折。

(2) 基于定量计算机体层成像(QCT)的诊断标准:腰椎 QCT>120mg/cm^3 为骨密度正常;80~120mg/cm^3 为骨量减少;骨密度<80mg/cm^3 为骨质疏松。

五、治疗

1. **基本补充剂**　钙与维生素 D。

目前认为,钙和维生素 D 两者联合使用可以明显降低绝经后骨质疏松性骨折的发生率,此两者也是预防和治疗 PMOP 最基本的补充剂。

2. **抑制破骨细胞药物**

(1) 雌激素或类似物:雌激素或类似物(如替勃龙)可以抑制破骨细胞的活性,进而增加骨密度和降低骨折风险,该类药物也可明显缓解更年期相关其他症状,是预防和治疗 PMOP 的药物之一。

(2) 双膦酸盐类药物:双膦酸盐类药物是治疗 PMOP 的首选药物。双膦酸盐可以通过阻止骨吸收和增加骨密度等作用机制来治疗骨质疏松,同时又可有效降低髋部、椎骨及非椎骨骨折的风险。

(3) 选择性雌激素受体调节剂:雷洛昔芬是一种选择性雌激素受体调节剂,其具有组织选择性,可通过在骨组织中雌激素的激动作用增加骨密度进而降低椎体骨折的风险。

(4) 降钙素:降钙素通过抑制破骨细胞减少骨吸收,增加腰椎骨密度。

(5) 核因子 κB 受体活化剂配体抑制剂:核因子 κB 受体活化剂配体抑制剂可以抑制机体的骨吸收,进而增加患者全身各部位骨组织的骨密度,进而降低各部位骨折的发生率。

3. **促进骨生成药物**　特立帕肽是第一个促进成骨细胞的甲状旁腺素类似物药物,特立帕肽也是首个获得批准的骨形成促进剂。

4. **同时调控破骨细胞和成骨细胞的药物** 锶盐及骨硬化蛋白抑制剂等。

为避免和减少骨质疏松性骨折的发生，在补充钙剂和维生素 D 的基础上，临床医生应根据 PMOP 患者的具体情况选择最佳的治疗方案。对药物的选择：①在髋部骨密度正常，椎体骨密度 T 值≤-2.5 的情况下，选择促进椎体骨成骨的药物；②在髋部骨密度 T 值≤-2.5 而椎体骨密度正常的情况下，选择促进髋部成骨的药物；③在髋部骨密度和椎体骨密度 T 值≤-2.5 的情况下，建议选择促进髋部椎体骨成骨的药物。

5. **中医及中药治疗** 中医中将骨质疏松症认为是“骨痿”“骨痹”的范畴。中医方剂对骨质疏松症的治疗有良好的效果。

第十节 绝经期泌尿生殖系统综合征

一、概述

伴随人类寿命逐渐延长，女性一生约 40% 的时间处于绝经后期，所以绝经过渡期和绝经期女性的生活质量及健康问题应受到关注。伴随着女性雌激素水平的下降，36%~90% 的围绝经期女性会出现不同程度的泌尿生殖器官症状，对女性身心健康产生影响，同时降低女性生存质量，甚至会影响其与伴侣的关系。

针对绝经过渡期及绝经期女性出现的泌尿生殖器官相关症状，2014 年，国际妇女性健康研究学会及北美绝经协会（North American Menopause Society，NAMS）提出了新的术语——“绝经生殖泌尿综合征”，代替了既往曾经使用的外阴阴道萎缩（vulvovaginal atrophy，VVA）、阴道萎缩（vaginal atrophy，VA）及萎缩性阴道炎（atrophic vaginitis，AV）等术语。

绝经生殖泌尿综合征（genitourinary syndrome of menopause，GSM）指绝经期或绝经过渡期雌激素和其他性激素水平下降引起的生殖道、泌尿道萎缩及性功能障碍等症状和体征的集合。

二、病因

GSM 主要是因为在绝经过渡期时女性体内雌激素水平发生大幅度波动，至绝经后期雌激素水平显著减少，进而导致泌尿生殖道黏膜萎缩，分泌功能减低，伴随着分泌黏液量的减少，胶原蛋白、透明质酸及糖原的含量也明显下降，进而出现泌尿生殖器官萎缩，弹性减低，同时易受到感染。绝大部分患者发病前并无明显诱因，但也有研究发现半数以上患者在劳累后发病，部分患者在身体感染后 1 个月内发病，劳累和感染也可能是其发病的诱发因素。

三、临床表现

GSM 的临床表现主要集中在 3 个方面：生殖系统、泌尿系统以及性功能障碍。

1. **生殖系统** 外阴阴道萎缩干燥、瘙痒、刺激、烧灼感，反复阴道分泌物异常等。

2. **泌尿系统** 尿急、尿频、尿痛、血尿、尿不尽感、尿失禁、排尿困难、反复发作的尿路感染等。

3. **性功能障碍** 性欲下降、性唤起障碍、性交困难、性交痛、性生活出血、盆腔痛等。

四、诊断

对于 GSM 目前还没有统一的诊断标准，诊断主要依靠病史的采集及妇科检查发现绝经相关的生殖系统、泌尿系统及性功能改变的症状和体征，并且需要排除特异性感染、皮肤病变等出现类似症状的疾病，辅助检查不作为诊断的必要手段，但有助于病因难以确定患者的鉴别诊断。

（一）病史采集

对于绝经期、绝经后或由其他原因导致雌激素不足的妇女应详细询问外阴阴道萎缩症状、泌尿道萎缩症状及性功能异常改变情况，同时询问相关症状的严重程度以及这些症状对患者生活质量、心理健康及性伴侣的影响程度。

除此之外，询问病史还应包括妇产科疾病史、月经情况及绝经年龄、既往手术史和患病史、过敏史及用药史，用于评估绝经相关原因及除外药物治疗的禁忌证等。询问既往治疗情况、用药方法、时间和效果，同时询问患者所期望达到的治疗效果，为选择治疗方案提供依据。通过询问病史及体格检查，除外特异性疾病或药物等原因导致的外阴、阴道、泌尿系统出现的类似症状。

（二）妇科检查

妇科检查是诊断 GSM 的重要依据，常见的体征有以下几个方面。

1. **外阴阴道表现**　阴毛稀疏，阴唇脂肪垫变薄、外阴皮肤弹性减弱、大小阴唇萎缩、阴唇粘连、阴蒂包皮缩短、外阴口缩小；阴道变短、变窄，弹性下降、上皮组织变薄，阴道黏膜光滑、褶皱消失，阴道分泌物减少。当合并阴道炎症时，阴道壁及宫颈可能会有点状或斑片状充血，通过菲薄的上皮可以看到血管，触之易出血和分泌物异常。

2. **泌尿道表现**　尿道口外突，尿道黏膜外翻、脱垂，尿道息肉或肉阜。

3. **宫颈**　萎缩变小，阴道穹窿部消失。

GSM 患者检查过程中的注意事项：对于阴道口狭窄、小于 2 横指、阴道短缩、明显干涩的老年女性，检查时应使用小型阴道扩张器，避免人为原因造成外阴和阴道黏膜裂伤甚至出血，增加患者的痛苦；注意检查外阴皮肤是否存在外阴营养不良、红肿、结节及皮疹等其他病变；对于绝经妇女的妇科检查，除了应注意泌尿生殖器脱垂、萎缩等改变情况外，还应该重视检查是否存在宫颈病变、盆腔肿块和子宫内膜厚度变化等情况，实验室检查主要用于对其他疾病的鉴别。

（三）辅助检查

1. **阴道 pH 值**　正常阴道内环境偏酸性，pH 值在 3.8~4.4，而绝经后妇女，尤其是没有应用激素治疗的女性，阴道 pH 值可能会升高达到 5.5~6.8，甚至更高水平。因此，除外其他原因导致的阴道 pH 值升高后，若阴道 pH 值≥5.0，可以被认为是由于雌激素缺乏导致的阴道萎缩指标。

2. **阴道成熟指数**　指取阴道上 2/3 的细胞涂片，涂片中计数的每 100 个细胞中的副基底细胞、中间细胞和表浅细胞的比例。对于绝经前，雌激素处于正常水平时，阴道内占据比例较高的是中间细胞和表浅细胞，而伴随着卵巢功能的减退，雌激素水平逐步降低，阴道萎缩也日益显著，副基底细胞数量逐渐增多，阴道成熟指数最终可能转变为几乎由副基底细胞全部占据。

3. **子宫内膜厚度**　盆腔超声检查显示子宫内膜厚度≤5mm，提示子宫内膜缺乏足够的雌激素作用，可以协助诊断 GSM。

4. **性激素检查** 显示雌激素水平下降，FSH 和 LH 水平升高。

5. **其他检查** 如阴道分泌物检查、尿细胞学检查、宫颈细胞学检查、HPV 检查、子宫附件及泌尿系统超声检查等，如患者需要绝经激素治疗，应同时进行与之有关的检查。

（四）评估工具

该类工具主要用于评估 GSM 的病变程度和治疗效果。

1. **阴道健康指数** 是目前评估阴道健康最常用的工具之一，包括阴道弹性、分泌物量、pH 值、上皮完整性和润滑度 5 项内容，每一项内容根据严重程度分为 1~5 分，分值越高者阴道状况越好。

2. **女性性功能指数量表** 是目前用来评估 GSM 症状对性生活质量影响的"替代评价量表"，量表内涵盖了性欲、性唤起、阴道润滑度、性高潮、性生活满意度和性交痛六个性功能项目，各项目得分为 1~5 分，总分为 36 分。根据分值判断性功能障碍程度。

3. **尿失禁问卷简表** 国际尿失禁咨询委员会的尿失禁问卷简表包括了漏尿次数、发生漏尿的诱因、自认为的漏尿量及对日常生活的影响程度等问题，主要用于评估尿失禁发生频率及对患者生活的影响。

五、鉴别诊断

GSM 需与外阴阴道炎症、外阴硬化性苔藓或外阴阴道扁平苔藓、子宫颈及阴道癌前病变、下生殖道赘生物、放疗后阴道炎、其他原因导致的泌尿系统症状相鉴别。

六、治疗

（一）治疗原则

2020 年发表于《中华妇科学杂志》的《绝经生殖泌尿综合征临床诊疗专家共识》对 GSM 的治疗推荐以下治疗原则。

1. 无 MHT 禁忌证

(1) 对于仅有 GSM 症状的绝经过渡期或绝经后期患者，建议局部治疗；阴道雌激素制剂是治疗 GSM 的有效药物，联合阴道保湿剂或阴道润滑剂有助于快速、有效缓解症状。

(2) 合并全身症状的 GSM 患者应进行系统 MHT 治疗；若局部症状缓解不明显，可同时使用阴道雌激素制剂。

(3) 外阴阴道干涩、烧灼、性交痛为主的 GSM 患者，首选阴道保湿剂或润滑剂。

(4) 以尿频、尿急、尿痛、排尿困难及膀胱过度活动症为主的泌尿系统症状，不伴有尿失禁的 GSM 患者，可考虑使用阴道雌激素制剂，同时应结合生活方式改变及盆底肌训练。

(5) 合并压力性尿失禁的 GSM 患者，首选非手术治疗；近年来激光治疗的短期疗效明显，同时使用阴道保湿剂或润滑剂可缓解激光治疗后的不适症状；对于重度的压力性尿失禁及激光治疗无效者可考虑手术治疗。

(6) 合并盆底功能障碍性疾病的 GSM 患者，在使用阴道雌激素制剂或阴道保湿剂、润滑剂的同时也常与盆底肌训练、子宫托或盆底手术联合治疗。

2. 有 MHT 禁忌证

(1) 外阴阴道萎缩、干裂为主的 GSM 患者，首选非雌激素类阴道保湿剂或润滑剂治疗，可作为 GSM 的一线治疗。

(2) 阴道保湿剂或润滑剂治疗效果不明显且 GSM 症状严重的患者，可选择严格局部作用的不经阴道黏膜吸收的阴道雌激素制剂。

(3) 伴有明显泌尿系统症状的患者，应明确引起泌尿系统症状的原因，酌情选择治疗方法：CO_2 点阵激光可作为压力性尿失禁治疗的选择之一。

(4) 外阴阴道萎缩伴性欲低下、性交痛为主的患者，可考虑选择雌激素受体调节剂奥培米芬或阴道脱氢表雄酮治疗。

(二) 治疗方案

1. 绝经激素治疗

(1) 系统性 MHT：适用于 GSM 伴随有明显全身症状者，常见的给药途径有经皮和口服两种。对于有子宫的女性，推荐雌孕激素联合治疗；对于无子宫的女性，可单用雌激素治疗。

(2) 阴道雌激素制剂：适用于泌尿生殖器局部症状明显而不伴随明显全身症状的 GSM 患者，治疗作用主要是促进阴道黏膜上皮增生、促进腺体分泌和间质细胞胶原蛋白合成。对于缓解外阴阴道萎缩、增加阴道黏膜厚度、缓解性交痛及改善性生活质量等疗效较好，而对于压力性尿失禁效果不显著，对于有泌尿系统感染等症状者合用抗胆碱类药物效果更佳。

阴道雌激素制剂有环状、乳膏、嵌入物或片剂等多种剂型。目前临床常用阴道雌激素制剂：①普罗雌烯阴道胶丸：仅作用于阴道局部，不刺激子宫内膜增生，无雌激素全身效应；②雌三醇乳膏：对子宫内膜增生的刺激作用较小，以局部作用为主，但长时间应用也应完善对子宫内膜及乳腺的检查；③结合雌激素：局部小剂量用药对子宫内膜影响较小，但长期或大剂量用药也应注意对子宫内膜的检查；④氯喹那多-普罗雌烯阴道片：发挥雌激素作用的同时还有抗菌作用。

阴道雌激素制剂的使用方法：初始治疗可选择每日 1 次，连续应用 14 天，症状缓解后可改为每周 2 次，可选择长期使用。但对于使用年限超过 1 年者的安全性尚缺乏有效数据，建议长期应用者定期检测子宫内膜厚度及乳腺情况。

(3) 复方激素：可以多种激素组合应用，研究表明复方激素会增加子宫内膜癌的发生率，安全性尚需要进一步研究。故仅在患者因过敏或不能耐受上述药物治疗时才考虑应用。

(4) 组织选择性雌激素复合物：由结合雌激素和选择性雌激素受体调节剂巴多昔芬组成，其内不包含孕激素成分。其可改善阴道细胞学环境，提高性功能。

(5) 选择性雌激素受体调节剂：是一类非甾体化合物，与雌激素受体相结合，根据目标组织的不同和/或激素内环境的不同，发挥雌激素激动和/或拮抗作用。目前 FDA 和欧洲药品管理局已经批准奥培米芬用于治疗由绝经导致的中、重度的性功能障碍。其对阴道上皮有雌激素受体激动作用，能够改善阴道黏膜形态，显著缓解性交困难，并可预防绝经后的尿路感染，且对乳腺不产生雌激素作用，对子宫内膜的刺激作用为也很微弱，耐受性和安全性较好。但仍需要大样本的研究来进一步阐明奥培米芬的安全性。

(6) 阴道内脱氢表雄酮：FDA 已经批准阴道内 DHEA（普拉睾酮，6.5mg/d）用于治疗 GSM 导致的中、重度性交困难。连续阴道内使用 DHEA，可改善阴道细胞学，缓解阴道干燥和性交困难。

(7) 阴道内催产素凝胶：阴道内催产素凝胶可改善阴道局部微环境，缓解患者症状的同时不影响子宫内膜厚度，但仍需进一步观察其长期应用的安全性。

2. **阴道润滑剂和保湿剂** 北美绝经协会建议把阴道润滑剂和保湿剂作为GSM的一线治疗药物，两者可缓解GSM的不良症状，同时还可以提高性交时的满意度。除润滑作用外，该类药物的成分还可以改善阴道黏膜细胞学环境，减少炎症反应，从而缓解性交不适等症状。WHO推荐使用该类药品时其pH值应为3.8~4.5，同时渗透压应小于为380mOsmol/kg。目前常用的阴道润滑剂和保湿剂有重组人Ⅲ型胶原蛋白、透明质酸凝胶和甘油类制剂等。该类药物属于非处方药，无用量及时间限制，但应注意清洁卫生，推荐每周使用2次及以上，但有阴道感染及流血时应禁用。

3. **物理治疗**

(1) 激光治疗：CO_2点阵激光和非消融铒激光两种激光治疗方法已经用于治疗GSM。激光的治疗效果与局部雌激素的效果相同，而激光可以维持更长时间的疗效。其作用机制主要是通过热能作用，促进阴道上皮细胞生长、增加阴道厚度及弹性，改善阴道环境，同时其还能够改善阴道微生态系统，恢复阴道健康。CO_2点阵激光的推荐治疗方案：每4~6周1次，连续应用3次，间隔半年至1年应重复治疗以巩固疗效。CO_2点阵激光应用的禁忌证：瘢痕体质，异常子宫出血，黑色素瘤相关的皮肤黏膜病变，宫颈、阴道、外阴癌变，急性生殖道尿路感染，光敏感皮肤或服用光敏感性药物，癫痫，糖尿病，高血压，凝血功能障碍性疾病，盆腔器官脱垂定量分度法（pelvic organ prolapse quantitation，POP-Q）>Ⅱ度，其他严重的内科疾病。

(2) 射频治疗：通过阴道使用低能量射频照射，主要是利用电流产生热效应促使局部组织胶原蛋白变性，提高局部微循环。

(3) 盆底功能锻炼：主要用于GSM合并张力性尿失禁、盆腔脏器脱垂症状的患者。

1）盆底肌训练：通过患者主动地节律性进行盆底肌肉的舒缩锻炼，增强盆底肌肉张力，提高神经兴奋性，改善盆底功能。

2）盆底电刺激治疗：该方法主要通过电刺激方式提高盆底肌肉力量及肌肉舒缩功能，缓解因盆底肌肉功能减退导致的相关症状。推荐方案为每周2~4次，一个疗程10~15次。

4. **调整生活方式** 健康的生活方式有利于提高生活质量，缓解心理压力，有利于改善GSM患者的症状，如规律作息、合理饮食、不穿紧身服装、戒烟，适当饮酒、适当健身，定期参加社交活动，保持适当的性生活等。

GSM作为一种慢性进展性疾病，需要终身管理。应重视对围绝经期和绝经后女性的GSM筛查，积极宣教，增强患者的自我认知，同时给予规范、恰当、个体化的治疗。一些新兴治疗方法，如纳米脂肪移植等，也具有一定的治疗前景。

第十一节 压力性尿失禁

一、概述

压力性尿失禁（stress urinary incontinence，SUI）是指身体活动时，如咳嗽、打喷嚏、大笑或运动时，腹部压力增加发生尿漏；尿流动力学表现为膀胱充盈测压情况下，在无逼尿肌收缩而腹压增高时出现不自主的漏尿。压力性尿失禁是女性尿失禁最常见的类型，统计数据显示全世界老年女性尿失禁患病率接近50%，其中约一半为压力性尿失禁。患有压力性尿失禁的女性患者常常会感到尴尬甚至孤立自己，同时限制了其正常的工作和社交生活。中国成年女性压力性尿失禁的患病率高达 18.9%,在 50~59 岁年龄段,压力性尿失禁的患病率最高,为 28.0%。由于社会经济和文化教育等因素,加之女性对排尿异常羞于启齿,导致女性压力性尿失禁长期以来不为医患双方所重视。随着我国经济的快速增长及人民生活水平的迅速提高,女性压力性尿失禁带来的诸多健康和社会问题正逐渐受到重视。尤其是绝经后老年女性患者的压力性尿失禁的诊治更应该引起重视。

二、危险因素

1. **年龄因素** 随着年龄增长,老年女性出现盆底肌松弛、雌激素减少和尿道括约肌退行性变等可能性增加;其生活方式改变(如日常锻炼与活动减少),使尿失禁患病率逐渐增高;同时,一些老年常见疾病,如肥胖、糖尿病、慢性咳嗽等,也可促进压力尿失禁的发生与进展。

2. **伴发盆腔脏器脱垂** 盆腔脏器脱垂(pelvic organ prolapse,POP)和压力性尿失禁严重影响中老年妇女的健康和生活质量,二者常伴随存在。POP 的发生是由于盆底支持组织变得薄弱、难以支撑盆腔脏器而出现的病症,这些变化与压力性尿失禁的发生也有关系。

3. **肥胖** 超重与肥胖在中老年女性中极为常见,由于腹压增高使发生尿失禁的概率也显著增高。而大部分患者在成功减重后,其尿失禁症状往往可以得到改善。

4. **生育** 对于女性来说,在分娩过程中,盆底组织或神经的损伤会削弱盆底肌肉的力量。这种损伤造成的压力性尿失禁可能在分娩后不久就开始,也可能发生在分娩后的数年。生育的次数、生产方式、初次生育年龄均与产后尿失禁的发生有显著相关。生育年龄过大者,发生尿失禁的可能性较大;经阴道分娩的女性比剖宫产的女性更易发生尿失禁;行剖宫产的女性比未生育的女性发生尿失禁的危险性更大;使用助产钳等助产技术分娩的女性,尿失禁的可能性也大大增加;超重儿产妇发生尿失禁的危险性也会增加。

5. **雌激素** 长期以来雌激素降低被认为是导致女性压力性尿失禁发生的重要因素,局部雌激素治疗也是经常采用的治疗手段。但近几年也有研究提出质疑,甚至提出雌激素的变化与压力性尿失禁的发生无相关性。还有研究者发现,雌激素替代治疗可能加重尿失禁的症状。

6. **遗传和种族因素** 遗传因素与压力性尿失禁的发生有较明确的相关性,特别是和直系亲属患病率相关。我国女性压力性尿失禁患者就诊率较低,其发病率可能被严重低估。但有国外研究报道,黑人及部分其他有色人种的发病率低于白人女性。

7. **妇科手术** 经研究发现,无论什么病因,患者行全子宫切除术后半年至 1 年发生尿失禁的风险均增加,同时,手术的技巧可能与尿失禁的发生有一定关系。但目前尚无足够的循证医学证据证实子宫切除术导致了压力性尿失禁的发生。

8. **吸烟** 吸烟与压力性尿失禁发生的相关性尚有争议。有资料显示吸烟者发生尿失禁的比例高于不吸烟者,可能与吸烟引起的慢性咳嗽和胶原纤维合成的减少有关。

9. **其他可能的相关因素** 包括高强度体育锻炼、过度摄入咖啡因、糖尿病、脑卒中、抑郁、大便失禁。这些因素都可能诱发或加重尿失禁,但尚缺乏足够的循证医学证据。

三、诊断

女性压力性尿失禁的诊断首先需除外其他内外科疾病,主要根据主观症状和客观检查综合分析后进行评估。压力性尿失禁的诊断步骤分为确定诊断、程度诊断、分型诊断。

（一）确定诊断

1. **病史和体格检查**

(1) 病史：常规病史包括患者的一般情况、智力情况、认知程度和是否有发热、头痛等不适。也包括既往史、月经和生育史、生活习惯、活动习惯、有无其他并发疾病和常规使用的药物等。特有症状包括是否在咳嗽、大笑、打喷嚏或跑步等腹压增加的活动时出现尿液不自主漏出，而休息时该症状又自行消失。还包括特殊的泌尿系统症状，如是否有排尿困难、尿路刺激症状、血尿或腰部酸痛等其他症状。

(2) 查体：包括全身查体、专科查体和一些神经系统的特殊检查。全身查体包括常规检查和患者一般情况的评估。专科查体包括有无盆腔器官脱垂及其程度；外阴一般情况，有无长期尿液漏出导致的异味及皮疹；通过妇科内诊检查了解其子宫位置、大小和盆底肌肉力量等；肛门指诊检查肛门括约肌肌力及有无直肠膨出。一些神经系统的特殊检查，包括会阴皮肤的感觉、女性球海绵体肌反射、肛门括约肌力量的检查。

2. **评估与检查**

(1) 压力诱发试验：患者在膀胱部分充盈的情况下取截石位，暴露外阴及尿道口，嘱患者做咳嗽、用力向下屏气等增加腹压的动作，如出现尿道口尿液溢出情况，则判定为压力试验阳性。

(2) 指压试验：在压力诱发实验基础上，医生把中、示指放入阴道前壁尿道两侧(膀胱颈位置)，指尖向前上方抬高膀胱颈并适当用力，嘱患者再次做加腹压动作，如果没有尿液漏出则为阳性结果。

(3) 排尿日记：一般需要连续记录 3 天至 1 周的排尿情况，包括每次排尿量、排尿时间、排尿次数、饮水量、总尿量等。

(4) 棉签试验：也叫作膀胱颈抬高试验，医生用无菌棉签放在女性尿道内，嘱患者做连续咳嗽动作，如果棉签正向上移，视为阳性。

(5) 实验室检查：包括血常规、尿常规、尿培养、肝肾功能等一般实验室检查，同时可以进行膀胱镜、泌尿系统超声及 CT 等检查排除泌尿系统肿瘤、尿道憩室和膀胱阴道瘘等疾病。对于复杂性压力性尿失禁，尤其是住院手术治疗的压力性尿失禁，术前应完善尿流动力学检查，记录残余尿量、膀胱容积、尿道压力、压力-流率测定、腹压漏尿点压等项目。

（二）程度诊断

1. **根据临床症状分度**　目前临床上推荐使用 Ingelman-Sundberg 分度法，分为轻、中、重度。轻度：患者咳嗽、大笑、打喷嚏等加腹压动作时出现尿失禁，但量少且一般不需要使用尿垫。中度：在跑步、跳跃、快走等活动时出现尿失禁，常常需要使用尿垫。重度：一般日程轻微活动、平卧位改变体位时出现尿失禁。

2. **根据尿垫试验分度**　国际尿控学会推荐 1 小时尿垫试验，试验持续 1 小时，试验一旦开始患者不能排尿。试验前：预先在会阴放置已称重的干燥尿垫；初期 15 分钟：患者喝 500ml 白开水，卧床休息；中期 30 分钟，患者行走，上下台阶；后期 15 分钟：患者应坐立 10 次，用力咳 10 次，跑步 1 分钟，拾起地面 5 个小物体再用自来水洗手 1 分钟。1 小时后再次称重尿垫，患者排尿后测量总的排尿量。计算得出漏尿量≥2g 为阳性。2g≤漏尿量<5g 为轻度；5g≤漏尿量<10g 为中度；10g≤漏尿量<50g 为重度；漏尿量≥50g 为极重度。

3. **根据尿失禁问卷调查分度**　国际上为了能够客观评价尿失禁对生命质量的影响，常常建议使用以患者为主导的成熟的调查问卷。目前一般使用国际尿失禁咨询委员会尿失禁问卷表简表(International Consultation Committee on Incontinence Questionnaire Short Form, ICI-Q-SF)进行调查分度。如需判断压力性尿失禁对生命质量的影响,可以使用国际尿失禁专家咨询委员会(International Consultation on Incontinence,ICI)推出的尿失禁影响问卷简表(Incontinence Impact Questionnaire Short Form,IIQ)-7。

(三) 分型诊断

对于那些临床症状与查体不相符,或者经初步治疗效果不佳的患者,建议进行尿失禁的分型诊断。主要分为尿道高活动性压力性尿失禁和固有约肌功能障碍(intrinsic sphincter deficiency,ISD)型压力性尿失禁。分型诊断主要通过尿流动力学检查结果进行判定。

腹压漏尿点压(abdominal leak point pressure,ALPP)结合影像尿流动力学检查进行分型:Ⅰ型 SUI,ALPP≥90cmH_2O(1cmH_2O=0.098kPa);Ⅱ型 SUI,ALPP 60~90cmH_2O;Ⅲ型 SUI,ALPP≤60cmH_2O。Ⅰ型和Ⅱ型为尿道高活动性 SUI,Ⅲ型为 ISD 型 SUI。

以最大尿道闭合压(maximum urethral closure pressure,MUCP)进行分型:MUCP>20cmH_2O 或 30cmH_2O 提示尿道高活动性 SUI;MUCP≤20cmH_2O 或 30cmH_2O)提示 ISD 型 SUI。

四、治疗

(一) 非手术治疗

包括保守治疗和药物治疗,可减轻患者的尿失禁症状,也可用于手术前后的辅助治疗,可以组合使用。非手术治疗在临床上发挥着重要作用,特别是对那些希望避免有创治疗风险的患者,或由于任何原因无法接受手术治疗者。

1. 保守治疗

(1) 生活方式干预:改善可能与尿失禁有关的生活方式,包括肥胖、吸烟、体育活动水平和饮食等。对于体重指数大于 30kg/m^2 的患者,应与其共同制订减轻体重计划,顽固性肥胖有合并症者可行减重手术。指导患者禁烟,在饮食中增加膳食纤维,减少辛辣食物和含酒精、咖啡因或碳酸类饮料的摄入。应指导排便困难患者定时排便,告知其排便时勿过度用力。应指导患者减少或避免提重物、大笑、跑跳、快步行走等动作。应指导患者睡前 4 小时限制液体摄入。

(2) 盆底肌训练(pelvic floor muscle training,PFMT):盆底肌肉训练的主要方法是提肛运动,建议女性在分娩后一直坚持做提肛运动到绝经期为止,通过盆底肌肉反复收缩和舒张,来改善盆底功能,从而达到预防和治疗盆腔脏器脱垂及压力性尿失禁的目的。可参照以下方法实施:①排空膀胱,着宽松服装;②身体放松,采用坐位、仰卧位或站立位等舒适体位;③收缩骨盆底肌肉 5 秒(即让患者做收缩肛门、同时收缩尿道的动作),开始时可只收缩 2~3 秒,逐渐延长时间至 10 秒;④放松盆底肌肉 10 秒,即完成 1 次盆底肌训练;⑤连续做 15~30 分钟,每天重复 3 组或每天做 150~200 次。

(3) 生物反馈治疗:是通过放置于阴道或直肠内的电子测量装置帮助了解自己的排尿功能,或者通过排尿日记来了解膀胱和尿道肌肉收缩功能,将这些信息转换为视觉和听觉信号反馈给患者,通过进行有意识地盆底肌肉锻炼和电刺激治疗,来增强这些肌肉力量,并最终形成条件反射。

(4) 盆底电刺激治疗:盆底肌电刺激是通过导电体发射出低频电流,刺激尿道括约肌,抑制膀胱收缩肌，加强膀胱的储尿功能，从而缓解尿失禁的症状。在治疗期间，可能有少量阴道出血，一般在治疗后会缓解。同时建议配合盆底肌锻炼或者生物反馈治疗，效果会更好。

(5) 盆底磁刺激治疗：磁刺激技术是利用变化的磁场无接触地使组织内部形成感应电流，诱发动作电位，改变盆底肌群的活动，通过强化盆底肌肉的强度和耐力，达到治疗的目的。其优势在于无创伤、无疼痛，刺激范围更深、更广。

2. 药物治疗 部分药物可以增加尿道闭合压，提高尿道关闭功能，临床常用的药物有以下几种。

(1) 选择性 α_1 肾上腺素受体激动剂：有米多君、甲氧明等。其原理是激活尿道平滑肌 α_1 受体以及躯体运动神经元，增加尿道阻力。其不良反应主要为高血压、心悸、头痛和肢端发冷，严重者可发作脑卒中。因不良反应相对较大，不建议长期使用。

(2) 雌激素：使用雌激素治疗尿失禁的结果报道不一致。因此，目前的研究还不能确定预防或治疗尿失禁的雌激素的最佳给药方法、剂量和类型。口服雌激素单独或联合孕激素对预防或治疗绝经后妇女尿失禁的益处尚未确定，不建议绝经后女性常规使用。阴道雌激素可改善急迫性尿失禁和尿频。

(3) 度洛西汀：是一种去甲肾上腺素（noradrenalin，norepinephrine，NE）和选择性 5-羟色胺（5-hydroxytryptamin，5-HT）再摄取抑制药。通过对 SUI 患者的回顾性分析，发现度洛西汀治疗与改善生活质量有关，可减少 50% 的尿失禁发作，但无法确定疗效是否可持续，并且 1/3 的患者报告了不良事件。

（二）手术治疗

1. 主要适应证 ①非手术治疗效果不佳或不能坚持，不能耐受，预期效果不佳的患者；②中重度压力性尿失禁，严重影响生活质量的患者；③生活质量要求较高的患者；④伴有盆腔脏器脱垂等盆底功能病变需行盆底重建者，应同时行抗压力性尿失禁手术。

手术治疗的优点为疗效长期且稳定，缺点为创伤大、费用高，并存在术后排尿困难、脏器损伤等风险。因此，选择手术方式之前，应告知患者可选择的手术方式及每种方式的利弊，在充分沟通的基础上医患双方共同做出选择。存在以下情况时则应慎重选择手术及术式：①急迫性尿失禁为主的混合性尿失禁，首先采用药物治疗，如治疗效果满意，可不选择手术治疗；如药物效果不佳则提示为 SUI 为主的混合性尿失禁，建议手术治疗。②对于合并尿道阴道瘘、尿道侵蚀、术中尿道损伤和/或尿道憩室的 SUI 患者，均不能使用合成吊带，这类患者可使用自体筋膜或生物吊带。③压力性尿失禁合并膀胱容量小、逼尿肌功能减退的患者，手术治疗需慎重选择。

2. 术式选择

(1) 经阴道无张力尿道悬吊术：经阴道无张力尿道悬吊术（tension-free vaginal tape procedure，TVT）是使用最广泛的手术方式，可以选择耻骨后自上而下或自下而上穿刺、经闭孔由内而外或由外而外穿刺、单切口吊带或可调型吊带等。由于不同方法使用和随访时间不同，其疗效及并发症报道不一。

1) 经耻骨后路径：最初是在 20 世纪 90 年代末作为一种自下而上的穿刺方法被引入，是研究最广泛的反尿失禁手术方法，成功率在 51%~87%。复发性尿失禁的治愈率与原发性尿失禁相似，治疗混合性尿失禁的有效率为 85%，对固有括约肌缺陷患者有效率达 74%。手术的主要并发症为膀胱或尿道穿孔、排尿功能障碍、吊带暴露和侵蚀等。为了及早发现穿孔、损伤、出血等并发症,术中建议行膀胱镜检查。

2）经闭孔路径:经闭孔路径经阴道无张力尿道悬吊术(TVT-O,TOT)是在 TVT 基础上发展而来的,因为其出血、损伤、感染等并发症更少,手术也更简单而被广泛使用。在一项长达 5 年的多中心研究中发现其有效率在 43%~92%。循证医学表明,经耻骨后路径和经闭孔路径的远期疗效无显著差异。

3）阴道单切口微小吊带手术(single-incision mini-sling,SIS):近年来在经耻骨后路径和经闭孔路径基础上开发出的一种更微创、并发症低的手术方法。但由于 SIS 没有长期数据,其疗效还无法确切评估,但通过短期疗效对比其有效率低于经耻骨后路径和经闭孔路径。

(2) 耻骨后膀胱颈悬吊术

1）阴道壁尿道悬吊术(colposuspension):又称 Burch 阴道壁尿道悬吊术(Burch 手术)。阴道侧穹窿筋膜髂耻韧带悬吊术也被称为 Burch 手术,作为 SUI 的传统手术方式,具有应用时间长、并发症相对较少的特点,在 TVT 等术式出现前曾为治疗 SUI 的"金标准"术式,近年来被重新关注。其手术方式是经耻骨后将膀胱颈及近端尿道两侧的阴道壁缝合悬吊于 Cooper 韧带,上提膀胱颈及近端尿道,从而减少膀胱颈的活动度,总体有效率为 68.9%~88.0%。近年来由于微创技术的进步,腹腔镜下手术与开腹手术的治愈率基本相同。其主要并发症为膀胱损伤、输尿管损伤、术后排尿障碍、逼尿肌不稳定等。

2）膀胱颈吊带术:自膀胱颈及近端尿道下方将膀胱颈向耻骨上方向悬吊并锚定,固定于腹直肌前鞘,以改变膀胱尿道角度,固定膀胱颈和近端尿道,并对尿道产生轻微压迫作用的手术操作。吊带材料最常选取自身筋膜材料,可减少排斥反应发生。对于最常用的自体阔筋膜或腹直肌筋膜,其有效在 87%~92%。与经耻骨后路径和经闭孔路径 TVT 相比,如何调整吊带对尿道的松紧程度,既达到良好的疗效,又减少术后排尿困难的发生,是手术的关键环节。同时由于筋膜取材过程中所出现的并发症较多,异种移植物或合成材料越来越值得考虑。

(3) 其他手术方式

1）耻骨后膀胱尿道悬吊固定术(Marshall-Marchetti-Krantz procedure,MMK 手术):缝线置入膀胱颈、尿道及尿道两侧的阴道前壁,通过耻骨宫颈筋膜固定于耻骨联合后方骨膜,使膀胱颈及近端尿道恢复正常位置,减少膀胱尿道的活动度。其疗效低于 Burch 手术及 TVT,并发症主要为骨膜炎和耻骨骨炎。

2）针刺悬吊术:以细针紧贴耻骨后穿刺进入阴道,用悬吊线将膀胱颈侧阴道前壁提起,悬吊固定于腹直肌或耻骨上,使膀胱颈及近端尿道抬高、固定,纠正膀胱尿道角,减少膀胱颈及近端尿道活动度。主要优点为操作简单,创伤小,患者耐受好。缺点为远期疗效欠佳,总体有效率为 45%~85%。

3）填充剂注射法:在内镜直视下,在膀胱颈处通过将填充剂注射于尿道内口黏膜下,使尿道腔拉长、变窄,在提高尿道阻力的同时使功能性尿道得以延长,从而实现控尿目的。这种方式适合尿道内括约肌障碍型 SUI,而不适合膀胱高活动性 SUI。填充物有胶原、碳包裹的锆珠和聚四氟乙烯等。每侧的注射量最多为 15ml。填充剂注射法远期疗效较差,患者通常每 1~2 年需要进行一次治疗。

4）人工尿道括约肌:其原理是利用特制的尿道袖套包裹于尿道周围,置于近端尿道,并由储水囊及控制泵来控制尿道袖套对尿道的环行压迫,以达到控尿和排尿目的。在女性

SUI治疗中应用报道比较少，主要用于Ⅲ型SUI患者。由于其费用昂贵，且容易出现机械故障、尿潴留、感染等并发症，临床应用并不十分广泛，严重并发症者需取出人工尿道括约肌。

5）阴道前壁修补术：通过修补阴道前壁，增强了膀胱底和近端尿道的支撑，使膀胱和尿道活动减少，以减轻患者的尿失禁症状。其优点为对于有盆腔脏器膨出的患者，尤其是阴道膨出的患者，在治疗 POP 同时，完成了 SUI 的治疗。其缺点在于远期疗效差，近期控尿率为60%~70%，5 年有效率约为 37%。

五、随访

盆底肌肉训练至少训练 8 周时进行随访；药物治疗的随访时间多为 3~6 个月，需注意药物的不良反应，对患者进行观察并记录；术后 6 周内至少进行 1 次随访，主要了解近期并发症，6 周后主要了解远期并发症及手术疗效。可选用连续 72 小时排尿日记、1 小时尿垫试验、ICI-Q-SF、尿流动力学检查、盆底肌收缩强度测试或 B 超测定剩余尿量等进行疗效判定。

六、预防

1. **普及教育** SUI 是中老年女性的一种常见疾病。首先，医务人员应逐步提高对该疾病的认识及诊治水平，并广泛开展健康宣教活动，便于对该疾病做到早发现、早治疗、早预防。在治疗过程中应保护患者的隐私，鼓励患者积极配合治疗，将对患者心理及生活质量的影响降到最低程度。

2. **减少危险因素** 根据尿失禁的常见危险因素，采取相应的预防措施。

（1）对于有家族性尿失禁病史、糖尿病、吸烟、肥胖、高强度体力活动或运动、顽固性便秘等长期腹压增高的患者，均应建议其采取改善生活方式等措施以减少 SUI 的发生。

（2）所有产妇产后均应进行盆底肌检测及康复锻炼，尤其是多产、难产、巨大儿等的孕产妇，妊娠期间及产后进行有效的盆底肌训练，能够降低压力性尿失禁的发生率和严重程度。其中，盆底肌训练是最简单有效的预防和治疗尿失禁的方法之一。

（3）对于一些出现轻微尿失禁症状的患者，及早进行生物反馈训练能够指导患者进行正确、自主、有效的盆底肌肉训练，患者可更直观地观察到收缩的效果，掌握收缩强度，并形成条件反射。

（4）选择性剖宫产：与自然分娩相比较，对于一些有产科适应证或者尿失禁高危因素的患者，剖宫产可降低 SUI 的发生率。但选择剖宫产结束分娩时，还应考虑到家庭、社会、心理及经济等诸多因素。

第十二节 盆腔脏器脱垂

一、概述

盆腔脏器脱垂（pelvic organ prolapse，POP）指由于盆底肌肉和筋膜组织薄弱造成的盆腔脏器下降而引发的器官位置异常及功能障碍，主要症状为阴道口肿物脱出，为中老年女性的常见病。

子宫脱垂指子宫从正常位置沿阴道下降，宫颈外口达坐骨棘水平以下，甚至子宫全部脱出阴道口外。

阴道前壁脱垂也称阴道前壁膨出，阴道内 2/3 膀胱区域脱出，称为膀胱膨出，尿道紧连的阴道前壁下 1/3 以尿道口为支点向下膨出，称尿道膨出。

阴道后壁膨出又称为直肠膨出。

二、病因

1. **妊娠、分娩** 使用产钳或胎吸的困难的阴式分娩可使盆底韧带、筋膜和肌肉因过度牵拉导致支撑力量被削弱；且产后过早参加体力劳动，可影响盆底组织张力的恢复，发生 POP。

2. **衰老** 随着年龄的增长，盆腔支持结构萎缩。

3. **腹腔内压力增加** 慢性咳嗽、腹型肥胖、腹水、持续负重或便秘造成腹腔内压力增加，可导致 POP。

4. **医源性原因** 如没有充分纠正手术时造成的盆腔支持结构缺陷。

三、临床表现

1. **症状**

(1) 特异症状：患者通常看到或感觉到膨大的组织器官脱出阴道口，伴有不同程度的腰骶部酸痛或下坠感，久站或劳累后症状明显，轻者经卧床休息后症状减轻，且脱出物能自行回纳，重者则无法还纳，暴露在外的宫颈和阴道黏膜长期与衣裤摩擦，可使宫颈和阴道壁发生溃疡、出血，如感染则有脓性分泌物。

(2) 其他相关症状：阴道前壁膨出常伴有尿频、排尿困难，部分患者可发生压力性尿失禁，且易并发尿路感染等。阴道后壁膨出常表现为便秘、排便困难，甚至需要手压迫阴道后壁帮助排便等。也可见性交不适、性欲降低等症状。

2. **体征** 盆腔检查前需排空膀胱，取膀胱截石位，观察放松状态和用力屏气（Valsalva 动作）下脱垂达到的最大程度。阴道前后壁组织或子宫颈及子宫体可脱出阴道口外，脱垂的阴道壁、宫颈黏膜常增厚角化、溃疡和出血。阴道后壁膨出时，肛门检查手指向前方可触及向阴道凸出的直肠，呈盲袋状。

四、临床分度

国际上应用最多的是 POP-Q 分度（表 5-1、表 5-2）。程度评价以患者平卧位最大用力向下屏气时的程度为准。此系统是分别利用阴道前壁、阴道顶端、阴道后壁上的 2 个解剖指示点与处女膜的关系来界定盆腔器官的脱垂程度。与处女膜平行以“0”表示，位于处女膜以上用负数表示，处女膜以下则用正数表示。另外包括生殖道裂孔（genital hiatus，GH）长度、会阴体（perineal body，PB）长度、阴道全长（total vaginal length，TVL）。测量均用厘米表示。

表 5-1 盆腔脏器脱垂评估指示点（POP-Q 分度）

指示点	解剖描述	正常定点范围
Aa	阴道前壁中线距处女膜 3cm 处，相当于“尿道膀胱沟”处	-3~+3cm

续表

指示点	解剖描述	正常定点范围
Ba	阴道顶端或前穹窿到Aa点之间，阴道前壁上段中的最远点	在无阴道脱垂时，此点位于−3cm，在子宫切除术后阴道完全外翻时，此点将为+TVL
C	宫颈或子宫切除后，阴道顶端所处的最远端	−TVL~+TVL
D	有宫颈时后穹窿的位置，提示子宫骶骨韧带附着到近端宫颈后壁的水平	−TVL~+TVL 或空缺（子宫切除后）
Ap	阴道后壁中线距处女膜3cm处，Ap与Aa点相对应	−3~+3cm
Bp	阴道顶端或后穹窿到Ap点之间，阴道后壁上端中的最远点，Bp与Ba点相对应	在无阴道脱垂时，此点位于−3cm，在子宫切除术后阴道完全外翻时，此点将为+TVL

注：TVL. 阴道全长。生殖道裂孔长度为尿道外口中线到处女膜后缘的中线距离，会阴体长度为阴裂的后端边缘到肛门中点距离，阴道全长为总阴道长度。

表5-2 盆腔脏器脱垂分度（POP-Q分度）

分度	内容
0	无脱垂，Aa、Ap、Ba、Bp均在−3cm处，C、D两点在TVL和（TVL−2）cm之间，即C或D点量化值<（TVL−2）cm
Ⅰ	脱垂最远端在处女膜平面上>1cm，即量化值<−1cm
Ⅱ	脱垂最远端在处女膜平面上<1cm，即量化值>−1cm，但<+1cm
Ⅲ	脱垂最远端超过处女膜平面>1cm，但<（TVL−2）cm，即量化值>+1cm，但<（TVL−2）cm
Ⅳ	下生殖道呈全长外翻，脱垂最远端即宫颈或阴道残端脱垂超过（TVL−2）cm，即量化值>（TVL−2）cm

注：TVL. 阴道全长。POP-Q分度应在向下用力屏气时，以脱垂完全呈现出来时的最远端部位计算。针对每个个体先用3×3表格量化描述，再进行分期。为了补偿阴道的伸展性及内在测量上的误差，在0和Ⅳ度中的TVL值允许有2cm的误差。

我国沿用的传统分度是根据1981年地区“两病”科研协作组的意见，将子宫脱垂分为3度。

Ⅰ度：①轻型，宫颈外口距处女膜缘<4cm，未达处女膜缘；②重型，宫颈已达处女膜缘，阴道口内可见子宫颈。

Ⅱ度：①轻型，宫颈脱出阴道口，宫体仍留在阴道内；②重型，部分宫体脱出阴道口。

Ⅲ度：宫颈与宫体全部脱出阴道口外。

我国传统分度将阴道前壁膨出分为3度。

Ⅰ度：阴道前壁形成球状物，向下突出，达处女膜缘，但仍在阴道内。

Ⅱ度：阴道壁展平或消失，部分阴道前壁突出于阴道口外。

Ⅲ度：阴道前壁全部突出于阴道口外。

我国传统分度也将阴道后壁膨出分为3度。

Ⅰ度：阴道后壁达处女膜缘，但仍在阴道内。

Ⅱ度：阴道后壁部分脱出阴道口。

Ⅲ度：阴道后壁全部脱出阴道口外。

五、诊断

根据病史及检查所见容易确诊。妇科检查前嘱咐患者向下屏气判断脱垂的严重程度，并予以分度，注意阴道壁及宫颈有无溃疡，及其部位、深浅、大小、有无感染等。让患者在膀胱充盈时咳嗽，观察有无溢尿情况。重度子宫脱垂者，可触摸到子宫大小，将脱出的子宫还纳，行双合诊检查附件区有无包块。妇科检查时应注意盆底肌肉组织的检查，了解肛提肌的肌力及生殖裂隙宽度。若有排便失禁还应在肛门指诊时注意检查肛门括约肌功能。POP 术前建议行尿流率检查和残余尿测定，有条件时行尿流动力学检查。

六、鉴别诊断

1. **阴道壁肿物**　阴道壁肿物在阴道壁内，固定、边界清楚。

2. **宫颈延长**　双合诊检查阴道内宫颈虽长，但宫体在盆腔内，屏气不下移。

3. **子宫黏膜下肌瘤**　患者有月经过多病史，宫颈口见红色、质硬肿物，肿物表面未见宫颈口，在其周围或一侧可扪及扩张变薄的宫颈边缘。

七、治疗

POP 的治疗需要综合考虑患者的意愿、脱垂部位、脱垂程度、年龄、合并症、所选方案的受益和风险等因素。在与患者充分沟通的前提下，形成个体化的治疗方案。

1. **随诊观察**　对于无自觉症状的轻度脱垂（POP-Q 分度Ⅰ~Ⅱ度）患者，可以选择随诊观察。对于可以耐受症状、不愿意接受治疗的重度脱垂（POP-Q 分度Ⅲ~Ⅳ度）患者，定期随访监测疾病进展情况，注意排尿及排便情况，特别是泌尿系统梗阻问题。

2. **非手术治疗**　对于所有 POP 患者非手术治疗都应该作为一线治疗方法首先推荐。适用于 POP-Q 分度Ⅰ~Ⅱ度有症状的患者，也适用于保留生育功能、不能耐受手术或不愿意手术治疗的重度脱垂患者。非手术治疗的目标是缓解症状，增加盆底肌肉的强度、耐力和支持力，预防脱垂加重，避免或延缓手术干预。

（1）生活方式干预：对于所有 POP 患者均需进行行为指导，包括减重、治疗便秘及咳嗽、减少使盆底压力增加的活动等。

（2）盆底肌肉锻炼和物理疗法：可加强盆底肌肉的力量和协调性，改善盆底功能。盆底肌肉锻炼适用于国内分期轻型或 POP-Q 分度Ⅰ~Ⅱ度者，也可作为重型手术前后的辅助治疗方法。嘱咐患者行收缩肛门运动，用力收缩盆底肌肉 3 秒以上后放松，每次 10~15 分钟，每日 2~3 次。

（3）子宫托：子宫托是一种支持子宫和阴道壁并使其维持在阴道内而不脱出的工具。以下情况尤其适用于子宫脱治疗：患者不愿意手术或全身状况不适宜做手术；妊娠期、产后及有生育要求者；术后复发或症状缓解不满意的患者；膨出面溃疡，手术前促进溃疡面愈合。禁忌证包括急性盆腔炎性疾病、阴道炎；严重的阴道溃疡及阴道异物；对子宫托材料过敏；不能确保随访者。

子宫托可造成阴道刺激和溃疡，应间断取出、清洗并重新放置，否则会出现瘘、嵌顿、出血和感染等并发症。

(4) 中药和针灸：补中益气汤（丸）等有促进盆底肌张力恢复、缓解局部症状的作用。

3. **手术治疗** 对脱垂超出处女膜缘的有症状患者可考虑手术治疗，主要适用于非手术治疗失败或不愿非手术治疗的有症状患者。手术治疗的主要目的是缓解症状，修补缺陷组织，恢复正常的解剖位置和脏器功能，治疗应体现微创化、个体化。手术分为封闭手术和重建手术。

阴道封闭术分阴道半封闭术和阴道全封闭术，是将阴道管腔部分或全部关闭使脱垂脏器放回至阴道内，手术创伤小、时间短、恢复时间快等。该手术将阴道前后壁分别剥离长方形黏膜面，然后将剥离创面相对缝合以部分或完全封闭阴道。术后失去性交功能，仅适用于年老体弱不能耐受较大手术者。

盆底重建手术是恢复解剖位置，主要针对中盆腔的建设，通过吊带、网片和缝线把阴道穹窿组织或宫骶韧带悬吊固定于骶骨前、骶棘韧带，也可行自身宫骶韧带缩短缝合术，子宫可以切除或保留。手术可经阴道、经腹腔镜或开腹完成。

(1) 自体组织修复重建手术：阴道前后壁修补术，针对筋膜修补；骶棘韧带缝合固定术，将顶端悬吊于骶棘韧带；宫骶韧带悬吊术，对宫骶韧带缩短缝合达到顶端固定的目的。

(2) 经腹或腹腔镜阴道/子宫骶骨固定术：将顶端悬吊于骶骨前纵韧带，是治疗顶端缺陷的标准术式之一。

(3) 经阴道网片置入手术：顶端置入吊带悬吊至骶棘韧带水平，阴道前后壁置入网片实现筋膜重建。网片置入术的主要并发症包括网片暴露、侵蚀和疼痛等，处理困难，甚至无法完全缓解，应在充分告知、知情同意的情况下慎重选择。

(4) Manchester 手术：包括阴道前后壁修补、主韧带缩短及宫颈部分切除。

4. **术后处理及随诊** 绝经后阴道黏膜萎缩者，建议术后开始局部使用雌激素制剂，每周 2 次，至少半年。术后 3 个月内避免加腹压及负重。禁性生活 3 个月，或者确认阴道黏膜修复完好为止。术后建议规律随访终生，及时发现复发、处理手术并发症。

八、预防

避免腹压增加的疾病和劳作。有子宫脱垂者应在行子宫切除的同时顶端重建，以免术后发生穹窿膨出和肠膨出。

（马晓欣、顾佳晖、郭志强、鲁艳明、庞丽、任芳、阮祥燕、宋宁、王诗卓、杨慧、郁琦、朱连成）

参考文献

1. 谢幸，孔北华，段涛 . 妇产科学[M]. 9 版 . 北京：人民卫生出版社，2018.

2. 中华医学会妇产科学分会妇科内分泌学组 . 异常子宫出血诊断与治疗指南[J]. 中华妇产科杂志，2014，49(10)：1-6.

3. 杨欣 . 异常子宫出血诊治精粹[M]. 北京：北京大学医学出版社，2020.

4. 中国抗癌协会妇科肿瘤专业委员会 . 子宫内膜癌诊断与治疗指南(2021 年版)[J]. 中国癌症杂志，2021，

31(6):501-512.

5. 祝友四,张锋英,刘娟. 妇女绝经后卵巢肿物的超声诊断价值[J]. 临床合理用药杂志,2016,9(30):103-104.

6. DONNEZ J,DOLMANS MM. The ovary:from conception to death [J]. Fertil Steril,2017,108(4):594-595.

7. CARUGNO J. Clinical management of vaginal bleeding in postmenopausal women[J]. Climacteric,2020,23(4):343-349.

8. KHAFAGA A,GOLDSTEIN SR. Abnormal uterine bleeding [J]. Obstet Gynecol Clin North Am,2019,46(4):595-605.

9. STEVEN RG. Appropriate evaluation of postmenopausal bleeding [J]. Menopause,2018,25(12):1476-1478.

10. 中华医学会妇产科学分会绝经学组. 围绝经期异常子宫出血诊断和治疗专家共识[J]. 协和医学杂志,2018,9(4):313-319.

11. 葛均波,徐永健,王辰. 内科学[M]. 9版. 北京:人民卫生出版社,2018.

12. 中华医学会,中华医学会杂志社,中华医学会全科医学分会,等. 肥胖症基层诊疗指南(2019年)[J]. 中华全科医师杂志,2020,19(2):95-101.

13. 中华医学会糖尿病学分会. 中国2型糖尿病防治指南(2020年版)[J]. 中华糖尿病杂志,2021,13(4):315-409.

14. 梁开如,蒋成刚. 更年期女性心理健康管理专家共识[J]. 中国妇幼健康研究,2021,32(8):1083-1089.

15. 谢雁鸣,刘峘,姜俊杰,等. 绝经后骨质疏松症中医临床实践指南(征求意见稿)[J]. 中国中药杂志,2021,46(22):5992-5998.

16. 绝经生殖泌尿综合征临床诊疗共识专家组. 绝经生殖泌尿综合征临床诊疗专家共识[J]. 中华妇产科杂志,2020,55(10):659-666.

17. 中华医学会妇产科学分会绝经学组. 绝经管理与绝经激素治疗中国指南(2018)[J]. 中华妇产科杂志,2018,53(11):729-739.

18. 中华医学会妇产科学分会妇科盆底学组. 女性压力性尿失禁诊断和治疗指南(2017)[J]. 中华妇产科杂志,2017,52(5):289-293.

19. MONTI M,FISCHETTI M,PINTO AD,et al. Update on surgical treatment of female stress urinary incontinence [J]. Minerva Obstet Gynecol,2021,73(2):140-144.

20. 中华医学会妇产科学分会妇科盆底学组. 盆腔器官脱垂的中国诊治指南(2020年版)[J]. 中华妇产科杂志,2020,55(5):300-306.

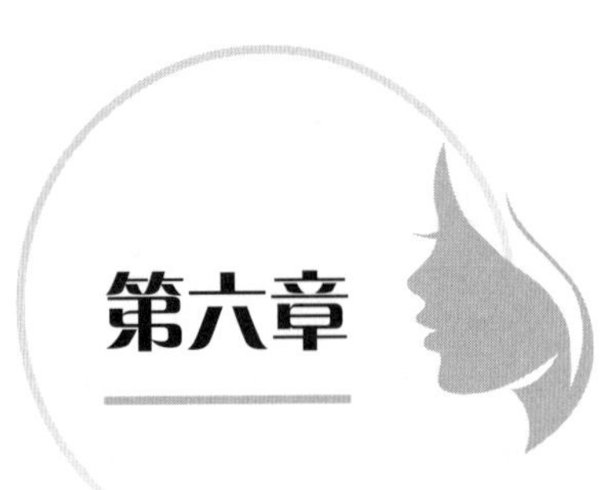

第六章 更年期保健学科的带动作用

第一节 更年期保健专科建设工作实践与展望

在全球老龄化的背景下，我国人口老龄化的速度也不断加快，2020 年我国 65 岁以上老年人口已达 1.91 亿，占人口总数的 13.50%，比 2005 年提高了 5.81 个百分点。与此同时，我国更年期妇女数量也急剧增多，部分更年期女性深受更年期综合征的困扰。

良好的更年期保健服务可以有效缓解更年期症状、减少和延缓慢性疾病的发生，提高老年人群的生活质量和人均期望寿命，是应对老龄化社会的一项重要医疗保健措施。

一、国家统筹推进更年期保健工作

中国妇幼健康事业历经 70 年的发展历程，逐步形成了保健与临床相结合、具有中国特色的妇幼健康服务网络，我国妇女儿童健康水平进一步提高，婴儿和 5 岁以下儿童死亡率、孕产妇死亡率等妇幼健康核心指标已位居全球中高收入国家前列。

党的十八大以来，提出了健康中国建设的战略目标，把健康中国建设上升为国家战略，把健康置于优先发展的位置，提出了“没有全民健康，就没有全面小康”，明确了新时代卫生与健康工作方针，要求把“预防为主”摆在更加突出位置，推动卫生与健康事业发展从以治病为中心向以人民健康为中心转变，采取关口前移的有效干预措施，努力使人民群众不生病、少生病，提高生活质量，延长寿命，从整体上动态把握、维护和提升人的健康状态。十九大报告在此基础上进一步提出了“人民健康是民族昌盛和国家富强的重要标志”，提出“要完善国民健康政策，为人民群众提供全方位全周期健康服务。”十九大报告中，对于人口以及生育政策和老龄化的应对政策更加积极，预示了人口政策将和其他社会经济发展相关联、和产业发展相关联。

与此同时，妇幼健康服务机构进一步推进内部业务部门改革重组，打通临床部和保健部分别设置的部门格局，按照服务人群优化服务流程，整合服务内容，真正实现了“防”和“治”

的实质融合、群体保健和个体保健有机融合、公共卫生和临床医疗人才交流融合，妇幼健康发展模式从“保生存”走向“促发展”，妇幼保健机构的学科发展也进入到一个跨越发展期。

2015 年以来，国家卫生行政主管部门先后发布了《各级妇幼健康服务机构业务部门设置指南》和《妇幼保健专科建设和管理指南（试行）》等文件，鼓励各级妇幼保健机构设置更年期门诊，并加强更年期保健专科建设。

二、国家更年期保健特色专科建设工作

为进一步推进我国更年期保健工作的服务质量和水平，加强更年期保健专科建设，2018 年，国家卫生健康委妇幼健康司启动了国家更年期保健特色专科建设工作，并以专科建设为抓手，从全国层面推进更年期保健服务能力的提升，丰富妇幼保健专业发展。

（一）更年期保健特色专科评估标准制定原则

在制定国家更年期保健特色专科评估标准的过程中，一是秉承了我国妇幼卫生工作方针的相关要求，以保健为中心，保健与临床相结合，并以此促进服务模式从既往临床和保健相互割裂的模式逐渐转变为保健与临床有机融合的综合保健服务模式。二是在立足现状的基础上，通过特色专科建设发挥引领发展的作用，并关注更年期保健的重点服务内容、突出特色服务。三是全面覆盖，与时俱进。评价标准不仅仅针对专业服务内容，还涵盖了专科建设、专科管理、服务设施和设备等相关内容，力求全面、综合地评价更年期保健专科的工作开展情况。同时，随着社会和服务对象需求的发展，专科建设的标准也将随之调整和优化，并通过制定相关标准，促进国家相关政策文件要求的落实，包括《国家卫生计生委关于妇幼健康服务机构标准化建设与规范化管理的指导意见》《更年期保健专科建设和管理指南（试行）》《三级妇幼保健院评审标准（2016 年版）》等。

此外，在制定国家更年期保健特色专科标准的过程中，主要参考了 WHO 对健康服务体系划分的六大模块，即领导和管理、资金、医疗产品和技术、信息、人力资源、健康服务提供，该健康服务体系为构建国家更年期保健特色专科提供了基础理论框架。根据上述理论框架，在专家研讨、咨询和现场调研的基础上，从专科制度、专科服务、人力资源、服务场所设备设施和专科管理 5 个维度设定国家更年期保健特色专科评估框架，并提出具体的评估标准。其中，专科建设主要关注更年期保健专科发展规划、专科建设、专科发展和多学科协作，要求医疗机构将更年期保健工作纳入医院整体发展规划，确定更年期保健专科的重点发展方向和目标，有专科发展规划，并定期开展评估，促进持续改进。按照全方位服务和三级预防的理念，以一级和二级预防为重点，为更年期女性提供内容涵盖生理和心理的主动、连续的服务与管理，设定专科服务各项评估指标，既涵盖营养、心理、运动、中医、健康教育、性激素治疗与管理等内容，也对专科特色服务的实用性、引领性等内容进行评估。人力资源和服务场所设备设施主要是对专科的服务能力进行评估。专科管理主要了解更年期保健专科的科研情况、能力提升和信息管理情况等。

2019 年和 2020 年，国家卫生健康委员会已组织完成了两批国家级更年期保健特色专科的建设工作，评选出的国家更年期保健特色专科单位在区域范围内有效发挥了标杆和示范作用。在国家级更年期保健专科建设工作开展之后，很多省市也开始开展本区域内的更年期保健特色专科建设工作，以评促建，加快妇幼健康服务机构对更年期保健工作的推进，并推动实现更年期保健工作的系统化、规范化、整体化和专业化。

（二）更年期保健特色专科建设工作展望

为进一步让国家级更年期保健特色专科建设单位充分发挥学术和专科引领的作用，促进各地建立起有可持续发展能力的专科技术队伍，推动区域层面和全国层面的更年期保健专科发展，可从如下方面进行加强。

1. 以专科建设为抓手，促进医院高水平、多学科发展，建设品牌学科和特色学科。

2. 进一步加强专科体系构建，鼓励有实力的专科单位发展亚专科和专病门诊，满足多层次、多元化的健康需求，并且使专科做精做强，提升核心竞争力。

3. 注重技术升级和服务升级，进一步加强服务内涵，做到服务纵深有度、横向有面，提供全方位、人性化的以人为本的专科服务。

4. 加强信息化建设，开展互联网+服务模式创新探索，促进区域协同工作网络建设，实现健康数据互联共享。

5. 持续不断加强常态化的更年期健康教育工作，创新发展健康教育模式，提升更年期女性自身健康素养。

6. 提升专科服务和科研工作的合力，以专科服务需求驱动科研工作开展，用科研成果助力专科水平提升，从而实现进一步的创新和发展，共同提升诊疗水平、深化服务内涵，最大程度地保证患者健康权益。

第二节 挖掘优质资源 践行惠民理念

更年期是妇女从生殖期到老年期的过渡阶段，是衰老过程中的正常环节，并不是疾病的征象。做好更年期保健是提供妇女全生命周期健康保障的重要内容。

一、工作背景

更年期妇女多处于 40~60 岁。更年期人群呈现 3 个特点：①人数多，更年期妇女约占人口总数的 11.28%，预计至 2030 年我国 50 岁以上女性将超过 2.8 亿，2021 年北京市 40~64 岁户籍女性有 260 万余人；②时间长，自然绝经是一个正常的生理过程，人群跨度为 6~13 年；③隐患大，更年期是多种慢性疾病的萌发时期，超过 80% 的更年期女性存在不同程度的心理、躯体、神经病症，65% 的更年期女性至少合并一项慢性疾病。

《健康中国行动（2019—2030 年）》将“妇幼健康促进”作为专门一部分进行重点部署。《“健康中国 2030”规划纲要》提出“要覆盖全生命周期，针对生命不同阶段的主要健康问题及主要影响因素，确定若干优先领域，强化干预，实现从胎儿到生命终点的全程健康服务和健康保障”。《中国妇女发展纲要（2021—2030 年）》提出“建立完善妇女全生命周期健康管理模式。针对青春期、育龄期、孕产期、更年期和老年期妇女的健康需求，提供全方位健康管理服务”。做好更年期保健工作可以提高围绝经期妇女的生活质量，将慢病预防关口前移，为老年期健康打下基础，在中国即将迈入老龄化社会的今天，意义重大。

2016 年，国家卫生计生委妇幼司发布了《关于印发妇幼保健专科建设和管理指南（试行）的通知》，对更年期保健专科建设提出了具体要求和指导。中国疾病预防控制中心妇幼保健中心组织开展更年期重点专科建设，为全国更年期保健工作树立行业标杆，带动区域医疗发展。

二、现况调研

为落实国家相关文件要求，更好地为北京市广大妇女服务，北京市卫生健康委委托北京妇幼保健院在全市30余家医疗机构开展更年期保健工作调研，调研结果显示如下。

1. **更年期保健工作区域差别大** 北京市16个行政区，各区医疗资源分布不均。城区拥有一批提供高精尖服务的知名三甲医院，更年期保健的专家团队专业娴熟、业务精湛，国际学术交流频繁，在个体诊疗中能够解决疑难杂症，但专家队伍人员有限，任务繁重。另外，虽然专家团队致力于开展科普讲座，宣传保健知识，但受众有限。郊区的更年期保健服务刚刚起步，辖区内更年期妇女数量众多，但各机构服务水平参差不齐。

2. **基层机构更年期保健专科建设意愿较强，但门诊建设水平明显不足** 各区妇幼保健院意识到更年期保健工作的重要性，有意愿将其纳入医院发展计划，但基础薄弱，二级医院的科室设置不能完全满足多学科诊疗的需求；虽具备基本仪器设备、设施，但普遍缺乏营养管理、运动指导、心理干预、体成分分析等方面的专业工具；运动、宣教场地不足；门诊信息化建设滞后，没有电子病历系统，大多使用纸质版病历；更年期门诊的相关制度和诊疗规范不系统、不全面；人才储备不足；多学科合作机制、转会诊流程、随访制度等均未建立；基层机构更年期保健相关科研和教学经验几乎空白；社区医师对相关知识了解较少。

3. **更年期保健相关人才缺乏** 各机构医务人员均有相应的执业资质，但人员数量配备不足；没有更年期保健的学科带头人，缺乏人才梯队，专科人才不足，无法满足患者的需求。激素治疗是缓解或治疗更年期症状的重要手段，但基层医生不会规范使用，很多医生不会使用焦虑、抑郁、骨质疏松等各种筛查量表。基层医生整体技术水平有待提高，几乎所有医生均希望获得专家团队的指导和定期培训。

4. **预防保健服务意识不足** 更年期患者的个体诊疗基本局限在妇科疾病的诊治上，缺乏一级和二级预防措施。未能开展更年期综合保健，没有将营养、心理、中医、运动、疾病诊疗、健康教育等各方面的服务进行有效整合。

5. **健康宣教不足** 更年期妇女保健意识不足，就诊主动性欠佳，很多妇女认为既然是自然生理过程，就可以“扛过去”，导致不能及时对相关慢性病进行预防，发生骨质疏松和心脑血管疾病的风险增加，影响妇女的生活质量。也有些妇女不知道这些症状与更年期有关，会反复奔波于心内科、骨科、神经科等各专科门诊就诊，增加了心理焦虑和经济负担。基层医疗机构对更年期相关知识宣教明显不足，而更年期妇女的保健需求多样，内容广泛，需要医疗机构或社区提供便捷的咨询和服务。

三、积极实践

北京市在2017年开展了更年期保健示范专科建设，打造市级更年期保健示范基地，形成区域内行业标杆。2020年开展了更年期综合保健专家工作室建设，搭建合作交流平台，加强区级医疗机构的学科建设，提高了更年期保健服务水平。2021年在全市组织开展妇女保健技术提升工程，借助优质的专家团队，培养基层更年期保健人才。2021年更年期保健工作被纳入《北京市“十四五”时期妇女儿童发展规划》，北京市卫生健康委员会以绩效考核、“七五”行动等形式对各机构进行督导和评估，要求妇幼保健机构落实保健与临床的深度融合，调整组织框架，将临床与保健科室按照功能要求进行设置，实现双向转诊，优化服务流程,整合服务内容。同时统筹协调,寻找多机构合作机会,通过加强北京市妇幼信息化建设,筹建北京市妇女健康大数据应用平台,从而使医务人员工作更高效、医患交流更便捷,逐步实现更年期相关疾病的多学科协作。推进"基层首诊、双向转诊、急慢分治、上下联动"的分级诊疗模式,加强更年期疑难病会诊平台建设和医联体建设,进而推动并规范全市更年期保健工作。

(一) 制度建设,试点先行

为进一步发挥北京市更年期保健专家的优势,推进妇幼保健机构更年期保健工作的发展,规范更年期保健服务,满足群众健康需求,北京市卫生健康委员会于2020年4月印发《北京市卫生健康委关于开展更年期保健专家工作室建设的通知》。在全市范围内开展更年期保健专家工作室建设。

1. **明确工作目标** 通过建设工作室,形成更年期保健支援与帮教机制。发挥专家的特长和积极性,搭建合作交流平台,创新技能培训和传播模式,培养基层更年期保健人才,提高更年期保健服务水平,逐步实现更年期相关疾病多学科协作及分级诊疗,打造妇幼保健优势学科。

2. **确定专家团队** 经各区推荐、市级评估,确定北京协和医院、北京大学第一医院、北京大学人民医院、北京大学第三医院、首都医科大学附属北京世纪坛医院、首都医科大学附属北京妇产医院的6个工作室为专家团队。

3. **遴选建设单位** 通过市级专家评估,2020年确定东城区、朝阳区、海淀区、房山区、大兴区、昌平区妇幼保健院作为首批建设单位,建立工作室,先期开展更年期保健服务,并总结推广工作经验。2021年增加西城区、丰台区、通州区、平谷区、怀柔区和延庆区妇幼保健院开展第二批更年期保健工作室建设。

4. **制订建设标准** 北京妇幼保健院制订《北京市更年期保健门诊评估标准》,从设施设备、人员设置、制度建设、服务提供、管理内容五个方面,提出16条建设标准。要求首批建设单位按照评估标准开展建设工作。鼓励其他区妇幼保健机构创造条件开展工作,鼓励机构间相互交流。北京妇幼保健院组织专家编写《更年期保健工作手册》,规范诊疗措施和服务内容。录制标准化理论学习课件,通过北京市远程医疗协同平台供各机构专业人员学习。

5. **明确工作内容** 建设单位与专家团队共同建立工作室。专家团队负责定期到对口建设单位出诊和指导工作,组织业务培训及交流,接收对口区专业人员进修,通过工作室专家"传帮带",使建设单位人员掌握更年期保健、诊断与治疗技能,培养学科骨干。合作开展科研,挖掘和提升科学内涵,并以设立工作室的机构为重点单位,以点带面,加强交流学习,推广先进经验,打造辖区更年期保健品牌。

6. **开展双向评估** 制订《北京市更年期保健专家工作室双向评估标准》,按建设任务每年对建设单位及专家团队工作情况进行双向评估,促进全市更年期保健工作规范、高效开展。

(二) 对口帮扶,共促共建

1. **专家团队实力雄厚** 六家单位均为在国际、国内享有盛誉的妇产科特色机构。

从20世纪70年代开始,北京协和医院妇科内分泌与生殖中心在国内率先开展绝经研究及激素补充治疗,是我国最早建立的妇科内分泌亚专科,更年期保健工作一直位居国内领军地位。2001 年,中华医学会妇产科学分会绝经学组成立,历任组长为中华预防医学会妇女保健分会更年期保健学组组长的单位、中国医药教育协会更年期培训中心主委的单位,负责在全国范围内推广更年期保健工作,是全国唯一的更年期保健培训基地。

北京大学第一医院于 2012 年 8 月开展更年期多学科一日门诊,以妇科内分泌学科为核心,联合营养科、药剂科以及具有营养、运动管理、性心理专业背景的护理团队构成更年期一日门诊核心团队。

北京大学人民医院妇产科下设青少年保健、更年期保健、妇女常见病保健、乳腺保健、妇女营养、妇女心理保健、不孕不育、中医妇科等八个二级专科,积极推广妇女盆底疾病三级预防理念,为更年期妇女提供全方位服务。

北京大学第三医院于 1994 年开始设立更年期专业方向门诊,目前已建成一支涵盖妇产科、康复科、体检中心、中医科、药剂科等多个科室组成的综合团队。2018 年北京大学第三医院骨质疏松及骨代谢疾病中心成立。2020 年 12 月,成立更年期保健多学科合作中心。

首都医科大学附属北京妇产医院妇科、产科为国家临床重点专科项目建设单位,创建中国首个"更年期综合指导中心"。

2015 年首都医科大学附属北京世纪坛医院更年期保健工作建立了三步诊疗法、多学科综合管理模式、重症更年期转诊网络、更年期临床实践、新媒体普及科学知识的"五个创新"。

2019 年首都医科大学附属北京世纪坛医院入围全国首批 18 家国家更年期保健专科单位,2020 年北京协和医院和首都医科大学附属北京妇产医院成为第二批国家更年期保健专科单位。

2. 对口内容丰富具体　主要包括以下工作。

(1) 专家团队负责定期到对口建设单位出诊,组织业务培训及交流,接收对口区专业人员进修,并以设立工作室的机构为重点单位,以点带面,加强交流学习,推广先进经验,打造辖区更年期保健品牌。

各专家团队以不同形式对建设单位工作进行指导:定期到建设单位出诊;积极参加建设单位义诊;指导建设单位对辖区内更年期保健工作进行调研并制订应对措施;帮助建设单位对社区医生进行培训和考核;参加区妇幼保健院组织的辖区内不同形式的科普讲座;参加辖区内面向群众组织的"健康大步走"等科普活动。

(2) 建设单位提供开展更年期保健技术和推广所必需的专业人员、工作场所、设施设备、执业资质等条件,支持工作室建设,制订相关制度并提供必要资金等支持。

各区妇幼保健院均有不同程度的政策支持,积极创造条件,发展相关业务:积极争取区卫生健康委政策支持,申请专项经费;构建辖区内更年期保健服务转诊网络;通过医联体形式建立辖区内医院间转会诊制度,补足专科医院跨学科会诊的短板;完善更年期保健相关工作的资料、制订院级文件,明确更年期保健工作的方案、细则;院内划拨专项经费;购置仪器设备、办公用品、办公软件;建立院内更年期保健团队,制订人才培养计划,组织骨干人员外出进修或培训;成立妇科内分泌组或成立更年期保健门诊;重新规划门诊用房,增加运动、宣教、咨询等场地;制订院内转会诊流程且确保落实;制订院内多学科合作机制并督促执行等。

(3) 建立工作室团队,由市级专家团队和建设单位相关人员共同构成,包括双方单位的妇产科、更年期保健科、心理科、营养科、中医科等相关科室医务人员,部分医院还包含药师、理疗师等。目前各专家工作室的团队成员均超过 10 人。在区卫生健康委和院领导的支持下,区妇幼保健院积极组建多学科团队,建立健全院内科室间转诊,建立疑难病症转诊诊疗流程。

(4) 工作室负责人为第一责任人,牵头组织建立工作室管理制度和运行模式,明确目标任务,细化工作内容,确定工作室负责人及相关专家到建设单位出诊、培训及考核等内容,全面负责工作任务落实和工作目标实现。工作室负责人的指导包括帮助建设单位梳理规章制度;规范诊疗行为;对门诊建设提出参考意见;联系人员进修;帮助推动更年期保健数据信息化建设,规范病例收集;指导病例随访;提高更年期人群管理效率。

(5) 工作室通过工作室专家“传帮带”,使建设单位人员掌握更年期保健与诊断治疗技能,至少培养一名学科骨干,能够独立带领科室相关人员开展更年期保健工作。各专家工作室通过在线直播讲课、视频会议病例分析、定期疑难病症讨论、观摩进修、参与科研项目、撰写论文等多种方式培养区妇幼保健工作的学科骨干。

为提高北京市妇幼保健机构专业人员的妇女保健服务水平,北京市卫生健康委员会开展了“妇女保健技术提升工程北京行”活动,目的是为 16 个区妇幼保健院培养妇女保健骨干力量,打造一支技术过硬的专业团队。制订项目方案,建设培训体系,标化培训教材,完成师资培训。项目培训内容涵盖了妇科生殖道感染性疾病、内分泌相关疾病、良恶性肿瘤相关疾病和不孕不育疾病等妇女常见病的系统化、规范化和精准化诊治。授课老师均为妇科内分泌专家,课件精心打磨。培训模式是线上和线下相结合,通过辖区微信学习群组织线上培训,每期线上培训课程结束后组织线上考核,评估学习效果。每个区选出数名骨干加强培训,并培养骨干们的演讲能力。鼓励并指导中青年骨干进行专题演讲,指导老师对演讲的选题、内容的严谨准确、PPT 制作、语言表达、仪表仪态等方面进行逐一点评,受到广大医生的欢迎,各位医生的通过演讲,不仅对专业知识有了系统的梳理和更深入的理解,同时也提高了语言表达能力和 PPT 制作能力,增强了信心。部分骨干医生参加了更年期保健科普视频录制,部分更年期科普视频已经出版发行。

工作室将更年期保健工作进行深入挖掘和总结,形成可学习、可实施、可推广的操作方案或经验总结。随着更年期工作室工作的开展,各区建立转诊流程,制订转诊指征,初步实现分级诊疗和双向转诊。各区妇幼保健院开展多种形式的健康科普日宣教,提高群众防病意识。通过更年期医患微信群进行答疑咨询和预约挂号,方便群众就医;利用抖音直播间进行科普,传递预防保健知识;通过各医院微信公众号、更年期一日门诊等定期对适龄妇女进行不同专题的授课;不定期组织义诊咨询、前往企事业单位为女职工进行科普讲座,前往社区对群众进行知识宣讲,惠及妇女 100 余万人次。工作室专家与建设单位合作开展科学研究,发表相关论文或出版学术著作。专家团队提供参与全国性先进学术交流会议的平台和机会,指导区级骨干参与指南的制订。

(三) 积极推进,彰显特色

通过工作室建设,北京市更年期保健工作具有以下特点。

1. **制度流程更完善** 制订《更年期保健门诊评估标准》,从设施设备、人员设置、制度建设、服务提供、管理内容五方面,提出 16 条建设标准,经过 12 家工作室建设实践,更加标准化、规范化，具有可推广性，下阶段将在全北京市范围内推广实行。

各建设单位在专家团队的指导下，分别制订本单位专科建设的具体制度，包括更年期保健工作制度，更年期门诊首诊负责制度，更年期会诊和转诊制度，防范和处理医疗纠纷制度，更年期门诊登记随访制度，更年期门诊设备管理制度，更年期门诊消毒隔离制度，更年期门诊信息资料管理制度，更年期健康教育制度，更年期保健多学科合作制度与流程，更年期保健疑难问题会诊、转诊制度，更年期基层培训工作制度，更年期基层指导工作制度，更年期健康管理制度，更年期保健统计工作制度等。

2. **培训进修提能力** 通过建设工作室，形成更年期保健支援与帮教机制，专家的特长和积极性得到发挥，市级优势资源下沉与区妇幼保健院合作交流密切，基层更年期保健人才得到培养，更年期保健服务水平得到提高。首都医科大学附属北京世纪坛医院与海淀区妇幼保健院在“海淀区重症更年期转诊网络”基础上，建立更年期代谢综合征分级诊疗和双向转诊的全程健康管理体系，促进诊疗能力提升；北京协和医院为东城区妇幼保健院提供专科诊疗工具“更年期工作室系统”，并探索北京协和医院-东城区妇幼保健院线上诊疗合作机制，建立北京协和医院-东城区妇幼保健院线上诊疗、线上会诊、双向转诊、患者管理等服务体系。同时，专家团队所在机构举办的各类国家级继续教育培训班为基层各级医生提供了良好的培训平台；建设单位通过积极参与专家团队所承担的多项国家级课题研究工作和各类指南、专家共识编写工作，极大地提升了基层工作室人员的科研能力，并以科研项目带动人才梯队建设和学科发展。在专家团队指导下，建设单位的技术骨干积极申请、获批科研基金，发表文章。2021 年，各工作室开展线上线下培训 100 余次，听课人数 3 万多人次，技术骨干的演讲能力和各级医生的专业知识水平明显提升，参加培训的医务人员满意度高。

3. **科普宣教改意识** 利用专家的权威性，强化更年期保健意识，适龄妇女可以了解并掌握包括营养、心理、中医、运动等服务信息和健康教育知识，认识到更年期健康管理的必要性和重要性，增加主动就诊的意识，提高人群管理的依从性，从“知、信、行”方面，逐步形成健康的生活方式，最大程度践行预防为主的方针。

更年期保健专家工作室的专家团队积极参加各种形式的科普活动，工作室负责人经常在电视、网络的健康课堂上进行科普，出版多本科普读物。各区妇幼保健院均有自己的微信公众号，定期发表科普文章。随着时代的发展，电子产品的更迭，科普宣教手段逐渐丰富，各机构采用线上线下多元模式进行科普宣教，向广大更年期妇女普及保健知识，让患者认识更年期、了解更年期。衰老是一个连续、渐进的过程，持续时间长，涉及全身多个系统，提升患者的健康意识，加强患者的自我管理能力才能事半功倍。

4. **特色服务惠民生** 更年期妇女在区妇幼保健院可以得到国家级、市级专家提供的常见更年期症状诊治服务和老年慢性疾病的预防、咨询、指导、筛查、诊治等综合性、多学科、全方位的医疗保健服务。既满足了群众的健康需求，也提高了区级妇幼保健机构医生的更年期保健诊疗水平。各区更年期门诊的就诊人数、激素治疗人数、心理评估人数、体重管理人数、运动指导人数、营养指导人数等均有明显上升，患者满意度高。

5. **机制探索求长效** 更年期妇女保健工作的建设还在不断探索和尝试，创新技能培训和传播模式，将逐步实现更年期相关疾病多学科协作及分级诊疗，对打造妇幼保健优势学科，推动并规范全市更年期保健工作具有积极作用。

四、未来展望

北京市有强大的专家团队，在北京市卫生健康委员会的领导下，将持续加强更年期保健队伍建设，加强各医疗机构，特别是社区和妇幼机构的诊疗特色，建立一站式、全面性、整体化、多层次、连续性、精准化的更年期保健服务模式；持续加强医疗机构和妇幼系统的信息化建设，建立结构化病历，统一病历模板，实现各级各类医院的信息共享、医患之间的良好沟通和疾病信息的及时反馈，通过建立良好的随访机制，实现妇女保健的长期管理；带动区级医疗保健机构的科研意识，使区级骨干人才更好地了解本地妇女的健康状况，能更好地服务于本辖区妇女；建立更年期专科规范化诊疗服务，为患者提供多学科一站式诊疗服务，建立双向转诊网络，让各区妇女能在家门口享受到科学、规范的保健服务，促进妇女全生命周期健康。

《北京市“十四五”时期妇女儿童发展规划》已经颁布，其中妇女健康工作重点包括以下几个方面。

1. **构建妇女全生命周期健康共建共享机制** 以普及健康生活、优化健康服务、完善健康保障、建设健康环境为重点，健全政府主导、部门协同、社会参与、行业监管、科技支撑的妇女健康保障工作机制。强化妇幼健康信息科技支撑，打造生命全周期“互联网+妇幼健康”服务，推广“云上妇幼”。

2. **加强妇幼健康服务体系建设** 健全妇幼健康服务网络，实施妇幼人才培养计划。积极发挥中医药在妇女保健和疾病防治中的作用。以妇女健康需求为导向，加强妇女健康发展的科技研究，促进创新成果转化。

3. **加强宫颈癌和乳腺癌的综合防治** 完善服务网络，加强宣传动员，提升妇女的“两癌”防治意识和能力。推动“两癌”筛查、诊断技术创新应用，优化筛查策略，建立质控评价体系，强化筛查及诊治服务衔接，促进早诊、早治。落实用人单位女职工定期进行“两癌”筛查，推进宫颈癌消除工作。

4. **保障妇女生殖健康** 倡导和推广以生育力保护为基础的生殖健康教育，全面普及生殖健康和优生、优育知识。将生殖健康服务融入妇女健康管理全过程，保障妇女享有避孕、节育知情选择权，预防非意愿妊娠。提供更加规范、安全、优质的辅助生殖技术服务。提高围绝经期妇女的自我保健意识，规范开展咨询指导与疾病诊治等综合性、多学科、全方位医疗保健服务。

5. **加强艾滋病、梅毒、乙肝传播防治** 全面落实综合干预措施，达到消除指标要求。

6. **促进妇女心理健康** 加强对更年期妇女的心理关怀。

7. **提升妇女健康素质** 建立妇幼健康科普平台，引导妇女树立科学的健康理念，养成健康文明的生活方式。改善妇女营养状况，预防控制营养不足和肥胖。

8. **完善全民健身公共服务** 引导妇女积极投入全民健身行动，不断提高妇女体育活动意识，培养终身运动的习惯。

更年期女性是家庭的核心支撑，更年期女性健康是幸福家庭、和谐社会的重要组成。北京市将在扎实开展前期工作的基础上，注重总结、精心提炼、深入挖掘、积极推广好做法、好经验。引领全社会关心、关爱妇女健康，形成向上向善、美好温暖的社会氛围，推动妇幼健康事业行稳致远，让全周期、全方位、全过程、有温度、有情感、有人文的新时期妇幼健康服务贯穿始终、深入人心，让广大更年期妇女有更多的获得感、幸福感和安全感。

第三节　更年期保健网络及分级诊疗体系

一、完善更年期保健服务网络，发挥基层医疗机构的作用

良好的服务体系对于进一步推动和发挥更年期保健服务的作用至关重要。针对更年期妇女的巨大服务需求，各地卫生行政部门应以当地区域卫生规划和医疗机构设置规划为抓手，整合区域内相关资源，强化区域内不同机构的协同工作，在区域内完善三级预防的更年期保健工作服务体系，积极推进更年期保健和技术服务机构与职责整合，加快形成资源共享、优势互补、运转高效、群众满意的更年期保健服务网络，并注重发挥基层医疗机构的作用。对于医疗机构而言，要建立以更年期女性健康为中心的分工合作机制，包括医联体、对口帮扶等方式，将更年期保健的优质资源通过不同的方式下沉到基层医疗机构，提升更年期保健服务的可及性和覆盖面。

1. 构建以社区为基础、二级和三级医疗机构为技术支撑的“筛查评估-转诊治疗-随访干预”三级综合防治网络，并建立更年期女性疾病分级诊疗制度。基层医疗机构通过家庭医生服务签约责任制等途径，为更年期女性提供健康评估、健康教育、营养咨询、保健指导、重点疾病愈后康复等医疗保健服务。上级医疗机构可开设更年期综合门诊，负责更年期女性健康问题的诊疗、转诊，并与辖区内基层医疗卫生机构建立稳定的业务指导和双向转诊关系，与其他医疗卫生机构和相关科研教学机构建立技术协作机制。

2. 省市级医疗保健机构可通过成立更年期疾病学科联盟、设立更年期保健质量管理中心等途径，组织开展制订工作规范、专业队伍培训、辖区更年期保健工作的质控评估等工作。

3. 围绕丰富更年期三级预防层面的保健服务内涵、构建优质便民的服务模式，加强内涵建设。通过开发和推广新的保健适宜技术，拓展服务范围和服务方式，采用互联网技术将线上和线下医疗保健服务进行衔接和补充等途径，使更年期保健服务成为个体化、精准化的长期健康管理服务，实现更年期保健服务个体化、精细化的目标，有效满足服务对象的需求。

二、构建更年期保健分级诊疗体系，构建合理、有序的供给侧新生态

当前，我国卫生健康领域人民日益增长的健康需求和医疗服务获得不平衡、不充分的矛盾仍旧凸显。世界卫生组织一直号召和鼓励各国围绕患者的健康需求，建立功能明确、定位清楚的分级诊疗服务体系。分级诊疗本着以健康为中心和以人为本的理念，从防病、治病、健康管理的全过程进行干预，不同级别的医疗机构根据自身定位以及患者疾病的轻重程度，承担不同的诊疗责任。通过建立“基层首诊、双向转诊、急慢分治、上下联动”的分级诊疗模式，形成合理、有序的就医格局，推动优质医疗资源下沉，促使上级医疗机构与基层医疗机构相对均衡、合理发展，不仅可以加大基层医疗机构服务的覆盖面和可及性，也能减少患者的就医负担，有效解决“看病难、看病贵”的问题。

建立分级诊疗制度，能够有效进行医疗资源的合理配置，避免和减少医疗资源的浪费，是促进医疗事业发展、促进基本医疗卫生服务均等化的重要举措，也是深化医药卫生体制改革、建立中国特色基本医疗卫生制度的重要内容，对于提高人民健康水平、保障和改善民生

具有重要意义。2015年,国务院颁布了《关于推进分级诊疗制度建设的指导意见》,部署加快推进分级诊疗制度建设,形成科学有序的就医格局,提高人民健康水平。随着现代社会的不断发展与进步,为满足更年期女性多元化的健康需求,使其更快、更好地接受优质的医疗保健服务,有效提高就医效率及生活质量,急需建立合理、有序的更年期保健服务供给侧新生态环境,构建分级诊疗、双向转诊的更年期保健服务模式和就医格局,促进更年期妇女身心健康,为老年期健康打下良好基础。

然而,当前更年期保健分级诊疗工作仍面临一系列问题:一是在宏观政策方面,由于医疗资源配置缺乏科学合理性,导致存在明显的医疗资源区域配置不均衡现象,更年期保健服务体系的资源配置政策需要进一步完善。二是在机构层面,存在部分医疗机构对社区健康管理、康复护理、疾病预防等没有予以足够重视的情况,同时也缺乏有针对性的诊疗绩效管理方案,在一定程度上制约了分级诊疗工作的高效开展。与此同时,基层医疗机构也面临缺乏质量合格、数量充足的全科医生团队、诊疗水平难以满足服务对象需求、缺少有效的外部考核和监督机制等问题,从而影响分级诊疗工作的有效开展。三是服务对象对基层医疗的服务水平和工作能力认可度不高,一些小病也涌向上级医疗机构,导致基层医疗机构的实际作用难以得到充分发挥,加大了分级诊疗的工作难度。

为不断完善更年期保健服务体系建设,形成不同级别医疗卫生机构间长期稳定、科学合理的分级诊疗机制,可从如下方面入手和加强。

1. 遵循以患者为中心、安全、全面获益的原则,明确各级医疗机构更年期保健诊疗服务的功能定位,引导不同级别、不同类别医疗机构建立目标明确、权责清晰的分工协作机制,以促进优质医疗资源下沉为重点,推动医疗资源合理配置。例如,对于一些疑难杂症或者危急重症,应选取三级医疗机构进行救治,对于更年期疾病恢复期患者可以选择二级医疗机构进行治疗,而对于一些较为稳定的更年期患者可以选择在基层医疗卫生机构进行诊疗。与此同时,可建立由不同级别医务人员组成的协同诊疗团队,指导患者合理就医、规范治疗流程、提高治疗依从性。

2. 不断加强基层医疗卫生人才队伍建设。在新时代背景下,应该从更年期常见疾病的早期诊断入手,通过创新培训模式、健全培训管理体系和系统性考核标准等方式和途径,切实拓展基层医疗卫生机构人员的能力水平和综合素养,并通过进一步提升基层医疗机构工作人员的待遇、加强培养优秀的基层全科医生、鼓励上级医疗机构专家在基层医疗机构多点执业、对口支援、远程医疗等方式,提升基层医疗机构人员服务能力和水平。

3. 对基层医疗机构医疗技术及优质资源不足、综合管理意识与能力相对较低、上下级医疗机构职责不清、双向转诊机制不完善等问题,科学布局基层医疗机构并加强基层医疗机构的标准化建设,合理划分服务区域,切实提升更年期患者服务的可及性。

4. 提升县级医疗机构的综合服务能力,加强县级医疗机构更年期门诊的服务能力和专科建设水平。县级医疗机构具有较好的设备和技术基础,患者对县级医疗机构的认可度也较高,因此应重点围绕更年期女性的常见病和多发病,进一步加强诊疗服务,充分发挥县级医疗机构在更年期保健分级诊疗体系中的枢纽和引流作用。

5. 以信息化建设为依托,实现更年期保健信息互联共享。信息化建设是盘活分级诊疗体系并使其充分发挥作用的重要基础设施,因此借助区域性医疗卫生信息平台的建设以及全民健康保障信息化工程等工作,整合推进不同级别医疗机构之间的医疗资源共享,并提升医疗质量控制水平。同时，在医疗机构内，也应通过信息化建设，实现更年期保健专项信息与医院信息系统的对接，畅通院内信息共享通道。

6. 建立健全分级诊疗保障机制。通过推进全科医生制度建设、理顺基层医疗卫生机构签约服务流程、上转和下转患者工作流程，建立完善针对不同类型疾病的双向转诊技术标准、管理程序和转诊指导目录等，实现有序转诊。同时通过加强医保管理制度、药品供应制度等手段，发挥相关制度的调控和引导作用，建立健全分级诊疗的保障机制，以分级诊疗为导向，探索更年期保健专科医联体新模式，稳步推进更年期保健分级诊疗工作的开展。

7. 开发高质量技术文件。以更年期患者为中心，将更年期保健权威指南的科学证据与基层医疗机构的诊疗实践相结合，制订分级诊疗规范、专家共识、质量控制制度等技术文件，规范不同级别医疗机构人员的执业行为，实现更年期疾病的同质化管理水平。

8. 全方位、常态化的健康教育。一方面，要加强非更年期保健专业医务人员的健康教育，扩大知识普及，提升更年期保健意识，让医务人员认识到更年期保健的重要性，改变他们的认知，使更年期相关问题的患者能够及早得到转介和诊治。另一方面，要通过多种形式对更年期女性开展健康宣教，提升自我保健和自我健康监测的能力，以及早期疾病及时到基层医疗机构进行首诊的自主意识，提升基层首诊率。此外，鼓励在医疗机构内建立更年期保健健康促进学校，定期安排课程，围绕更年期患者的心身健康需求，开展系统化健康教育，帮助患者建立正确的健康理念，提升更年期女性主动寻求保健的行为。

（郑睿敏、韩历丽）

参考文献

1. 国家卫生计生委妇幼司．妇幼保健专科建设和管理指南（试行）[S/OL]．北京：国家卫生计生委妇幼司，2016：11.

2. 顾映洁，顾燕芳，蔡静芬，等．无锡地区更年期保健服务能力调查及应对策略[J]．实用妇科内分泌电子杂志，2021，8（1）：5.

3. 杨丽，黄星，王淑霞，等．中国 11 个省份妇幼保健机构和综合性医院更年期保健门诊现况调查[J]．中华预防医学杂志，2020，54（5）：5.

第二篇

实　战　篇

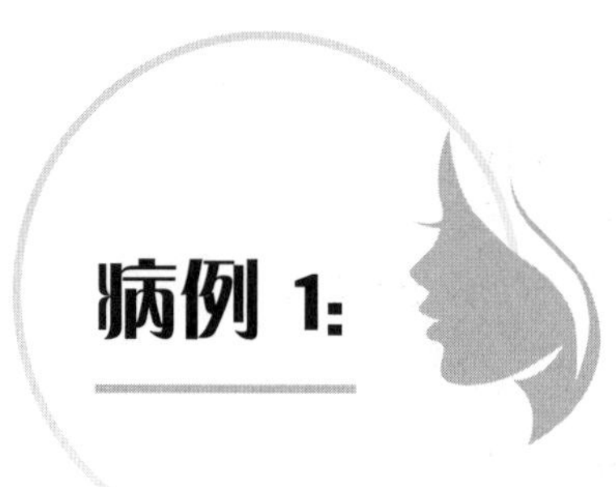

病例 1:

更年期综合征非药物治疗

一、病历摘要

1. **一般项目**　患者女性,41 岁。

2. **主诉**　月经稀发 7 个月,潮热、心烦 4 个月余。

3. **现病史**　平素月经规律,4~5 天/28~30 天,量中等,色暗红,无痛经。2021 年 1 月、2 月月经同既往。2021 年 3 月月经如期来潮,经量稍减少,经期缩短为 4 天。末次月经(last menstrual period,LMP)为 2021 年 6 月,经量明显减少,为既往月经量 1/3,经期 4 天,偶有潮热、心烦不适,咳嗽时偶有漏尿。为求进一步诊治就诊我科。

4. **既往史**　否认高血压、糖尿病等病史,否认肝炎、结核等传染病病史,否认外伤史、输血史。否认食物及药物过敏史。

5. **月经婚育史**　平素月经规律,4~5 天/28~30 天,量中等,色暗红,无痛经,LMP 为 2021 年 6 月。已婚,G_1P_1,剖宫产一子。

6. **家族史**　否认家族遗传病史。

二、体格检查

1. **一般检查**　体温 36.4℃,血压 122/63mmHg,心率 69 次/min,呼吸 18 次/min。身高 160cm,体重 73.8kg,BMI 28.8kg/m^2。一般情况好,查体合作,腹软,无压痛。

2. **妇科检查**

(1) 外阴:已婚已产式。

(2) 阴道:通畅,未见异常分泌物,阴道前壁Ⅰ度脱垂,阴道黏膜薄、弹性差。

(3) 宫颈:光滑,萎缩,接触性出血(－)。

(4) 宫体:后位,略萎缩,质中,活动可,压痛(－)。

(5) 双附件:未及异常,压痛(－)。

三、辅助检查

1. **宫颈液基薄层细胞学检查(TCT)、人乳头瘤病毒(HPV)检查** 未见异常。
2. **经阴道盆腔超声检查** 子宫内膜厚约0.26cm,未见异常回声。
3. **乳腺彩超检查** 双侧乳腺增生,双侧乳腺多发低回声结节(BI-RADS 3级)。
4. **生殖激素检查** 结果见表2-1-1。

表2-1-1 患者生殖激素检查结果

项目	FSH/($mU \cdot ml^{-1}$)	LH/($mU \cdot ml^{-1}$)	E_2/($pg \cdot ml^{-1}$)	P/($ng \cdot ml^{-1}$)	T/($ng \cdot ml^{-1}$)	PRL/($ng \cdot ml^{-1}$)	AMH/($ng \cdot ml^{-1}$)
结果	103.49	29.10	<15	0.82	0.75	3.83	0.01

注:FSH.卵泡刺激素;LH.黄体生成素;E_2.雌二醇;P.孕酮;T.睾酮;PRL.催乳素;AMH.抗米勒管激素。

5. **血生化全项检查** 谷丙转氨酶(ALT)113U/L,谷草转氨酶(AST)66U/L,甘油三酯(TG)2.31mmol/L,总胆固醇(TC)6.1mmol/L,余未见明显异常。
6. **空腹胰岛素检查** 18.077μU/ml。
7. **空腹C肽检查** 2.10ng/ml。
8. **人体成分分析** 身高160cm,体重73.8kg,BMI 28.8kg/m^2。体脂含量46.3%。
9. **腹部超声检查** 提示脂肪肝。
10. **血常规、甲状腺功能、尿常规、白带常规检查** 血红蛋白121g/L,余均未见明显异常。
11. **Kupperman绝经指数(KMI)量表检查** 18分(3分项目:潮热出汗;2分项目:肌肉骨关节痛,泌尿系统症状),见表2-1-2。

表2-1-2 患者Kupperman绝经指数量表评分

症状	加权系数	程度评分			
		无(0分)	轻(1分)	中(2分)	重(3分)
潮热出汗	4	无	<3次/d	3~9次/d	≥10次/d
感觉异常	2	无	有时	常有刺痛、麻木、耳鸣等	经常且严重
失眠	2	无	有时	经常	经常且严重,需服药
易激动	2	无	有时	经常	经常不能自控
抑郁	1	无	有时	经常,能自控	失去生活信心
眩晕	1	无	有时	经常,不影响生活	影响生活、工作
疲乏	1	无	有时	经常	日常工作受限
肌肉骨关节痛	1	无	有时	经常,不影响功能	功能障碍
头痛	1	无	有时	经常,能忍受	需服药
心悸	1	无	有时	经常,不影响工作	需治疗
皮肤蚁走感	1	无	有时	经常,能忍受	需治疗

续表

症状	加权系数	程度评分			
		无(0 分)	轻(1 分)	中(2 分)	重(3 分)
性交痛	2	无	有时	经常，能忍受	影响生活
泌尿系统症状	2	无	有时	经常，不影响生活	影响生活与工作

四、初步诊断

1. 更年期综合征
2. 肝功能损害
3. 高脂血症
4. 胰岛素抵抗
5. 肥胖
6. 乳腺增生(BI-RADS 3 级)
7. 瘢痕子宫

五、治疗方案

1. 行尿垫试验，明确尿失禁程度。

2. 减脂、减重，生酮饮食，1 个月后复查(空腹血糖、胰岛素、血常规、血生化、性激素六项、人体代谢动态测定分析)，待肝功能正常后给予绝经激素治疗(MHT)。

3. 凯格尔运动。

4. 乳腺科就诊评估 MHT 乳腺安全性。

六、治疗心得

患者肝功能提示转氨酶高(ALT 113U/L)，是否需要消化内科就诊并全面完善肝脏相关检查？患者需要解决更年期症状，但肝功能异常是激素治疗相对禁忌，在排查肝脏问题期间是否可应用其他方式缓解症状？

该患者 BMI>28kg/m^2，属于肥胖患者，血脂升高，综合考虑，患者肝功能异常可能为脂肪肝引起。通常肝功能超过正常值 2 倍以上是药物使用的禁忌证。对于该患者而言，需就诊消化内科完善相关检查，积极排查转氨酶升高的病理因素，必要时对症治疗。该患者既有肝功能异常，又有肥胖，同时伴有压力性尿失禁的问题，选择生酮减重同时配合保肝治疗，复查至肝功能正常、体重减轻后仍有压力性尿失禁及更年期症状时再次启动激素治疗亦可。

七、专家点评

杭州市妇产科医院妇产科主任医师金雪静点评意见：41 岁女性绝经属于早绝经范畴，该患者病史中提供的主要线索是月经稀发伴经量减少。在女性生殖分期中，月经周期(长度)的改变≥7 天时是提示卵巢功能减退的一个非常重要的信号。此类患者要高度重视更年期保健的及时性和必要性。

八、小结

MHT 并非治疗更年期综合征的唯一手段,更年期保健是多层次、多手段、多学科和多维度的。生活方式的干预和调整是保健及治疗成功的重要保证,更年期健康问题防控中最重要的基石就是健康生活方式的养成。所以全面采集病史,深入了解患者全身健康情况,针对性制订更年期保健方案,才能使患者最大获益。

病例提供者:符丽娜
点评专家:金雪静
信息编辑:孙德宇

参考文献

中华医学会妇产科学分会绝经学组 . 绝经管理与绝经激素治疗中国指南(2018)[J]. 中华妇产科杂志,2018,53(11):729-739.

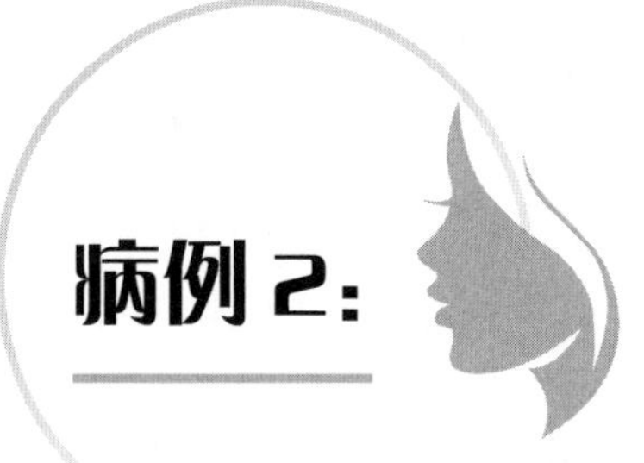

病例 2：更年期综合征非激素药物治疗

一、病历摘要

1. **一般项目** 患者女性，55 岁。

2. **主诉** 绝经 1 年，潮热出汗、胸闷、失眠半年，坤泰胶囊治疗后复诊。

3. **现病史** 平素月经规律，5~7 天/28~30 天，量中等，色暗，无痛经，末次月经为 2018 年 10 月。闭经 3 个月后无明显诱因出现潮热出汗、胸闷、失眠，未用药，闭经 4 个月上述症状加重，尤以出汗明显，夜间大汗淋漓、惊醒，冬天外出汗流满面，因胸闷、心悸就诊于外院内科，检查心肺未提示异常。其间无阴道出血及排液。为求进一步诊治于 2019 年 3 月就诊，要求非激素治疗，给予完善的更年期相关检查，并健康宣教，全面评估后给予坤泰胶囊 4 粒，每日 3 次。用药 1 周后潮热症状较前减轻，由原来每天 7 次减为每天 3 次；用药 2 周后夜汗改善；继续 1 个月后潮热明显改善；2 个月后白天出汗停止；2 个半月后胸闷较前明显减轻；继续服药 3 个月，潮热出汗、胸闷完全缓解，睡眠较前好转。2019 年 7 月就诊于门诊，再次评估后，继续服药 3 个月，同时户外锻炼、游泳，每周 3 次，每次 1 500m；每日做更年期健身操。现已口服坤泰胶囊 6 个月，更年期症状消失，情绪稳定，睡眠佳，每日饮食尚可，大小便正常，无活动后心慌、气急。

4. **既往史** 左乳 B 超提示增生 BI-RADS 3 级十余年。否认高血压、糖尿病等病史，否认肝炎、结核等传染病病史，否认外伤史、输血史。否认食物及药物过敏史。

5. **月经婚育史** 初潮 13 岁，平素月经规律，5~7 天/28~30 天，量中等，色暗，无痛经，末次月经为 2018 年 10 月。适龄结婚，G_3P_1，顺产一子，自然流产 1 次，人工流产 1 次。

6. **家族史** 否认家族遗传病史。

二、体格检查

1. **一般检查** 体温 36.3℃，血压 122/70mmHg，心率 68 次/min，呼吸 18 次/min。身高

168cm,体重 63kg,BMI 22.3kg/m^2。一般情况好,查体合作,腹软,无压痛。

2. **妇科检查**

(1) 外阴:已婚已产式。

(2) 阴道:通畅。

(3) 宫颈:光滑,萎缩,接触性出血(-)。

(4) 宫体:前位,大小正常,质中。

(5) 双附件:未及异常,压痛(-)。

三、辅助检查

1. **宫颈 TCT、HPV 检查** 未见异常。

2. **经阴道盆腔超声检查** 子宫前位大小 5.0cm×4.1cm×3.7cm,肌壁回声欠均匀,肌壁多个肌瘤,最大直径约 1.4cm,子宫内膜厚 0.29cm,右卵巢内可见一无回声区。

3. **乳腺彩超检查** 左乳低回声结节,BI-RADS 3 级。

4. **生殖激素六项检查** 结果见表 2-2-1。

表 2-2-1 患者生殖激素六项检查结果

项目	FSH/ ($mU\cdot ml^{-1}$)	LH/ ($mU\cdot ml^{-1}$)	E_2/ ($pg\cdot ml^{-1}$)	P/ ($ng\cdot ml^{-1}$)	T/ ($ng\cdot ml^{-1}$)	PRL/ ($ng\cdot ml^{-1}$)
结果	108.62	37.52	<20	0.47	0.26	9.69

注:FSH. 卵泡刺激素;LH. 黄体生成素;E_2. 雌二醇;P. 孕酮;T. 睾酮;PRL. 催乳素。

5. **实验室、心电图、骨密度、甲状腺超声检查** 血红蛋白 114g/L,余均未见明显异常。

四、初步诊断

1. **更年期综合征**
2. **多发性子宫肌瘤**
3. **乳腺增生**

五、治疗方案

1. 充分沟通,建议继续中成药治疗,坤泰胶囊 4 粒,每日 3 次。
2. 3 个月后查生殖激素六项、血生化,6 个月后复查乳腺超声、妇科超声、骨密度。
3. 生活方式指导,均衡饮食,加强户外运动。

六、治疗心得

1. 患者更年期症状明显,严重影响生活质量,同时伴多发子宫肌瘤、乳腺增生,拒绝使用激素药物治疗,就诊于更年期多学科管理门诊,全面检查、充分评估,接受更年期健康宣教,医患达成深度互动。口服坤泰胶囊治疗,症状明显缓解,增加了患者治疗的依从性和满意度。患者骨密度正常,中成药治疗的同时,适度增加力量型运动可以进一步预防骨质疏松。

2. 严密监测是保证患者安全的最好办法。用药过程监测肝功能、肾功能、盆腔彩超、乳腺彩超等均未发现异常，连续用药半年后患者更年期症状消失，生活质量提高，户外运动增加，下一步有望减少用药量后观察。

3. 生殖激素六项变化情况见表 2-2-2。

表 2-2-2 患者生殖激素六项变化情况

时间	FSH/ ($mU \cdot ml^{-1}$)	LH/ ($mU \cdot ml^{-1}$)	E_2/ ($pg \cdot ml^{-1}$)	P/ ($ng \cdot ml^{-1}$)	T/ ($ng \cdot ml^{-1}$)	PRL/ ($ng \cdot ml^{-1}$)
2019 年 3 月	108.62	37.52	<20	0.47	0.26	9.69
2019 年 7 月	45.68	21.92	31	0.43	0.15	6.09

注：FSH. 卵泡刺激素；LH. 黄体生成素；E_2. 雌二醇；P. 孕酮；T. 睾酮；PRL. 催乳素。

七、专家点评

河北省中医院妇产科主任医师祝佩芹点评意见：患者绝经 1 年，潮热出汗、胸闷、失眠半年。该患者的更年期症状在临床上较为常见。最初潮热出汗、失眠时，患者往往容易忽视，觉得忍忍就过去了。当胸闷、心悸时，患者误以为心脏问题会到心内科就诊，有时甚至到急诊就诊。虽然该患者有绝经激素治疗的适应证，没有禁忌证，但患者要求非激素治疗。临床上对于患者治疗方面，我们应该在和患者充分沟通的基础上，遵从患者的用药意愿。另外，对于更年期患者的治疗，不仅限于药物，生活方式干预也很重要，更年期需要综合及长程管理，提升生命质量是目的。

八、小结

充分健康教育，指导生活方式（营养+运动），同时必须长程管理，定期评估，及时调整，方能获益最大化。卵巢功能衰退引发的绝经相关健康问题随时间会有阶段性变化，需要长程管理。

病例提供者：蔺彩梅
点评专家：祝佩芹
信息编辑：石艳

参考文献

孙艳格，张李松 . 更年期妇女健康管理专家共识（基层版）[J]. 中国全科医学，2021，24（11）：1317-1324.

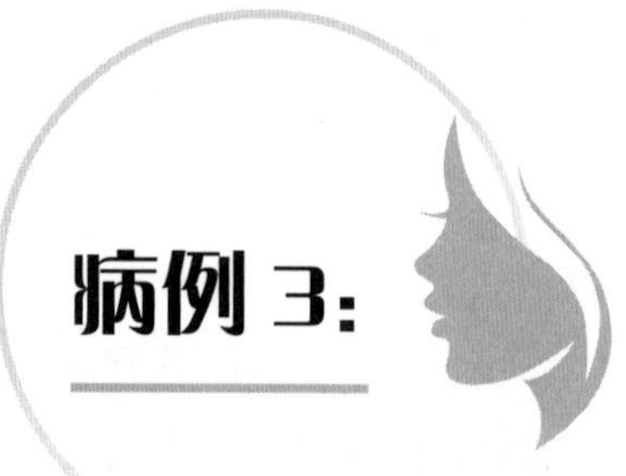

病例 3:

更年期综合征合并异常子宫出血及胆囊结石

一、病历摘要

1. **一般情况** 患者女性,46 岁。

2. **主诉** 月经紊乱 1 年,停经伴潮热出汗 3 个月。

3. **现病史** 平素月经规律,15 岁初潮,5~7 天/25~28 天,量中等;LMP 为 2020 年 1 月 1 日;前次月经(past menstrual period,PMP)为 2019 年 11 月。近一年月经周期 20~60 天,经期 3~15 天,经量时多时少,伴潮热、出汗、失眠及腰背痛。口服中药(具体不详),自测尿妊娠试验阴性。为求进一步诊治就诊我科。

4. **既往史** 1 年前体检发现胆囊结石,大小约 0.8cm × 0.6cm,平素无不适症状。否认高血压、糖尿病等病史,否认肝炎、结核等传染病病史,否认外伤史、输血史。否认食物及药物过敏史。

5. **月经婚育史** 既往月经规律,15 岁初潮,5~7 天/25~28 天,量中等;LMP 为 2020 年 1 月 1 日;PMP 为 2019 年 11 月。G_2P_1,顺产一子,2003 年人工流产一次。

6. **家族史** 否认家族遗传病史。

二、体格检查

1. **一般检查** 体温 36.1℃,血压 122/75mmHg,心率 67 次/min,呼吸 18 次/min。身高 160cm,体重 55kg,BMI 21.5kg/m^2。一般情况好,查体合作,腹软,无压痛。

2. **妇科检查**

(1) 外阴:已婚已产式。

(2) 阴道:通畅,黏膜光滑,少量白色分泌物。

(3) 宫颈:光滑萎缩。

(4) 宫体:后位,萎缩,活动好,无压痛。

(5) 双附件：未及异常，压痛(－)。

三、辅助检查

1. **宫颈 TCT、HPV 检查** 未见异常。
2. **经阴道盆腔超声检查** 子宫内膜厚 1.0cm，附件未见异常。
3. **乳腺彩超检查** 双侧乳腺增生，BI-RADS 2 级。
4. **腹部彩超检查** 胆囊结石，大小约 0.8cm × 0.7cm。
5. **尿妊娠试验检查** 阴性。
6. **血常规检查** 血红蛋白 111g/L，余均未见明显异常。
7. **Kupperman 绝经指数量表检查** 35 分(3 分项目：潮热出汗、失眠、疲乏、肌肉骨关节痛；2 分项目：感觉异常、抑郁、心悸；1 分项目：皮肤蚁走感、性交痛)，见表 2-3-1。

表 2-3-1 患者 Kupperman 绝经指数量表评分

症状	加权系数	程度评分			
		无(0 分)	轻(1 分)	中(2 分)	重(3 分)
潮热出汗	4	无	<3 次/d	3~9 次/d	≥10 次/d
感觉异常	2	无	有时	常有刺痛、麻木、耳鸣等	经常且严重
失眠	2	无	有时	经常	经常且严重，需服药
易激动	2	无	有时	经常	经常不能自控
抑郁	1	无	有时	经常，能自控	失去生活信心
眩晕	1	无	有时	经常，不影响生活	影响生活、工作
疲乏	1	无	有时	经常	日常工作受限
肌肉骨关节痛	1	无	有时	经常，不影响功能	功能障碍
头痛	1	无	有时	经常，能忍受	需服药
心悸	1	无	有时	经常，不影响工作	需治疗
皮肤蚁走感	1	无	有时	经常，能忍受	需治疗
性交痛	2	无	有时	经常，能忍受	影响生活
泌尿系统症状	2	无	有时	经常，不影响生活	影响生活与工作

四、初步诊断

1. 更年期综合征
2. 异常子宫出血
3. 胆囊结石

五、治疗方案

1. **治疗计划** 调整月经周期(后半周期孕激素)；缓解更年期不适(非 MHT/MHT)；补钙；宣教；定期复诊。

2. **具体方案**

(1) 地屈孕酮 10mg,每日 2 次,疗程 10 天。

(2) 莉芙敏片 0.28g,每日 2 次。

(3) 钙片 1 000~1 500mg,维生素 D 400~800IU。

(4) 坚持锻炼,规律作息,健康饮食。

(5) 定期复诊。

六、治疗心得

患者有两个需求需要解决:①月经紊乱:控制异常子宫出血、调整月经周期、保护子宫内膜、预防复发;②更年期不适:血管舒缩症状、自主神经失调症状、精神神经症状、绝经期泌尿生殖综合征、骨痛及骨密度下降。

2020 年 4 月 6 日予以初步治疗方案后,患者于 2020 年 5 月 5 日复诊。LMP:2020 年 4 月 20 日,量中等,经期 7 天,KMI 评分 22 分。调整方案:地屈孕酮片 10mg,每日 2 次,疗程 10 天,给药 2 个周期(月经第 15 天开始服用);莉芙敏片 0.28g,每日 2 次;钙片 1 000~1 500mg,维生素 D 400~800IU;坚持锻炼,规律作息,健康饮食;2 个月后复诊。

患者于 2020 年 7 月 1 日再次复诊:LMP 为 2020 年 6 月 20 日,量少,经期 5 天;PMP 为 2020 年 5 月 18 日,极少,经期 3 天,KMI 评分 12 分。完善检查:hCG 阴性;乳腺彩超提示双侧乳腺增生;骨密度,T 值为-2.0;肝肾功能、血尿常规未见异常。患者月经量明显减少,提示雌激素已不足,因此考虑可以开始应用补充雌激素的序贯治疗方案,治疗前需完善检查;雌激素可以促进小肠对胆固醇的吸收,从而促进胆固醇结石形成,为降低风险,可采用经皮雌激素治疗。调整方案:雌孕激素序贯治疗,雌二醇凝胶每日 1 卡尺(1.5mg 雌二醇);地屈孕酮片 10mg,每日 1 次,疗程 14 天(月经第 15 天开始服用);继续补钙、健康宣教;1 个月后复诊。

患者于 2020 年 8 月 4 日再次复诊:LMP 为 2020 年 7 月 28 日,量少,经期 5 天,症状完全缓解。继续方案:雌孕激素序贯治疗,雌二醇凝胶每日 1 卡尺(1.5mg 雌二醇);地屈孕酮片 10mg,每日 1 次,疗程 14 天(月经第 15 天开始服用);继续补钙、健康宣教;3 个月后复诊。

患者于 2020 年 11 月 10 日再次复诊:LMP 为 2020 年 11 月 2 日,量少,经期 3 天,精神饱满,体力恢复。继续方案:雌孕激素序贯治疗,雌二醇凝胶每日 1 卡尺(1.5mg 雌二醇);地屈孕酮片 10mg,每日 1 次,疗程 14 天(月经第 15 天开始服用);继续补钙、健康宣教;半年后复诊,携带体检报告。

七、专家点评

华中科技大学同济医学院附属同济医院妇产科主任医师王世宣点评意见:绝经的本质是卵巢功能的衰退,更年期综合征体现了女性的一个生命时期。本病例患者诊断明晰,虽然处理难度相对较小,但充分体现了诊疗过程长期管理的重要性。

福建省妇幼保健院妇产科主任医师陈秀娟点评意见:本病例为临床常见病例,该病例属于绝经过渡晚期,症状严重,初始治疗选择后半周期孕激素+植物药。该患者月经紊乱 1 年,本次就诊时子宫内膜厚 1.0cm,担心子宫内膜问题而未采用绝经过渡期伴更年期症状常用的雌孕激素序贯治疗方案。初始采用的后半周期孕激素疗法临床虽少用,但本患者取得疗效,值得肯定,符合个体化用药的原则。但植物药并非更年期用药的首选,虽然可改善更年期症状，但对泌尿生殖道萎缩的改善、心血管的保护、骨质疏松的预防以及长期用药的安全性都缺少循证医学证据的支持。后期采用雌孕激素序贯疗法方案的选择是正确的，患者同时患有胆囊结石，采用经皮雌激素治疗，安全性值得肯定。另外，本病例月经紊乱近 1 年，在 3 个周期后半周期治疗后应当复查子宫内膜，追踪内膜状况，排除器质性病变，将更有助于后期治疗用药的安全。

八、小结

更年期综合征治疗目的：预防异常子宫出血；保护子宫内膜；缓解更年期不适；保护骨健康。本病例从单纯孕激素周期干预调整到序贯 MHT，时机把握准确；宣教有效，患者坚持治疗，收效良好。

更年期综合征为临床常见疾病，诊疗效果很大程度得益于系统性的分阶段管理、长期的随访及宣教，其间充分的医患沟通也有助于提高诊疗效果。

雌激素可能促进胆囊结石的形成，增加胆囊手术的风险。对此类患者建议使用更为安全的经皮雌激素治疗。

病例提供者：杨书红
点评专家：王世宣、陈秀娟
信息编辑：陈明皇

参考文献

中华医学会妇产科学分会绝经学组．绝经管理与绝经激素治疗中国指南(2018)[J]．中华妇产科杂志，2018，53(11)：729-739.

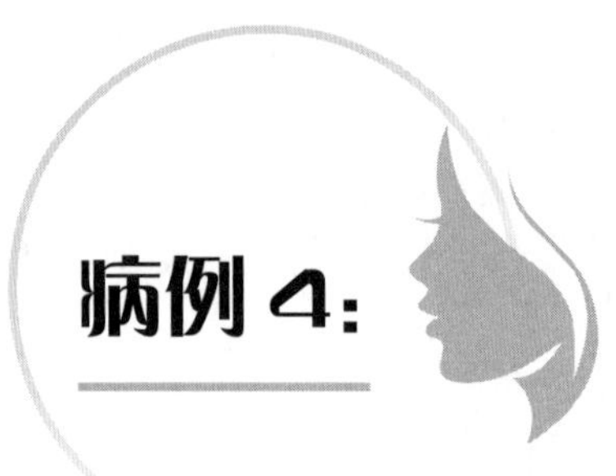

病例 4:

更年期综合征合并乳腺 BI-RADS 3 级

一、病历摘要

1. **一般情况** 患者女性,52 岁。

2. **主诉** 潮热出汗 5 年,绝经 4 年,潮热加重 1 个月。

3. **现病史** 2016 年开始自觉潮热出汗,间断中成药治疗,效果欠佳。2017 年 7 月自然绝经。潮热出汗症状持续至今。近 1 个月来潮热症状明显加重,出汗发作频繁,每天大于 10 次。无绝经后阴道出血。为求进一步诊治就诊我科。

4. **既往史** 2015 年因异常子宫出血就诊于当地医院,B 超提示子宫内膜厚,遂行诊断性刮宫手术并行病理检查,具体结果不详。术后月经周期恢复规律。2016 年再次出现停经 3 个月,就诊于外院并行 B 超检查提示子宫内膜增厚(患者自述为 15~20mm),未行特殊处理,予以中药调理后月经周期恢复规律。超声诊断“乳腺增生”多年,间断服用中成药治疗,定期行乳腺超声随诊。否认高血压、糖尿病等病史,否认肝炎、结核等传染病病史,否认外伤史、输血史。否认食物及药物过敏史。

5. **月经婚育史** 初潮 13 岁,平素月经规律,4~5 天/28~30 天,经量中等,无痛经。LMP 为 2017 年 7 月。G_2P_1,顺产一子,人工流产 1 次。

6. **家族史** 否认家族遗传病史。

二、体格检查

1. **一般检查** 体温 36.2℃,血压 126/71mmHg,心率 65 次/min,呼吸 18 次/min。身高 161cm,体重 53kg,BMI 20.4kg/m^2。一般情况好,查体合作,腹软,无压痛。

2. **妇科检查**

(1) 外阴:已婚已产式。

(2) 阴道:通畅,未见异常分泌物,阴道黏膜薄、弹性差。

(3) 宫颈：光滑，萎缩，接触性出血(-)。
(4) 宫体：后位，略萎缩，质中，活动可，压痛(-)。
(5) 双附件：未及异常，压痛(-)。

三、辅助检查

1. **宫颈 TCT、HPV 检查** 未见异常。

2. **经阴道盆腔超声检查** 子宫大小 4.6cm × 3.9cm × 4.2cm，子宫内膜厚 0.4cm。双侧附件未见明显异常。

3. **乳腺彩超检查** 双侧乳腺 BI-RADS 3 级。乳腺专科会诊：目前考虑患者无 MHT 禁忌证，建议动态观察，定期随访。

4. **生殖激素六项检查** 结果见表 2-4-1。

表 2-4-1 患者生殖激素六项检查结果

项目	FSH/ ($mU·ml^{-1}$)	LH/ ($mU·ml^{-1}$)	E_2/ ($pg·ml^{-1}$)	P/ ($ng·ml^{-1}$)	T/ ($ng·ml^{-1}$)	PRL/ ($ng·ml^{-1}$)
结果	98.98	38.14	<15	0.1	0.19	12.16

注：FSH. 卵泡刺激素；LH. 黄体生成素；E_2. 雌二醇；P. 孕酮；T. 睾酮；PRL. 催乳素。

5. **实验室及心电图检查** 血红蛋白 126g/L，余均未见明显异常。

6. **骨密度检查** 骨量减少。

7. **Kupperman 绝经指数量表检查** 25 分(3 分项目：潮热出汗；1 分项目：感觉异常、失眠、易激动、眩晕、疲乏、性交痛、泌尿系统症状)，见表 2-4-2。

表 2-4-2 患者 Kupperman 绝经指数量表评分

症状	加权系数	程度评分			
		无(0 分)	轻(1 分)	中(2 分)	重(3 分)
潮热出汗	4	无	<3 次/d	3~9 次/d	≥10 次/d
感觉异常	2	无	有时	常有刺痛、麻木、耳鸣等	经常且严重
失眠	2	无	有时	经常	经常且严重，需服药
易激动	2	无	有时	经常	经常不能自控
抑郁	1	无	有时	经常，能自控	失去生活信心
眩晕	1	无	有时	经常，不影响生活	影响生活、工作
疲乏	1	无	有时	经常	日常工作受限
肌肉骨关节痛	1	无	有时	经常，不影响功能	功能障碍
头痛	1	无	有时	经常，能忍受	需服药
心悸	1	无	有时	经常，不影响工作	需治疗
皮肤蚁走感	1	无	有时	经常，能忍受	需治疗
性交痛	2	无	有时	经常，能忍受	影响生活
泌尿系统症状	2	无	有时	经常，不影响生活	影响生活与工作

四、初步诊断

1. **更年期综合征**
2. **乳腺 BI-RADS 3 级**
3. **骨量减少**

五、治疗方案

1. 替勃龙:2.5mg,每日 1 次。

2. 多晒太阳。补充钙剂的注意事项:①食用动物性食物,含有草酸和鞣酸的食品如菠菜或韭菜,含磷食品如可乐、酒类和咖啡后 1 小时后才能服用钙片;②不能过量,每日 1 粒基本可以满足身体需要,服用时多喝水,促进溶解;③维生素 C 可以促进钙吸收,而铁可影响钙吸收,建议同时补充维生素 D,并进行每周 2 次抗阻力练习,不吸烟、不过量饮酒。

3. 选择适合自身特点的锻炼方式,并坚持不懈。①运动方式:有氧运动、抗阻运动、拉伸运动;②运动强度低-中等,基本保持心率在(150–年龄)次/min;③运动频次 3~5 次/周;④运动时间 30~40 分钟。

4. 2~4 周后复诊,重点关注乳腺、子宫的超声检查。

六、治疗心得

1. 诊治思路及随访

(1) 诊治思路

1) 依据患者的病史及性激素检查结果可以判断其处于绝经后期。

2) 患者有典型的潮热、多汗,每日出汗>10 次,骨密度检查骨量减少,考虑患者的绝经症状严重,具有 MHT 的适应证。

3) 患者无 MHT 的禁忌证,但有乳腺增生病史,为 MHT 的慎用情况,结合乳腺科医生的会诊意见及 MHT 的治疗原则,详细告知患者 MHT 的风险,建议严密观察下给予 MHT 治疗。

4) 患者了解 MHT 的利弊后表示理解,并明确要求用药治疗。

(2) 随访

1) 用药 1 个月:主要关注药物疗效,根据患者的具体情况调整药物,并了解不良反应情况。

2) 用药第 3 个月、第 6 个月:必要时复查乳腺、妇科超声,根据疗效以及不良反应及时调整药物治疗方案,必要时请乳腺外科医生会诊,鼓励患者坚持长期治疗。

3) 用药 1 年及以后每年至少 1 次:复查相关指标;重新评估禁忌证和慎用情况,评估收益与危险情况调整用药,确定次年的用药方案;鼓励患者坚持长期治疗。

2. 乳腺 BI-RADS 3 级是否可以应用 MHT 不同 MHT 方案对乳腺癌风险的影响不同,MHT 的乳腺癌风险主要与 MHT 中添加的孕激素有关,并与孕激素应用的持续时间有关。相比于人工合成的孕激素,替勃龙或天然孕激素对乳腺的刺激更小,这也成为减少乳腺癌风险的可能选择。

3. 为何本例患者选用替勃龙治疗 替勃龙属于组织选择性雌激素活性调节剂,在体内能够同时代谢产生较弱的雌激素、孕激素和雄激素活性,在不同组织中发挥不同的效应,在泌尿生殖道、骨骼、大脑等部位，主要发挥雌激素作用，但在子宫内膜呈弱孕激素作用，在肝脏及大脑发挥弱雄激素效应，而在乳腺中则以无活性的硫酸盐形式存在。因此，替勃龙是对乳腺比较安全的药物。它能够促进细胞凋亡、抑制细胞增殖。肿瘤细胞的特点是增殖加快、凋亡减慢，替勃龙具有相反的作用，能够使肿瘤细胞凋亡速度加快、增殖速度减慢，从而不增加乳腺癌的发生风险。这也是替勃龙目前临床应用越来越广泛的原因之一。

七、专家点评

河北省中医院妇产科主任医师祝佩芹点评意见：这是一个具有代表性的病例，潮热出汗 5 年，绝经 4 年，在绝经之前就出现了潮热出汗等与更年期相关的症状，现在因加重 1 个月选择就诊。实际上，此类患者较为常见，多数因为担心性激素治疗的副作用而延误就诊。本病例的适应证、禁忌证和慎用情况梳理得非常清晰，乳腺问题一直是更年期保健中需要关注的问题，因此在更年期长期管理中，有乳腺科团队保驾护航，用药治疗的乳腺安全性才能得到保证。

八、小结

1. MHT 是改善绝经相关症状最有效的方法，但是要把握好 MHT 的相对禁忌证，全面权衡 MHT 的利和弊，让患者获益最大化。

2. 不同 MHT 方案对乳腺癌风险的影响不同，而替勃龙因其药物特点在绝经后乳腺增生患者的治疗方面具有较好的安全性。

3. 目前较为一致的看法是激素治疗连续使用小于 5 年不增加患乳腺癌的风险，在使用激素治疗期间及停用激素治疗 5 年内，应根据情况每 1~3 个月检查一次乳腺，必要时使用乳腺超声、乳腺钼靶等辅助检查。可疑乳腺癌则应停药，积极进行有关乳腺癌的进一步排查。尊重乳腺外科意见，若无 MHT 禁忌证，且有 MHT 适应证，可以在密切的随访下使用 MHT。

病例提供者：陈岚
点评专家：祝佩芹
信息编辑：甘亚乐

参考文献

中华医学会妇产科学分会绝经学组．绝经管理与绝经激素治疗中国指南(2018)［J］. 中华妇产科杂志，2018，53(11)：729-739.

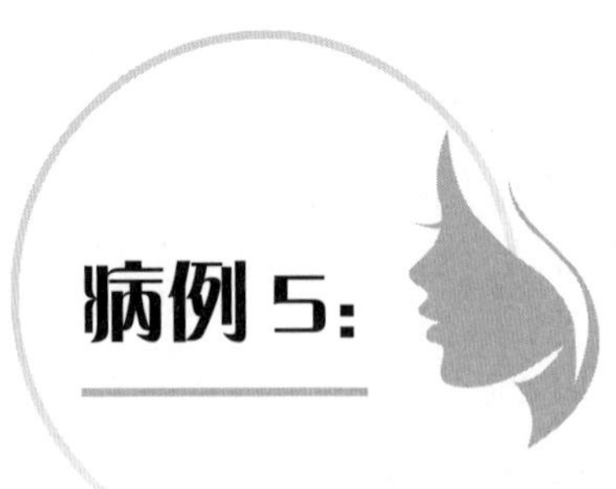

病例5：

更年期综合征合并胆囊结石

一、病历摘要

1. **一般情况** 患者女性，51岁。

2. **主诉** 潮热出汗伴失眠3年，绝经1.5年。

3. **现病史** 绝经一年余出现潮热出汗，2~3次/d，伴失眠、心烦。近期出现性交痛，无尿频、尿急、尿痛等症状，为求进一步诊治就诊我科。

4. **既往史** 否认高血压、糖尿病等病史，否认肝炎、结核等传染病病史，否认外伤史、手术史、输血史。否认食物及药物过敏史。

5. **月经婚育史** 初潮13岁，平素月经规律，5~6天/30天，量中等，无痛经。40岁之后月经周期缩短至22~24天，后逐渐周期延长至2~3个月，经期无延长，经量无增多。2020年自然绝经，绝经时50岁。G_3P_1，顺产一子，人工流产2次。

6. **家族史** 否认家族遗传病史。

二、体格检查

1. **一般检查** 体温36.3℃，血压123/71mmHg，心率69次/min，呼吸18次/min。身高157cm，体重53kg，BMI 21.5kg/m^2。一般情况好，查体合作，腹软，无压痛。

2. **妇科检查**

(1) 外阴：已婚已产式。

(2) 阴道：通畅，黏膜萎缩，未见异常分泌物。

(3) 宫颈：光滑，萎缩，接触性出血(－)。

(4) 宫体：后位，略萎缩，质中，活动可，压痛(－)。

(5) 双附件：未及异常，压痛(－)。

三、辅助检查

1. **宫颈 TCT、HPV 检查** 未见异常。

2. **经阴道盆腔 B 超检查** 子宫大小正常，子宫内膜厚 0.39cm，宫腔线分离 2.3mm，双附件未及异常。

3. **乳腺彩超检查** 双侧乳腺 BI-RADS 2 级。

4. **生殖激素六项检查** 结果见表 2-5-1。

表 2-5-1 患者生殖激素六项检查结果

项目	FSH/ (mU·ml⁻¹)	LH/ (mU·ml⁻¹)	E_2/ (pg·ml⁻¹)	P/ (ng·ml⁻¹)	T/ (ng·ml⁻¹)	PRL/ (ng·ml⁻¹)
结果	116.34	48.28	<15	0.58	0.25	3.31

注：FSH. 卵泡刺激素；LH. 黄体生成素；E_2. 雌二醇；P. 孕酮；T. 睾酮；PRL. 催乳素。

5. **骨骼肌肉系统检查** 骨质疏松。

6. **肝胆超声检查** 胆囊结石，大小约 0.7cm × 0.3cm，胆囊壁息肉样变。

7. **实验室及心电图等检查** 血红蛋白 120g/L，余均未见明显异常。

8. **Kupperman 绝经指数量表检查** 22 分（3 分项目：失眠、易激动；2 分项目：眩晕、疲乏、心悸；1 分项目：潮热出汗），见表 2-5-2。

表 2-5-2 患者 Kupperman 绝经指数量表评分

症状	加权系数	程度评分			
		无（0 分）	轻（1 分）	中（2 分）	重（3 分）
潮热出汗	4	无	<3 次/d	3~9 次/d	≥10 次/d
感觉异常	2	无	有时	常有刺痛，麻木，耳鸣等	经常且严重
失眠	2	无	有时	经常	经常且严重，需服药
易激动	2	无	有时	经常	经常不能自控
抑郁	1	无	有时	经常，能自控	失去生活信心
眩晕	1	无	有时	经常，不影响生活	影响生活、工作
疲乏	1	无	有时	经常	日常工作受限
肌肉骨关节痛	1	无	有时	经常，不影响功能	功能障碍
头痛	1	无	有时	经常，能忍受	需服药
心悸	1	无	有时	经常，不影响工作	需治疗
皮肤蚁走感	1	无	有时	经常，能忍受	需治疗
性交痛	2	无	有时	经常，能忍受	影响生活
泌尿系统症状	2	无	有时	经常，不影响生活	影响生活与工作

四、初步诊断

1. 更年期综合征
2. 胆囊结石
3. 胆囊息肉
4. 骨质疏松
5. 宫腔分离

五、治疗方案

拟行 MHT 治疗，嘱患者外科就诊评估胆囊结石及胆囊息肉情况。

六、治疗心得

1. 诊治思路及经过 患者年龄大于 40 岁，绝经 1.5 年，具有更年期相关症状，妇科超声提示宫腔线分离，需除外宫腔内积血、积液、积脓或子宫内膜病变可能，目前证据尚不足，建议 1 个月后复查。结合患者有接受 MHT 治疗意愿，具有 MHT 适应证，无禁忌证，慎用情况为胆囊结石。嘱患者前往外科进行评估。

外科会诊意见：胆囊结石、胆囊息肉，目前无药物治疗及手术治疗指征，建议 3 个月后复查。

遂为患者制订个体化治疗方案：可选雌孕激素连续联合方案或替勃龙方案。其中，雌激素有口服及外用两种剂型可选，口服雌激素可增加胆汁中胆固醇浓度，胆囊结石风险增加，且显著增加乳腺密度和乳房胀痛的发生率；而经皮雌激素可避免肝脏首过效应，胆囊结石的患病风险降低，且对乳腺密度和乳房胀痛无显著作用。而替勃龙为选择性雌激素活性调节剂，对胆囊和胆道系统影响小，且对乳腺刺激相对较小，不增加乳腺密度。据此为患者提供了两种治疗方案：雌二醇凝胶 1.25g 外用+地屈孕酮 5mg 口服，每日 1 次连续联合；或替勃龙 1.25mg 口服，每日 1 次。患者在详细了解病情及治疗方案后，选择替勃龙方案。同时嘱患者口服钙剂及阿仑膦酸钠治疗骨质疏松。

2. MHT 会加重胆囊结石症状吗？

可选择对胆道系统影响较小的药物，如经皮雌激素。

七、专家点评

首都医科大学附属北京世纪坛医院妇产科主任医师白文佩点评意见：本病例为 MHT 标准化病例，总结了 MHT 的三步诊疗法。针对患者宫腔积液，进行了非常专业的临床思辨，患者胆囊结石、乳腺增生，结合 MDT 意见，进行 MHT 的个体化用药选择，减轻了患者的心理负担及医疗负担。

八、小结

依据患者的病史及性激素检查结果可以判断为绝经后期，有典型的潮热出汗、失眠心烦等更年期症状，性交痛，骨密度检查骨量减少，骨质疏松，符合 MHT 适应证，无禁忌证，乳腺增生及胆囊疾病病史为 MHT 的慎用情况。根据乳腺科及外科医生的会诊意见，可以观察随诊。患者有改善更年期症状的愿望，目前处于绝经 10 年之内、60 岁之前，在启用 MHT 治疗的窗口期内。

MHT 的药物选择原则：详细告知患者 MHT 的利弊，建议在严密观察下口服替勃龙，按时随访。

健康指导：均衡饮食，规律运动，保持体重，戒烟、限酒，增加社交，同时补钙和活性维生素 D，口服阿仑膦酸钠。

病例提供者：付蕊红
点评专家：白文佩
信息编辑：刘斐然

参考文献

中华医学会妇产科学分会绝经学组．绝经管理与绝经激素治疗中国指南(2018)[J]．中华妇产科杂志，2018，53(11)：729-739.

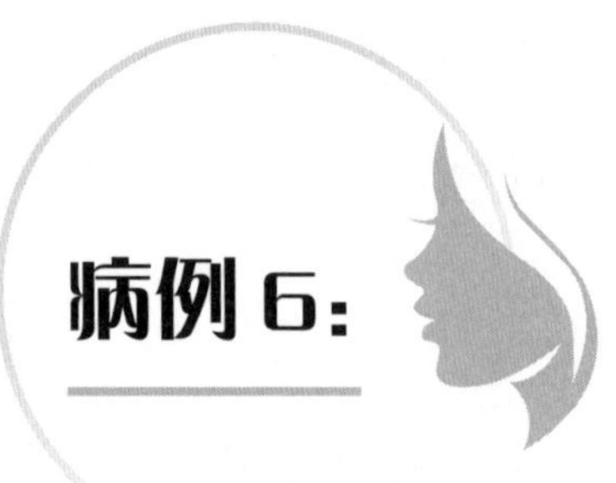

病例 6:

更年期综合征合并宫颈肌瘤及乳腺结节

一、病历摘要

1. **一般情况** 患者女性,52 岁。

2. **主诉** 绝经后潮热出汗、情绪低落伴睡眠障碍 1 年,加重 1 个月。

3. **现病史** 自然绝经 1 年,绝经后出现严重潮热出汗,自我感觉情绪低落、睡眠障碍,尤其入睡困难。近半年体重下降 3kg,自诉进食差,二便正常,未就诊。近 1 个月上述症状逐渐加重,为求进一步诊治就诊我科。

4. **既往史** 3 年前行乳腺纤维瘤切除术,自述术后病理良性,否认其他手术史。否认高血压、糖尿病等病史,否认肝炎、结核等传染病病史,否认外伤史、输血史。否认食物及药物过敏史。

5. **月经婚育史** 平素月经规律,初潮 13 岁,5 天/28 天,经量适中,无痛经。自然绝经 1 年余。已婚,G_1P_1,顺产。

6. **家族史** 5 年前母亲罹患乳腺癌,经手术治疗恢复可。

二、体格检查

1. **一般检查** 体温 36.3℃,血压 121/72mmHg,心率 71 次/min,呼吸 18 次/min。身高 162cm,体重 52kg,BMI 19.8kg/m^2。一般情况可,查体合作,腹软,无压痛。

2. **妇科检查**

(1) 外阴:已婚已产式。

(2) 阴道:通畅,黏膜光滑,少量白色分泌物。

(3) 宫颈:光滑萎缩,宫颈前唇可见一个约 1cm × 1cm 突出结节,质韧,接触性出血(–)。

(4) 宫体:前位,萎缩,活动好,无压痛。

(5) 双附件:未及异常,压痛(–)。

三、辅助检查

1. **宫颈 TCT、HPV 检查** 未见异常。

2. **经阴道盆腔超声检查** （2020 年 12 月）子宫 5.2cm × 4.3cm × 4.5cm，子宫肌层内可见数个低回声区，最大位于左侧壁肌层，大小为 3.5cm × 3.0cm × 3.2cm，边界清晰，向外突起。彩色多普勒血流成像（color Doppler flow imaging，CDFI）显示周边可见血流信号，内部未见明显血流信号。子宫内膜显示欠清晰，厚 4mm，内部回声均匀，宫颈长 2.9cm，宫颈探及一个低回声区，大小约 1.5cm × 1.3cm × 1.2cm，边界尚清。双附件区未见异常回声。

（2021 年 3 月）子宫 7.1cm × 7.3cm × 7.7cm，子宫肌层内可见数个等回声区，最大位于后壁肌层，大小为 3.5cm × 3.3cm × 3.4cm，边界清晰。CDFI 显示周边可见血流信号，内部未见明显血流信号。子宫内膜显示清晰，厚 6mm，内部回声均匀，宫颈长 3.4mm，宫颈前唇可见一个低回声区，大小 1.8cm × 1.4cm × 1.7cm；CDFI 显示周边可见血流信号，内部未见明显血流信号。双附件区未见异常回声。

3. **乳腺彩超检查** 右侧乳腺实性结节，大小 5mm × 4mm，BI-RADS 3 级；左侧乳腺囊性结节，大小 4mm × 3mm，BI-RADS 2 级；乳腺低回声区（乳腺病）符合乳腺小叶增生声像图表现。

4. **乳腺钼靶检查** 双侧乳腺 BI-RADS 1 级，建议定期随访。

5. **生殖激素六项检查** 结果见表 2-6-1。

表 2-6-1 患者生殖激素六项检查结果

项目	FSH/（mU·ml^{-1}）	LH/（mU·ml^{-1}）	E_2/（pg·ml^{-1}）	P/（ng·ml^{-1}）	T/（ng·ml^{-1}）	PRL/（ng·ml^{-1}）
结果	100.10	80.15	23.54	0.21	0.24	6.53

注：FSH. 卵泡刺激素；LH. 黄体生成素；E_2. 雌二醇；P. 孕酮；T. 睾酮；PRL. 催乳素。

6. **骨骼肌肉系统检查** 骨密度检查提示正常范围。

7. **实验室检查** 血红蛋白 121g/L，余均未见明显异常。

8. **颈部血管超声检查** 左侧颈总动脉分叉处可见斑块，斑块为低回声，厚约 1.3mm，长约 3.6mm，斑块未引起管腔狭窄。

9. **Kupperman 绝经指数量表检查** 25 分（3 分项目：潮热出汗、失眠、抑郁；2 分项目：疲乏；1 分项目：感觉异常），见表 2-6-2。

表 2-6-2 患者 Kupperman 绝经指数量表评分

症状	加权系数	程度评分			
		无（0 分）	轻（1 分）	中（2 分）	重（3 分）
潮热出汗	4	无	<3 次/d	3~9 次/d	≥10 次/d
感觉异常	2	无	有时	常有刺痛，麻木，耳鸣等	经常且严重
失眠	2	无	有时	经常	经常且严重，需服药
易激动	2	无	有时	经常	经常不能自控

续表

症状	加权系数	程度评分			
		无(0分)	轻(1分)	中(2分)	重(3分)
抑郁	1	无	有时	经常,能自控	失去生活信心
眩晕	1	无	有时	经常,不影响生活	影响生活、工作
疲乏	1	无	有时	经常	日常工作受限
肌肉骨关节痛	1	无	有时	经常,不影响功能	功能障碍
头痛	1	无	有时	经常,能忍受	需服药
心悸	1	无	有时	经常,不影响工作	需治疗
皮肤蚁走感	1	无	有时	经常,能忍受	需治疗
性交痛	2	无	有时	经常,能忍受	影响生活
泌尿系统症状	2	无	有时	经常,不影响生活	影响生活与工作

四、初步诊断

1. 更年期综合征
2. 多发子宫肌瘤
3. 宫颈肌瘤?
4. 双侧乳腺结节

五、治疗方案

1. 替勃龙 2.5mg,口服,每日 1 次。
2. 碳酸钙 D_3 片,口服,每日 1 片。
3. 1 个月后妇科门诊复诊。
4. 健康宣教,加强营养,适当锻炼(逐步增加运动的时间和量,循序渐进,合理的运动与体重管理,同时科学补充营养)。
5. 理疗科治疗。
6. 病情变化及时就诊。

六、治疗心得

1. **诊治思路及经过** 患者有明显更年期症状,有应用 MHT 的适应证,但有 4 个特点需要特别关注:①乳腺癌家族史且合并乳腺结节,级别为 3 级;②子宫多发肌瘤且宫颈部占位不能绝对除外恶性肿瘤;③颈动脉硬化伴左侧颈动脉斑块形成;④脑卒中风险。在详细评估并结合患者意愿后,考虑 MHT 获益大于风险,嘱患者口服替勃龙并调整生活方式进行全面管理,治疗 1 个月后患者潮热出汗症状明显缓解,3 个月后更年期相关症状完全缓解。复查经阴道盆腔超声,结果提示子宫 8.1cm × 7.9cm × 9.1cm,子宫肌瘤最大者大小为 3.5cm × 3.4cm × 4.2cm,边界清晰;CDFI 显示周边可见血流信号,内部未见明显血流信号。子宫内膜显示清晰,厚 6mm,内部回声均匀,宫颈长 3.7mm,宫颈左侧壁低回声,大小为

2.4 × cm1.9cm × 2.1cm；CDFI 显示周边可见血流信号，内部未见明显血流信号。双附件区未见异常回声。肌瘤对药物有所反应，尤其宫颈肌瘤增大趋势较明显，不除外恶性可能。患者 MHT 治疗意愿动摇，要求手术治疗。结合患者乳腺癌家族史、多发肌瘤逐渐增大且宫颈肌瘤较大，遂行全子宫+双附件切除术，切除标本送病理检查，结果提示：子宫肌壁间多发性平滑肌瘤，部分区细胞丰富；浆膜下平滑肌瘤；宫颈纤维肌壁间平滑肌瘤；子宫内膜息肉，周围腺体呈不规则增生。术后嘱患者戊酸雌二醇 1mg，每日一次，口服至今，症状未有反复。

2. MHT 潜在风险与乳腺癌的关系 目前，乳腺癌发病原因尚未明确，相关危险因素包括年龄增长、家族史、生殖因素、生活方式、绝经激素治疗等。越来越多的研究证明，MHT 对乳腺癌风险的影响低于生活方式。如每日摄入 35~44g 酒精，乳腺癌风险增加 32%；与最低水平体育活动相比，最高水平体育活动可降低乳腺癌风险 12%；18 岁以后体重增加 25kg 及以上的女性患乳腺癌的风险比保持体重者高 45%，而 MHT 所致乳腺癌可能风险<0.1%/年，且停药后风险进一步下降。国际绝经学会的观点认为，乳腺癌风险升高主要与雌激素治疗中合成孕激素增加有关，而且与治疗的持续时间有关；使用微粒化黄体酮或地屈孕酮的风险可能低于使用合成孕激素；在乳腺癌存活患者中使用 MHT（雌激素治疗或雌孕激素疗法）尚缺乏安全性数据支持，因此乳腺癌患者为使用 MHT 的禁忌证。

3. MHT 潜在风险与宫颈癌的关系 虽然患者无宫颈癌病史，但结合超声多次提示宫颈占位且不断增大，且绝经后鳞柱交界改变增加宫颈癌筛查漏诊风险，因此需排除宫颈癌可能。在启动 MHT 治疗前应完善宫颈 TCT+HPV 检查，必要时加用阴道镜检查排除可能的宫颈病变。合并宫颈占位时必须严密随访超声，必要时完善盆腔 MRI 检查以降低漏诊风险。目前随机对照研究显示，使用 MHT 不增加宫颈癌风险，长期队列研究也呈现出类似的结果。另外，年轻宫颈癌患者的术后治疗大部分需依靠 MHT 缓解症状，但务必结合病理类型进行判断：鳞状细胞癌患者可在严密监测下使用 MHT，而腺癌患者需权衡利弊及患者意愿，慎重使用 MHT。

4. MHT 与子宫肌瘤增大的关系 有研究提示，子宫切除术后或肌瘤剔除术后的女性可行 MHT；对于保留子宫行 MHT 者，肌瘤<3cm，安全性较高；>5cm 风险可能会增大；3~5cm 者应根据患者情况综合判断，严密随访超声。对肌瘤而言，雌激素口服比经皮给药更安全，替勃龙比雌孕激素连续联合疗法更安全。本例患者的子宫及肌瘤有明显增长趋势，权衡利弊，患者选择切除子宫，避免肌瘤继续增长，同时明确宫颈占位性质，另外可选择对乳腺更安全的药物。

5. MHT 潜在风险与卒中的关系 颈动脉斑块的危险因素包括家族性心脑血管疾病史、高血脂、高血压、高血糖、年龄、肥胖、吸烟及睡眠呼吸暂停等。就本例患者而言，《绝经管理与绝经激素治疗中国指南（2018）》建议：对于年龄<60 岁、绝经<10 年且本身无心血管疾病的患者尽早启动 MHT 不增加冠心病及卒中风险，且能够降低冠心病死亡率和全因死亡率。而对于年龄≥60 岁、绝经超过 10 年的女性，MHT 可增加冠心病和卒中风险，缺血性卒中发生风险可能轻度增加，但与出血性卒中无相关性。从给药途径来看，低剂量（<50μg/d）经皮雌激素不增加卒中风险。近几年的随机对照研究证实了绝经早期启用 MHT 是可降低心血管损害并可能获得收益的“机会窗”，但指南并不建议单纯为预防冠心病启动 MHT。

除此之外，嘱患者同时口服碳酸钙 D_3 片，并建议患者至理疗科继续治疗，适当锻炼，定期复查以观察病情的变化。

七、专家点评

北京大学人民医院妇产科主任医师杨欣点评意见：本例患者有明确的MHT适应证，无绝对禁忌，但有相对慎用情况，包括肌瘤、乳腺及宫颈占位等。本例患者子宫肌瘤大小处于MHT慎用范围，需在治疗启动前与患者充分沟通，并制订随访计划。考虑肌瘤恶变率相对较低，随访周期可根据具体情况进行调整，最长不超过半年。同时，本例患者对乳腺安全性有所担忧，有研究提示口服雌激素较经皮给药更为安全，且替勃龙对正常乳腺也具有一定保护作用，因此从乳腺角度来看，替勃龙口服可为本例患者首选。除此之外，本例患者伴有颈动脉斑块形成，但血脂情况不详，若甘油三酯高于正常范围，应用替勃龙可降低甘油三酯。对于本例患者反映出的就诊人群特点，良好的沟通技巧也是MHT治疗过程中的重要内容。

上海市第六人民医院妇产科主任医师陶敏芳点评意见：本例患者是目前很多更年期患者的一个缩影——有适应证、无禁忌证、伴多项慎用情况。对于此类患者，应严格按照《绝经管理与绝经激素治疗中国指南(2018)》进行判断。对于本例有乳腺癌家族史的患者，MHT过程中肌瘤有所增大，综合考虑乳腺及肌瘤风险，结合文献提示单雌激素治疗不会增加乳腺癌风险，相反有所降低，因此权衡利弊，最终选择切除子宫，然后采用单雌激素治疗，是最适合患者的治疗方案。

八、小结

更年期患者临床表现个体差异很大，需掌握好MHT的适应证和禁忌证，评估和决策十分关键，使患者得到最大获益，落实后续随访，同样至关重要。不断评估治疗的安全性和有效性，更安全、更有效地管理更年期人群任重道远。

病例提供者：金凤
点评专家：杨欣、陶敏芳
信息编辑：王子君

参考文献

1. BABER RJ, PANAY N, FENTON A. 2016IMS Recommendations on women's midlife health and menopause hormone therapy [J]. Climacteric, 2016, 19(2): 109-150.
2. 中华医学会妇产科学分会绝经学组. 绝经管理与绝经激素治疗中国指南(2018)[J]. 中华妇产科杂志, 2018, 53(11): 729-739.

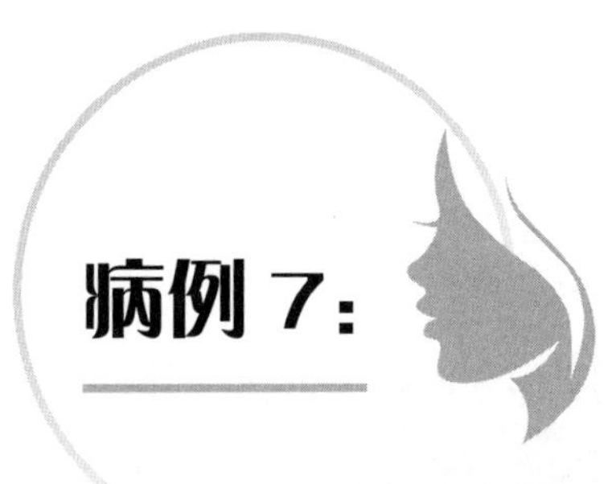

病例 7：

更年期综合征合并甲状腺疾病

一、病历摘要

1. **一般情况** 患者女性，48 岁。

2. **主诉** 月经稀发一年余，心悸 1 年，加重半个月。

3. **现病史** 平素月经规律，近一年月经周期延长，4 天/30~60 天；LMP 为 4 月 15 日，PMP 为 3 月 15 日。近一年来心悸，就诊心内科未提示器质性病变，无特殊治疗，近半个月心悸加重。为求进一步诊治就诊于我科。

4. **既往史** 桥本甲状腺炎于专科治疗，目前无明显不适症状，不伴有突眼和胫前黏液性水肿，未口服药物。每年单位体检，除甲状腺结节、血脂略高和乳腺增生外，未提示其他明显异常。否认高血压、糖尿病等病史，否认肝炎、结核等传染病病史，否认外伤史、输血史。否认食物及药物过敏史。

5. **月经婚育史** 初潮 13 岁，平素月经规律，4 天/30~60 天；LMP 为 4 月 15 日，PMP 为 3 月 15 日。G_2P_1，顺产一子，人工流产 1 次。工具避孕。

6. **家族史** 母亲患桥本甲状腺炎，否认妇科恶性肿瘤家族史。

二、体格检查

1. **一般检查** 体温 36.3℃，血压 127/65mmHg，心率 68 次/min，呼吸 18 次/min。身高 155cm，体重 58kg，BMI 24.1kg/m^2。一般情况好，查体合作，腹软，无压痛。

2. **妇科检查**

(1) 外阴：已婚已产式。

(2) 阴道：通畅，黏膜光滑，少量白色分泌物。

(3) 宫颈：光滑萎缩。

(4) 宫体：后位，萎缩，活动好，无压痛。

(5) 双附件：未及异常，压痛（-）。

三、辅助检查

1. **宫颈 TCT、HPV 检查** 未见异常。

2. **生殖激素六项检查** 结果见表 2-7-1

表 2-7-1 患者生殖激素六项检查结果

项目	FSH/($mU·ml^{-1}$)	LH/($mU·ml^{-1}$)	E_2/($pg·ml^{-1}$)	P/($ng·ml^{-1}$)	T/($ng·ml^{-1}$)	PRL/($ng·ml^{-1}$)
结果	102.14	36.10	<20	<0.08	<0.1	4.17

注:FSH. 卵泡刺激素;LH. 黄体生成素;E_2. 雌二醇;P. 孕酮;T. 睾酮;PRL. 催乳素。

3. **甲状腺功能五项检查** 结果见表 2-7-2。

表 2-7-2 患者甲状腺功能五项检查结果

项目	TSH/($mU·ml^{-1}$)	FT_3/($pg·ml^{-1}$)	FT_4/($ng·dl^{-1}$)	TPO-Ab/($U·ml^{-1}$)	TgAb/($U·ml^{-1}$)
结果	4.19	12.34	131	5.38	0.17

注:TSH. 促甲状腺激素;FT_3. 游离三碘甲状腺原氨酸;FT_4. 游离甲状腺素;TPO-Ab. 甲状腺过氧化物酶抗体;TgAb. 甲状腺球蛋白抗体。

4. **甲状腺超声检查** 甲状腺呈弥漫性病变,伴结节样改变,实质回声减低不均匀,甲状腺血流未见异常。

5. **血常规检查** 血红蛋白 129g/L,余均未见明显异常。

四、初步诊断

1. **更年期综合征**
2. **桥本甲状腺炎**
3. **超重**

五、治疗方案

1. **近期管理**

(1) 完善检查:更年期全套化验+人绒毛膜促性腺激素(hCG),阴道微生态,甲状腺功能,乳腺检查。

(2) 内分泌科专科定期复诊,必要时药物治疗。

(3) MHT 干预:雌二醇片/雌二醇地屈孕酮片(1mg/10mg)1 片,每日 1 次。

2. **远期管理** 定期复查;应用 MHT 及其他药物干预;生活保健指导(规律锻炼、均衡饮食);每年体检。

六、治疗心得

1. **认识绝经** 绝经本身不是疾病,卵巢功能衰退导致性激素的降低带来系列的绝经相关健康问题或疾病,严重威胁绝经后妇女的生活质量及健康。

2. **绝经期管理** 卵巢功能减退导致雌激素缺乏的情况下,女性本已老化的机体又失去了一个保护因素，所以会出现一系列多器官、多部位的健康问题，绝非仅仅妇科领域即可。绝经妇女的管理已涉及妇科、内分泌科、心血管科、精神科、神经科、骨科、老年科、康复科等临床多学科内容。应多学科联合（如妇科、内分泌科、护理）、多层次管理。

3. **雌激素在桥本甲状腺炎中的作用** 雌激素对机体免疫状态具有双重作用：低雌激素状态可提高免疫应答，提高感染性物质抗原性刺激等产生 Th1 应答；高雌激素状态时免疫活性会受到抑制。桥本甲状腺炎是由 Th1 介导而诱发的一种器官特异性表现的自身免疫性疾病，该病症表现为甲状腺滤泡受损，造成甲状腺功能减退，因此更年期引起的雌激素降低增加了桥本甲状腺炎的发病率。

4. **更年期症状与甲状腺功能减退的鉴别** 更年期症状和甲状腺功能减退有很多类似之处，如乏力、抑郁、脱发、潮红等，容易混淆。甲状腺疾病多发于女性，尤其是有相关家族病史或自身免疫性疾病（如 1 型糖尿病）的女性，患病风险会随着年龄增长而增加。甲状腺疾病通常在女性 45~55 岁被诊断出来，由于症状相似，且发病年龄与更年期重叠，许多患有甲状腺疾病的女性会误以为全都因为更年期。二者的鉴别可通过测定甲状腺功能来实现，若检测结果无甲状腺激素水平异常，即可排除甲状腺疾病的可能性。

七、专家点评

北京大学第三医院内分泌科主任医师高洪伟点评意见：甲状腺疾病分类较多，甲状腺功能减退与更年期症状相似，不易鉴别，如疲劳乏力、精神不振等。桥本甲状腺炎目前非常常见，在育龄期的女性中约占 15%，绝经期至少占 20%。通常表现为甲状腺无痛性肿大、质韧，超声提示回声不均匀或呈网格样改变，血清甲状腺过氧化物酶抗体（thyroid peroxidase antibody，TPO-Ab）及甲状腺球蛋白抗体（thyroglobulin antibody，TgAb）滴度显著升高，即可诊断为桥本甲状腺炎。桥本甲状腺炎与甲状腺功能减退不是同一个概念，桥本甲状腺炎发生的终极结果是甲状腺功能减退，需终身服用甲状腺素，并定期观察甲状腺功能变化。少部分桥本甲状腺炎患者可发展至甲状腺功能减退。桥本甲状腺炎在更年期人群中的实际发病率被低估，在临床实践中应注意此病的诊断。甲状腺功能亢进与更年期症状相似之处也有很多，如脾气急、话多等，仍需进行鉴别诊断。

八、小结

诊断桥本甲状腺炎的最终目的在于必要时补充甲状腺素，但并非所有患者均会进展到甲状腺功能减退的程度。甲状腺功能亢进同样需与绝经期症状相鉴别，应多学科联合、多层次管理。

病例提供者：罗静涛
点评专家：高洪伟
信息编辑：武艳荣

参考文献

常伟勤，李凤，吴书莹，等. 围绝经期女性雌激素水平与桥本氏甲状腺炎的相关性研究[J]. 中国实验诊断学，2016，20（9）：1501-1503.

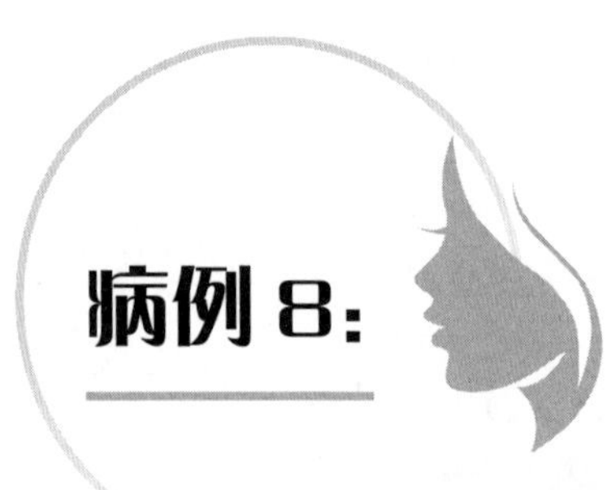

病例8：更年期综合征合并骨关节炎

一、病历摘要

1. **一般情况** 患者女性,50岁。

2. **主诉** 绝经后潮热出汗2年,周身关节痛半年。

3. **现病史** 自然绝经2年,绝经后出现潮热出汗,2~3次/d,睡眠欠佳,未治疗。2021年2月开始出现周身关节疼痛,髋关节为重,曾就诊风湿免疫科,类风湿因子等抗体均阴性;就诊理疗科并给予针灸治疗,症状无明显缓解;就诊骨科,诊断为"骨关节炎",抗炎对症治疗,病变逐渐加重;为求进一步诊治就诊我科。

4. **既往史** 否认高血压、糖尿病等病史,否认肝炎、结核等传染病病史,否认外伤史、手术史、输血史。否认食物及药物过敏史。

5. **月经婚育史** 初潮15岁,平素月经规律,7天/30天,经量适中,无痛经。绝经2年,具体时间不详。离异,G_1P_1,顺产一子。

6. **家族史** 否认家族遗传病史。

二、体格检查

1. **一般检查** 体温36.1℃,血压120/75mmHg,心率78次/min,呼吸18次/min。身高165cm,体重52kg,BMI 19.1kg/m^2。轮椅就诊,拄双拐可缓慢行走,一般情况欠佳,略焦虑,查体合作,腹软,无压痛。

2. **妇科检查**

(1) 外阴:已婚已产式。

(2) 阴道:通畅,黏膜光滑,少量白色分泌物。

(3) 宫颈:光滑萎缩。

(4) 宫体:后位,萎缩,活动好,无压痛。

(5) 双附件：未及异常，压痛(-)。

三、辅助检查

1. **宫颈 TCT、HPV 检查** 未见异常。

2. **经阴道盆腔超声检查** 子宫 4.4cm×4.9cm×3.2cm，子宫肌瘤大者 1.7cm×1.6cm×1.3cm，子宫内膜厚 0.44cm，左侧卵巢大小 2.3cm×1.4cm×1.1cm，内见一强回声区直径约 0.4cm，右侧卵巢大小 2.2cm×1.2cm×1.1cm。

3. **乳腺彩超检查** 双侧乳腺增生，左侧乳腺低回声结节较大者约 0.5cm×0.2cm，BI-RADS 3 级；右侧乳腺 BI-RADS 2 级。

4. **生殖激素六项检查** 结果见表 2-8-1。

表 2-8-1 患者生殖激素六项检查结果

项目	FSH/ ($mU \cdot ml^{-1}$)	LH/ ($mU \cdot ml^{-1}$)	E_2/ ($pg \cdot ml^{-1}$)	P/ ($ng \cdot ml^{-1}$)	T/ ($ng \cdot ml^{-1}$)	PRL/ ($ng \cdot ml^{-1}$)
结果	118.38	51.36	<15	0.53	0.20	7.17

注：FSH. 卵泡刺激素；LH. 黄体生成素；E_2. 雌二醇；P. 孕酮；T. 睾酮；PRL. 催乳素。

5. **骨骼肌肉系统检查** 股骨颈密度评分 2.3 分，腰椎骨密度评分 1.9 分，骨密度检查提示骨量减少。

6. **凝血功能检查** 活化部分凝血活酶时间(APTT)38.0 秒，D-二聚体 55ng/ml，余正常。

7. **25-羟基维生素 D 检查** 22.78ng/mL，提示不足。

8. **实验室检查** 血红蛋白 119g/L，余均未见明显异常。

9. **人体成分分析** 身高 165cm，体重 52kg，BMI 19.1kg/m^2，双侧下肢肌肉低标准。

10. **Kupperman 绝经指数量表检查** 17 分(3 分项目：肌肉骨关节痛；2 分项目：潮热出汗、感觉异常；1 分项目：失眠)，见表 2-8-2。

表 2-8-2 患者 Kupperman 绝经指数量表评分

症状	加权系数	程度评分			
		无(0 分)	轻(1 分)	中(2 分)	重(3 分)
潮热出汗	4	无	<3 次/d	3~9 次/d	≥10 次/d
感觉异常	2	无	有时	常有刺痛，麻木，耳鸣等	经常且严重
失眠	2	无	有时	经常	经常且严重，需服药
易激动	2	无	有时	经常	经常不能自控
抑郁	1	无	有时	经常，能自控	失去生活信心
眩晕	1	无	有时	经常，不影响生活	影响生活、工作
疲乏	1	无	有时	经常	日常工作受限
肌肉骨关节痛	1	无	有时	经常，不影响功能	功能障碍
头痛	1	无	有时	经常，能忍受	需服药
心悸	1	无	有时	经常，不影响工作	需治疗

续表

症状	加权系数	程度评分			
		无(0分)	轻(1分)	中(2分)	重(3分)
皮肤蚁走感	1	无	有时	经常,能忍受	需治疗
性交痛	2	无	有时	经常,能忍受	影响生活
泌尿系统症状	2	无	有时	经常,不影响生活	影响生活与工作

四、初步诊断

1. **更年期综合征**
2. **子宫肌瘤**
3. **骨关节炎**
4. **骨量减少**
5. **左侧乳腺结节**

五、治疗方案

1. 莉芙敏片 0.28g,口服,每日 2 次。
2. 碳酸钙 D_3 片,口服,每日 1 片。
3. 理疗科治疗。
4. 健康宣教,加强营养,骨科会诊指导适当锻炼:酌情选择仰卧位直腿抬高运动、游泳、快走等方式,但不宜进行登山、爬楼梯等过度负重的运动。
5. 1 个月后妇科门诊复诊,如有病情变化及时就诊。

六、治疗心得

1. 骨关节炎

(1) 原发性骨关节炎:病因尚不完全清楚,在已知的多个致病因素中,高龄和超重是已明确的两个主要致病因素。一般认为是由全身或局部的综合因素所致,如软骨营养不良、代谢失常、应力不平衡、累积的微小创伤或关节负荷过重等。

(2) 继发性骨关节炎:一般是在原发疾病基础上发生的继发性改变,常见原发病包括先天性关节疾病、关节面不平整、损伤、机械磨损、代谢性疾病、关节不稳定、感染等。

治疗:急性期治疗的主要目的是止痛、消肿和改善关节功能,常用药物为消炎镇痛药物,基础治疗包括运动治疗、物理治疗、行动辅助治疗等,严重时需要手术治疗。

2. 骨关节炎对女性的影响 主要影响绝经期女性,常见受累的关节包括膝关节、手关节以及髋关节。雌激素对关节的作用非常复杂,目前对其在骨关节炎中的作用尚有争议。有研究报道,患者对雌激素补充治疗具有不同的反应,提示雌激素补充治疗还与发病部位密切相关。

3. 病例特点 本例患者骨关节炎是否由更年期激素水平减低引起尚不能完全确定,但患者曾先后到多个相关科室就诊,抗感染及理疗治疗效果不显著;且患者更年期症状明显,有潮热多汗、睡眠障碍以及低骨量和骨质疏松,因此具有 MHT 适应证;虽然合并子宫肌瘤,但较小；乳腺增生良性病变。综上所述，依据《绝经管理与绝经激素治疗中国指南(2018)》，在严密监测下可进行 MHT，用药指征明确。MHT 可选药物及用药途径种类较多，结合本例患者年龄、已绝经 2 年以及各项辅助检查结果，考虑替勃龙以及莉芙敏对于本病例较为合适。但还需结合患者具体情况进行选择。就缓解绝经相关症状以及防治骨质疏松的作用而言，首选口服替勃龙治疗，但患者肢体尤其是下肢活动不便，血栓形成风险相对较大，因此给予副作用相对更小的莉芙敏更为合适，可观察莉芙敏片治疗 1~3 个月，期待能够取得满意疗效，至少能使患者由于更年期引起的关节不适症状得到一定程度的缓解。如效果欠佳，可在严密随访下予以 MHT，经皮雌激素治疗方案更佳。严密随访中最重要的是健康教育和运动指导，即一级预防包括饮食营养、运动方式及体重管理，缺一不可；同时需要骨科定期评价给予指导意见。

针对骨关节炎患者，任何年龄和疾病严重程度均应将运动治疗作为一线治疗，可根据患者的偏好和可及性提供运动治疗方案，有氧步行、肌力锻炼、关节活动度锻炼、神经肌肉训练等，可减轻慢性肌肉骨骼疼痛患者的疼痛，并改善关节功能。

除此之外，嘱患者同时口服碳酸钙 D_3 片，并建议患者至理疗科继续治疗，适当锻炼，定期复查，以观察病情的变化。

七、专家点评

杭州市妇产科医院妇产科主任医师金雪静点评意见：本例患者绝经后出现潮热出汗症状，同时伴有骨关节炎，治疗指征明确。但具体应选择何种药物进行治疗，在临床实践中有部分病例药物治疗效果显著，然而也有部分病例并未得到改善。究其原因可能是病因复杂多样，与年龄、环境、代谢以及遗传相关。对于由于绝经后激素下降所引起的病症效果明显，对于其他病例效果则不佳。本病例考虑到血栓风险，因此在治疗上选择莉芙敏，虽然其对于潮热出汗效果显著，但对骨质疏松的疗效仍有待确定。对于本例患者，建议可就诊骨质疏松门诊使用治疗骨质疏松的药物，50 岁以上的妇女可以指导摄入蛋白质，蛋白质的摄入有助于骨量及肌肉量的增加。同时指导运动及体重管理。

首都医科大学附属北京世纪坛医院妇产科主任医师白文佩点评意见：本例患者整个病程中就诊过多个学科，虽已诊断为骨关节炎，但缺乏明确的诊断依据。对于药物的选择，也可以考虑替勃龙。对于患者的随访，医护之间应建立完整的交接班制度，并与患者加强沟通，配合药物治疗。对于多学科协作诊疗的患者，追踪患者后续的康复治疗是非常关键的环节，关注有效性和安全性，协同其他科室做好随访工作，实现多学科合作的全程管理。

八、小结

更年期患者临床表现个体差异很大，治疗原则：对症治疗为主，强调个体化，多学科协作管理。需要注重长期管理，增加生活方式指导(饮食营养、运动及体重管理)及心理疏导，定期随访，及时评估利弊，个体化调整治疗方案。做好患者随访工作，找到切实有效的治疗方案，为患者提供更好的治疗，解除病痛折磨，提高生活质量。

病例提供者：李娜
点评专家：金雪静、白文佩
信息编辑：陈明皇

参考文献

1. 中华医学会骨科学分会关节外科学组,中国医师协会骨科医师分会骨关节炎学组,国家老年疾病临床医学研究中心(湘雅医院),等.中国骨关节炎诊疗指南(2021年版)[J].中华骨科杂志,2021,41(18):24.
2. 肖亚平,戴慕巍,田发明,等.雌激素对骨关节炎作用的研究进展[J].中国老年学杂志,2017,37(22):4.
3. 中华医学会妇产科学分会绝经学组.绝经管理与绝经激素治疗中国指南(2018)[J].中华妇产科杂志,2018,53(11):729-739.

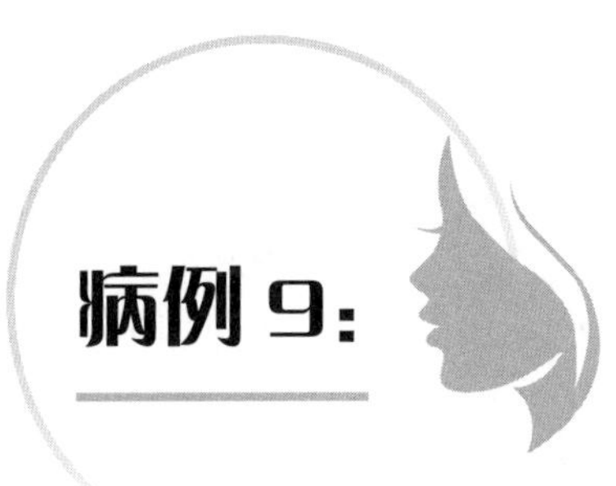

病例9：更年期综合征合并睡眠障碍

一、病历摘要

1. **一般情况** 患者女性，44岁。

2. **主诉** 月经紊乱1年余，闭经伴夜间惊醒4个月。

3. **现病史** 平素月经规律，5天/28天，量中等，无痛经。1年前开始出现月经紊乱，经期由5天缩短至2~3天，周期延长至1~3个月，经量减少，伴夜间盗汗、潮热，无心悸等不适。2018年当地医院检查FSH 17.3mIU/ml，给予中草药治疗症状无改善。LMP为2019年1月。近4个月睡觉易醒，严重影响生活。2019年5月为求进一步诊治就诊于我科。

4. **既往史** 2018年体检发现有胆囊息肉。否认高血压、糖尿病等病史，否认肝炎、结核等传染病病史，否认外伤史、输血史。否认食物及药物过敏史。

5. **月经婚育史** 初潮13岁，平素月经规律，5天/28天，量中等，无痛经。LMP为2019年1月。G_2P_1，顺产一子，人工流产1次。

6. **家族史** 否认家族遗传病史。母亲50岁自然绝经。

二、体格检查

1. **一般检查** 体温36.5℃，血压120/76mmHg，心率78次/min，呼吸18次/min。身高160cm，体重59kg，BMI 23.2kg/m^2。一般情况好，查体合作，腹软，无压痛。

2. **妇科检查**

(1) 外阴：已婚已产式。

(2) 阴道：通畅。

(3) 宫颈：光滑，宫颈腺囊肿。

(4) 宫体：前位，稍小，无压痛。

(5) 双附件：未及异常，压痛(－)。

三、辅助检查

1. **宫颈 TCT、HPV 检查** 未见异常。

2. **经阴道盆腔超声检查** 子宫大小 4.2cm × 4.1cm × 3.0cm，肌壁回声均匀，内膜厚约 0.61cm。左侧卵巢 2.7cm × 1.2cm，内有 1 个无回声区。右侧卵巢 2.5cm × 1.9cm，内有 1~2 个无回声区。

3. **乳腺彩超检查** 乳腺 BI-RADS 2 级。

4. **生殖激素检查** 结果见表 2-9-1。

表 2-9-1 患者生殖激素检查结果

项目	FSH/($mU \cdot ml^{-1}$)	E_2/($pg \cdot ml^{-1}$)	AMH/($ng \cdot ml^{-1}$)
结果	25	11	0.3

注：FSH. 卵泡刺激素；E_2. 雌二醇；AMH. 抗米勒管激素。

5. **腹部彩超检查** 胆囊息肉，大小约 0.8cm × 0.4cm。

6. **骨骼肌肉系统检查** 骨量正常。

7. **甲状腺功能三项检查** 结果见表 2-9-2。

表 2-9-2 患者甲状腺功能三项检查结果

项目	TSH/($mU \cdot ml^{-1}$)	FT_3/($pg \cdot ml^{-1}$)	FT_4/($ng \cdot dl^{-1}$)
结果	1.62	3.38	0.96

注：TSH. 促甲状腺激素；FT_3. 游离三碘甲状腺原氨酸；FT_4. 游离甲状腺素。

8. **实验室检查** 血红蛋白 121g/L，余均未见明显异常。

9. **Kupperman 绝经指数量表检查** 19 分（3 分项目：失眠；2 分项目：抑郁、眩晕、疲乏；1 分项目：潮热出汗、皮肤蚁走感、性交痛），见表 2-9-3。

表 2-9-3 患者 Kupperman 绝经指数量表评分

症状	加权系数	程度评分			
		无（0 分）	轻（1 分）	中（2 分）	重（3 分）
潮热出汗	4	无	<3 次/d	3~9 次/d	≥10 次/d
感觉异常	2	无	有时	常有刺痛，麻木，耳鸣等	经常且严重
失眠	2	无	有时	经常	经常且严重，需服药
易激动	2	无	有时	经常	经常不能自控
抑郁	1	无	有时	经常，能自控	失去生活信心
眩晕	1	无	有时	经常，不影响生活	影响生活、工作
疲乏	1	无	有时	经常	日常工作受限
肌肉骨关节痛	1	无	有时	经常，不影响功能	功能障碍
头痛	1	无	有时	经常，能忍受	需服药
心悸	1	无	有时	经常，不影响工作	需治疗

续表

症状	加权系数	程度评分			
		无(0分)	轻(1分)	中(2分)	重(3分)
皮肤蚁走感	1	无	有时	经常,能忍受	需治疗
性交痛	2	无	有时	经常,能忍受	影响生活
泌尿系统症状	2	无	有时	经常,不影响生活	影响生活与工作

四、初步诊断

1. 更年期综合征
2. 睡眠障碍
3. 胆囊息肉
4. 乳腺增生

五、治疗方案

1. **药物治疗** 先用地屈孕酮撤退出血,再用 MHT 缓解更年期症状。

2. **运动指导** 规律有氧运动,每次至少 30 分钟,每周累计时间 150 分钟;每周至少 2~3 次抗阻运动。

3. **饮食推荐** 足量蔬菜水果、控糖、少油、限盐、每周 2 次鱼类食物,足量饮水(1 500~1 700ml/d);营养门诊建议食谱。

4. **睡眠建议**

(1) 保持睡眠节律:建议晚上 10 点上床睡觉,早上 6 点起床。

(2) 提升睡眠动力:①午休不超过半小时,白天清醒时间越长,睡眠动力越大,晚间越容易入睡;②不在床上做与睡眠无关的事情,如躺在床上看手机、看电视、看书等;③睡前 2 小时避免剧烈运动,不要过饱或饮茶、喝咖啡。

(3) 放松调节:温水洗脸、洗脚,着宽松衣服,听柔和的音乐。

六、治疗心得

1. **治疗经过**

(1) 1 个月后复诊:地屈孕酮 10mg,每日 2 次,连服 12 天后停药后发生撤退性出血。阴道出血量中等,持续 7 天。其间潮热出汗症状无改善,睡眠状况无改善。阴道出血干净后,启动雌二醇片/雌二醇地屈孕酮片(1mg/10mg)口服,1 片,每日 1 次,嘱患者 1 个月复诊,不适随诊。

(2) 2 个月后复诊:服用雌二醇片/雌二醇地屈孕酮片 10 余天后潮热开始改善,睡眠问题改善不明显。继续原治疗方案:雌二醇片/雌二醇地屈孕酮片(1mg/10mg)1 片,每日 1 次,嘱患者 1 个月后复诊,不适随诊。

(3) 3 个月后复诊:服 2 盒雌二醇片/雌二醇地屈孕酮片后潮热出汗症状消失,睡眠问题明显改善。患者自诉全身轻松,要求继续治疗,故按原方案继续治疗。嘱患者 3 个月后复诊,不适随诊。

随访:连续用药半年后因疫情原因,自行停药。半年后,症状再次出现。2020 年 6 月就诊于当地医院,因无雌二醇片/雌二醇地屈孕酮片,改为戊酸雌二醇片/雌二醇环丙孕酮片,症状逐渐缓解,每月行经。全面体检提示胆囊息肉,与用药前相比无明显变化。戊酸雌二醇片/雌二醇环丙孕酮片用药 1 年后,因当地医院可处方雌二醇片/雌二醇地屈孕酮片,遂改为雌二醇片/雌二醇地屈孕酮片。持续用药至今,症状缓解。

2. 很多疾病和精神心理障碍可引发睡眠问题,更年期女性有睡眠障碍时,是否应进一步检查,排除引起睡眠障碍的相关疾病?

该患者为更年期女性,有使用激素的适应证,无禁忌证。该患者服用 2 盒雌二醇片/雌二醇地屈孕酮片后睡眠问题得到明显缓解,但在实际的临床工作中,有很多女性合并睡眠障碍时单用 MHT 效果不佳,因此建议联合神经内科包括精神心理科医生进行详细、全面的排查后给出更加合理的综合治疗方案,以便及时缓解睡眠问题。

3. 在医疗资源有限的情况下,相对安全的治疗更重要还是便捷、持续的治疗更重要?药物替换时,剂量遵从什么原则?

该患者一开始服用雌二醇片/雌二醇地屈孕酮片,症状缓解效果非常好,在雌二醇片/雌二醇地屈孕酮片不能获取的时候换成了戊酸雌二醇片/雌二醇环丙孕酮片,这两种药物都是雌孕激素序贯方案的常用药物。雌孕激素序贯方案适用于有完整子宫、更年期或绝经后仍希望有月经的妇女。这两种药物都可以使用,一个是连续序贯用法,一个是周期序贯用法。在药物的成分上,一个是雌二醇/雌二醇地屈孕酮,一个是戊酸雌二醇/戊酸雌二醇醋酸环丙孕酮。该患者想换回雌二醇片/雌二醇地屈孕酮片是因为担心乳腺癌的风险问题,可能在医生的宣教当中过分强调了合成孕激素的影响,因此患者要求换回雌二醇片/雌二醇地屈孕酮片。实际上乳腺癌风险的增加除了与孕激素的合成种类有关外,还与孕激素应用持续的时间有关。

戊酸雌二醇和 17β-雌二醇在结构上有相似性,理论上同样剂量的雌二醇片/雌二醇地屈孕酮片复合包装中的雌二醇比戊酸雌二醇多出 22% 左右的效应,但临床及研究资料显示,1mg 戊酸雌二醇与 1mg 雌二醇片/雌二醇地屈孕酮片复合包装中雌二醇的效应大致相当。在选择 MHT 方案的时候要根据患者的意愿和病情,综合评估利弊,选择一个恰当的个体化方案。该患者一直服用 1mg 雌二醇片/雌二醇地屈孕酮片,症状缓解,月经可来潮。患者就诊时年龄 44 岁,1mg 雌二醇片/雌二醇地屈孕酮片对患者的病情是有利的,戊酸雌二醇片/雌二醇环丙孕酮片的剂量是 2mg 戊酸雌二醇,在替换时是用 1mg 雌二醇片/雌二醇地屈孕酮片合适还是 2mg 戊酸雌二醇片/雌二醇环丙孕酮片更合适,需要认真思考获益及风险。

4. 更年期保健多学科协作 更年期女性的健康往往涉及多个系统及多个器官功能障碍及疾病,需要有多个学科的协作来共同为患者制订更合适的综合健康策略,尤其对病情非常复杂的女性而言,团队的协作、综合的治疗方案非常重要。该患者涉及内分泌、神经内科、睡眠以及精神心理的问题,还有药学和营养的问题等。如果更年期门诊可以做到多学科合作,可以给患者更好的指导,对于其他单纯用 MHT 效果不好或病情复杂的患者可能会提供更好的建议。多学科合作是未来更年期门诊的发展方向。

5. 很多疾病和精神心理障碍可引发睡眠问题,更年期女性有睡眠障碍时,是否应进一步检查,排除引起睡眠障碍的相关疾病?更年期睡眠障碍有哪些表现及导致更年期睡眠障碍的原因有哪些?

更年期的睡眠障碍主要表现为睡眠启动和维持困难;频繁夜间觉醒;睡眠质量不佳。另外，围绝经期及绝经期原发性睡眠疾病发病率和严重程度升高，如睡眠相关运动障碍、阻塞性睡眠呼吸暂停、周期性腿部运动障碍、不宁腿综合征。该患者也有夜间频繁觉醒的表现。导致更年期睡眠障碍的原因是多方面的，主要有机体功能退化、绝经相关症状、应激状态、不良情绪以及其他慢性健康问题。更年期女性雌激素的波动或降低会导致自主神经功能紊乱，进而出现睡眠问题；雌激素的变化导致情绪不稳定和潮热盗汗等症状，可加重睡眠问题。所以更年期女性睡眠障碍有其特定的原因又有多因素综合作用。

6. 患者合并胆囊息肉及乳腺增生，是否是 MHT 的禁忌证？

胆囊疾病及乳腺良性疾病是 MHT 慎用的情况。《绝经管理与绝经激素治疗中国指南(2018)》中提出：MHT 可能促进胆囊结石的形成，增加胆囊手术的风险，经皮雌激素可能更安全。组织学诊断的乳腺增生尤其非典型增生，需咨询专科医生是否可行 MHT。乳腺纤维瘤、乳管乳头瘤等良性疾病行 MHT 的乳腺癌风险尚不确定。所以该患者合并胆囊息肉和乳腺增生并非 MHT 的禁忌证。

七、专家点评

杭州市妇产科医院妇产科主任医师金雪静点评意见：临床上，受到睡眠问题困扰的更年期妇女很常见。通过 MHT 治疗，有部分患者的症状能够缓解，但也有部分患者的症状难以缓解。有以下几点建议。

(1) 睡眠障碍的诱发因素有很多，女性要比男性更容易出现睡眠障碍。在围绝经期和绝经期睡眠障碍更容易出现和雌激素水平有关，雌激素受体分布于很多与睡眠觉醒相关的下丘脑核区，可调节一些睡眠相关脑区分布的神经递质水平。围绝经期的血管收缩症状，如潮热盗汗、肌肉骨关节疼痛等躯体症状也会影响睡眠。另外，还有情绪障碍，90% 的抑郁症患者有睡眠障碍；社会心理因素，如工作环境、学历、家庭环境等引起的心理变化；遗传因素等。在研究睡眠障碍改善的原因时，不仅要考虑 MHT，也要考虑到上述因素。在对更年期妇女进行睡眠障碍诊断时，要尽量识别是绝经症状还是精神症状，二者是不是共存或者重叠，另外，还需要判断睡眠障碍的严重程度。询问病史时要细致，要询问是不是存在焦虑、抑郁的核心症状，如是否有情绪低落、思维减退、精神运动迟缓等典型的抑郁“三低”症状。

(2) 患者初始用雌二醇片/雌二醇地屈孕酮片，后期改用戊酸雌二醇片/雌二醇环丙孕酮片，也是可以的。MHT 的主要目的就是要缓解患者的症状。雌二醇片/雌二醇地屈孕酮片中含有半合成的地屈孕酮，戊酸雌二醇片/雌二醇环丙孕酮片中的孕酮是人工合成的，因此在条件允许的情况下，选择雌二醇片/雌二醇地屈孕酮片效果更佳。有研究提示，不同孕激素种类对乳腺的作用各不相同，有随机对照试验显示替勃龙可以减少乳腺癌的风险，但也有一些观察研究显示其可以增加乳腺癌的风险，在临床工作中，以服务患者、解决不适症状为首要任务，也需要兼顾用药的安全性。

(3) 该患者合并胆囊息肉，雌激素会增加胆固醇的饱和度，促进胆结石的形成，经皮雌激素可能会更加符合生理。MHT 决策以及使用过程中，要与患者充分沟通。

湖北省妇幼保健院妇产科主任医师易念华点评意见：

(1) 有关换药问题的思考：患者有 2 次换药史，第一次回当地没有雌二醇片/雌二醇地屈孕酮片就改成了戊酸雌二醇片/雌二醇环丙孕酮片，第二次要求用雌二醇片/雌二醇地屈孕酮片，由于患者担心乳腺癌的风险，向患者交代服用合成孕激素 5 年以内相对安全，后因疫情原因换了戊酸雌二醇片/雌二醇环丙孕酮片,该患者存在反复换药的过程。对于该患者如果 1mg/10mg 雌二醇片/雌二醇地屈孕酮片能够明显缓解症状,换成 2mg 戊酸雌二醇的戊酸雌二醇片/雌二醇环丙孕酮片后,患者的睡眠得到了部分缓解,再换成 1mg/10mg 雌二醇片/雌二醇地屈孕酮片时也无不适,从剂量来讲稍微低一点会更安全。患者初次就诊时是 44 岁,未超过 45 岁,属于早绝经。对于早绝经的患者,雌激素剂量可以高一些,但要根据患者的具体情况决定。该患者骨量正常,KMI 评分不是很高,主要问题是睡眠障碍,使用 1mg/10mg 雌二醇片/雌二醇地屈孕酮片后症状可以缓解,因此使用 1mg/10mg 雌二醇片/雌二醇地屈孕酮片是比较合适的,当然选择 2mg/10mg 雌二醇片/雌二醇地屈孕酮片也没有问题。雌二醇片/雌二醇地屈孕酮片相对于戊酸雌二醇片/雌二醇环丙孕酮片是连续用药,戊酸雌二醇片/雌二醇环丙孕酮片有 7 天是不需要用药的,这 7 天没有补充外源性雌激素,激素水平有可能会发生波动,从而可能会对睡眠有一定影响。

(2) 对睡眠问题的思考:睡眠障碍与多种因素有关,对于更年期的患者多学科协作诊疗非常重要,较重的患者可转诊到精神科,必要时加用精神类药物。有些患者就诊时已经使用了精神科药物(如氟哌噻吨美利曲辛片、佐匹克隆、地西泮等)。临床医生不能判断睡眠障碍是更年期症状还是其他问题引起的,更年期睡眠不佳的患者,尤其是已经使用精神类药物的患者,使用 MHT 后,待症状缓解满意、睡眠好转的情况后,可以与精神科医生协商,缓慢减少精神类药物的用量。如果减量后症状缓解依然满意,最终可将精神类药物停用,只用 MHT。

浙江大学医学院附属妇产科医院妇产科主任医师马袁英点评意见:围绝经期女性睡眠障碍高达 33.2%。这个病例的特点是停经以后出现了以睡眠障碍为主要表现的更年期症状,且用药的效果非常好,MHT 2~3 个月后症状完全缓解。我们可以分析这个患者睡眠障碍主要是由围绝经期雌激素下降导致的。这个病例非常好地阐述了更年期睡眠障碍的原因、临床实践指南,给大家提供了很好的更年期女性睡眠障碍的指导方法,包括心理卫生、行为治疗及药物治疗,尤其是非药物治疗,如养成良好的睡眠习惯。每周有氧训练 4 次,每次 50 分钟,可以有效改善更年期女性的睡眠质量。从睡眠角度更加强调了更年期女性运动的重要性。对于有睡眠障碍的女性可以使用匹兹堡睡眠质量指数(PSQI)和阿森斯失眠量表(AIS)进行睡眠评估,对焦虑和抑郁进行初步筛查,若发现有严重的抑郁和焦虑倾向,则建议患者就诊精神科做进一步的评估和诊疗;必要时应用精神类药物,改善睡眠的效果会更加明显。

对于伴睡眠障碍的更年期女性,建议询问睡眠障碍与绝经的时间关联性。如果绝经前就有长时间的睡眠问题,可能与多因素相关,需要多学科管理,请睡眠专科医生和精神科医生进行评估。国际分类里睡眠障碍有 7 大类,90 多种的疾病,通过专科医生来评估、寻找睡眠障碍的主要因素,进行针对性的治疗效果会更好,对患者也更加有帮助。如果是围绝经期或绝经早期出现的睡眠障碍,往往 MHT 的效果会非常好。

八、小结

对于该患者而言,有频繁的夜间觉醒又有典型的更年期症状,有相应的 MHT 适应证。不同年龄启动 MHT 的获益是不同的,对于卵巢早衰的患者,要尽早启动 MHT。适应证包括绝经相关症状、泌尿生殖道萎缩相关问题、低骨量及骨质疏松症。绝经相关症状包括睡眠障碍。合并胆囊息肉和乳腺增生并非 MHT 的禁忌证。另外,在 MHT 过程中调整药物种类、剂型或者剂量时，需评估现有状态，分析有效性和安全性，同时一定要与患者充分沟通，突出个体化的选择。

病例提供者：张艳
点评专家：金雪静、易念华、马袁英
信息编辑：刘敏

参考文献

1. 中华医学会妇产科学分会绝经学组．绝经管理与绝经激素治疗中国指南(2018)[J]. 中华妇产科杂志，2018,53(11):729-739.
2. SILVESTRI R, ARICÒ I, BONANNI E, et al. Italian Association of Sleep Medicine (AIMS) position statement and guideline on the treatment of menopausal sleep disorders [J]. Maturitas, 2019, 129:30-39.

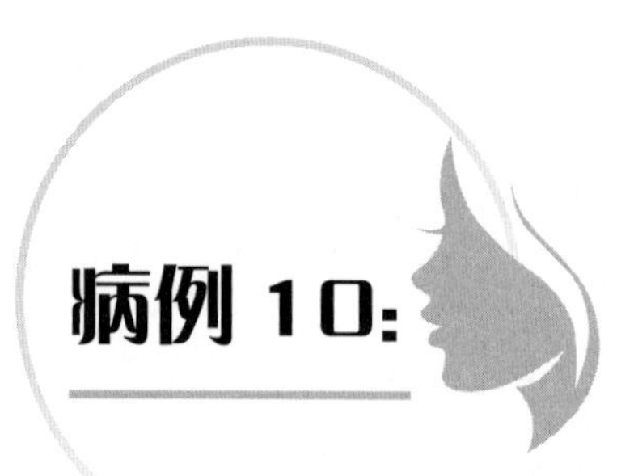

病例10:

更年期综合征合并代谢综合征

一、病历摘要

1. **一般情况** 患者女性,52岁。

2. **主诉** 潮热出汗2年余,绝经1年余,伴失眠、心悸、关节痛,加重5个月。

3. **现病史** 2年前无诱因出现潮热出汗,未就诊。1年前自然绝经,出现失眠、心悸伴关节痛,自行间断口服药物(具体药名不详)。5个月前潮热出汗、心悸、失眠、关节痛等症状加重,就诊于外院,给予中药调理2个月(具体用药不详),症状未改善。为求进一步诊治就诊我科。发病以来,精神尚可,睡眠差,食欲一般,体重无变化,大小便正常。

4. **既往史** 高血压10年,口服药物控制血压,未超过130/90mmHg。否认糖尿病病史,否认肝炎、结核等传染病病史,否认外伤史、输血史。否认食物及药物过敏史。

5. **月经婚育史** 12岁初潮,平素月经规律,3~4天/25天,量中等,轻度痛经。LMP为2019年6月。G_2P_0,人工流产2次。

6. **家族史** 父亲、哥哥、姐姐均患2型糖尿病,母亲体健,无肿瘤家族遗传病史。

二、体格检查

1. **一般检查** 体温36.3℃,血压130/90mmHg,心率79次/min,呼吸18次/min。身高163cm,体重65kg,腹围90cm,BMI 23.1kg/m^2。一般情况尚可,查体合作,腹软,无压痛。

2. **妇科检查**

(1) 外阴:已婚已产式。

(2) 阴道:通畅,黏膜萎缩,未见异常分泌物。

(3) 宫颈:光滑,萎缩,接触性出血(-)。

(4) 宫体:后位,略萎缩,质中,活动可,压痛(-)。

(5) 双附件:未及异常,压痛(-)。

三、辅助检查

1. **宫颈 TCT、HPV 检查** HPV 6、HPV 73、HPV 81 阳性，TCT 阴性。

2. **经阴道盆腔 B 超检查** 子宫大小 4.7cm × 4.4cm × 4.0cm，子宫内膜厚 0.69cm，提示子宫内膜增厚；子宫肌壁间结节；右侧卵巢内无回声。

3. **乳腺彩超检查** 双侧乳腺增生。

4. **生殖激素六项检查** 结果见表 2-10-1。

表 2-10-1 患者生殖激素六项检查结果

项目	FSH/ $(mU \cdot ml^{-1})$	LH/ $(mU \cdot ml^{-1})$	E_2/ $(pg \cdot ml^{-1})$	P/ $(ng \cdot ml^{-1})$	T/ $(ng \cdot ml^{-1})$	PRL/ $(ng \cdot ml^{-1})$
结果	39.74	17.37	71	0.08	0.21	10.20

注：FSH. 卵泡刺激素；LH. 黄体生成素；E_2. 雌二醇；P. 孕酮；T. 睾酮；PRL. 催乳素。

5. **甲状腺功能五项检查** 结果见表 2-10-2。

表 2-10-2 患者甲状腺功能五项检查结果

项目	TSH/$(mU \cdot ml^{-1})$	FT_3/$(pg \cdot ml^{-1})$	FT_4/$(ng \cdot ml^{-1})$	T_3/$(\mu g \cdot dl^{-1})$	T_4/$(\mu g \cdot dl^{-1})$
结果	1.99	2.47	1.10	99.9	6.98

注：TSH. 促甲状腺激素；FT_3. 游离三碘甲状腺原氨酸；FT_4. 游离甲状腺素；T_3. 三碘甲状腺原氨酸；T_4. 甲状腺素。

6. **骨骼肌肉系统检查** 骨密度正常。

7. **25-羟基维生素 D 检查** 19.47ng/ml。

8. **血常规、血生化全项、糖化血红蛋白检查** 血红蛋白 120g/L，总胆固醇 6.45mmol/L，低密度脂蛋白 4.51mmol/L，脂蛋白 A 0.43g/L，载脂蛋白 B 1.45g/L，糖化血红蛋白 6.5%。余未见明显异常。

9. **血糖耐量试验、血胰岛素、C 肽检查** 空腹血糖 6.24mmol/L，2 小时血糖 8.89mmol/L，余未见明显异常。

10. **D-二聚体检查** 就诊当日检查结果为 1 758ng/ml。紧急电话告知患者，患者当晚急诊就诊，急查心脏彩超+双下肢静脉超声+双下肢动脉超声+胸部 CT，结果如下。

(1) 心脏彩超：二尖瓣反流（少量）；左室舒张功能减低。

(2) 双下肢动脉超声：双下肢动脉硬化。

(3) 双下肢静脉超声：左小腿肌间静脉增宽。

(4) 胸部 CT：双下肺胸膜下散在微小结节；退行性改变；心影未见异常改变。

11. **阴道分泌物检查** 阴性。

12. **人体成分分析** 腹型肥胖，腰臀比为 0.94，BMI 23.4kg/m^2，体脂含量 34.6%。

四、初步诊断

1. **更年期综合征**

2. **子宫内膜增厚**

3. 子宫肌壁间结节
4. 高脂血症
5. 双侧乳腺增生
6. 人乳头瘤病毒感染
7. 糖尿病
8. 血 D-二聚体升高原因待查
9. 双下肢动脉硬化
10. 左小腿肌间静脉增宽
11. 左室舒张功能减退
12. 高血压

五、治疗方案

1. 地屈孕酮 10mg，每日 2 次，疗程 14 天。
2. 坤泰胶囊 4 片，每日 3 次，疗程 10 天。
3. 动态监测血 D-二聚体，心内科及血管内科进一步诊治。
4. 4 周后复诊，复查妇科超声+生殖激素六项。
5. 3 个月后复查乳腺超声，4~6 个月后复查 HPV。
6. 不适随诊。

六、治疗心得

1. 诊治经过

(1) 心内科诊疗意见

1) 初步诊断：高脂血症，下肢动脉狭窄，动脉粥样硬化，缺血性脑血管病。

2) 处理方案：氟伐他汀缓释片 80mg，每日 1 次。

(2) 血管内科诊疗意见

1) 辅助检查：外周血管超声示动脉斑块形成，心电图平板运动试验阴性。

2) 初步诊断：头晕；高脂血症；动脉粥样硬化。

3) 处理方案：继续口服他汀类降脂药；2 周后复查血 D-二聚体，不适随诊。

(3) 1 个月后妇科复诊：患者地屈孕酮停药后月经来潮，其余症状未改善。LMP：2020 年 7 月 2 日，出血 4 天，量少。

1) 辅助检查：①生殖激素六项变化情况见表 2-10-3；②D-二聚体 1 918ng/ml；③经阴道盆腔超声提示子宫肌壁结节，内膜厚约 0.4cm。

表 2-10-3 患者生殖激素六项变化情况

时间	FSH/ ($mU \cdot ml^{-1}$)	LH/ ($mU \cdot ml^{-1}$)	E_2/ ($pg \cdot ml^{-1}$)	P/ ($ng \cdot ml^{-1}$)	T/ ($ng \cdot ml^{-1}$)	PRL/ ($ng \cdot ml^{-1}$)	末次月经
2020 年 6 月 12 日	39.74	17.37	71	0.08	0.21	10.20	2019 年 6 月
2020 年 7 月 13 日	65.51	19.17	24	0.19	<0.10	7.79	2020 年 7 月 2 日

注：FSH. 卵泡刺激素；LH. 黄体生成素；E_2. 雌二醇；P. 孕酮；T. 睾酮；PRL. 催乳素。

2）诊断：①更年期综合征；②代谢综合征；③子宫肌壁间结节；④双侧乳腺增生；⑤人乳头瘤病毒感染；⑥动脉粥样硬化；⑦糖尿病。

3）调整治疗方案：①莉芙敏 0.28g，每日 2 次；②动态监测血脂、血糖变化，密切随访 D-二聚体，监测动脉斑块变化，定期内科随诊；③调整饮食结构，补钙、减脂、增肌，健康大步走；④4 周后复诊，不适随诊。

(4) 1 个月后血管内科复诊：复查生化全项未见明显异常，复查心肌激酶略升高。调整治疗方案：暂停降脂药，继续观察，定期随访。

2. D-二聚体相关知识

(1) D-二聚体形成机制：血液中纤维蛋白单体经活化因子XⅢ交联后，再经活化的纤溶酶水解产生特异的降解产物，称为纤维蛋白降解产物。D-二聚体是最简单的纤维蛋白降解产物，其质量浓度的增加可能提示体内高凝状态和继发性纤溶亢进。因此，D-二聚体浓度对血栓性疾病的诊断、疗效评估和预后判断具有重要的意义。临床上多种疾病都会引起 D-二聚体浓度增高。长途旅行或久坐等非疾病状态也会引起体内 D-二聚体浓度升高。

引起 D-二聚体浓度升高的常见疾病：动/静脉血栓栓塞性疾病、急性肺栓塞、急性主动脉夹层/动脉瘤破裂、严重感染/脓毒症/炎症、手术/创伤、脑静脉血栓症、急性心肌梗死、脑卒中、弥散性血管内凝血、妊娠高血压/先兆子痫、恶性肿瘤、心力衰竭、心房颤动、心内血栓、肾脏疾病、正常妊娠、严重肝疾病等。

(2) 临床应用

1）与静脉血栓栓塞症相关的疾病，如急性肺栓塞、深静脉血栓形成及脑静脉血栓等。

2）非静脉血栓栓塞症，如急性主动脉夹层、脑卒中、脓毒症、急性冠脉综合征、弥散性血管内凝血以及慢性阻塞性肺疾病等。

(3) 临床意义：排除以上静脉血栓栓塞症与非静脉血栓栓塞症的重要工具之一。

3. 代谢综合征

(1) 定义：代谢综合征是一组复杂的代谢紊乱综合征，人体的蛋白质、脂肪、碳水化合物等物质发生代谢紊乱，是糖尿病和心血管病的危险因素。代谢综合征是遗传因素和环境因素相互作用的结果。

(2) 主要表现：腹型肥胖或超重、高血糖、血脂异常、高血压等。

(3) 诊断标准：符合以下三项及以上。

1）腹型肥胖：腰围≥85cm。

2）高血糖：空腹血糖≥6.1mmol/L 和/或餐后 2 小时血糖≥7.8mmol/L 和/或已确诊为糖尿病并治疗。

3）高血压：收缩压/舒张压≥130/85mmHg 和/或已确诊为高血压并治疗。

4）空腹甘油三酯≥1.70mmol/L。

5）空腹血高密度脂蛋白胆固醇<1.0mmol/L。

(4) 生活方式干预

1）加大科普宣传，培养健康生活方式，控制“三高”。

2）合理饮食，根据身体需要搭配食物。

3）适量运动，强健骨骼，控制体重，减脂增肌。

4）重视早期健康评估干预，重视调理。

5）做好随访管理。

七、专家点评

北京大学人民医院心内科主任医师张海澄点评意见：此病例非常具有代表性，随着生活水平的提高，临床上此类患者数量大幅增加。虽然患者 BMI 未达超重或肥胖的诊断标准，但腰围和腰臀比均较高，且伴有血压、血糖、血脂、胰岛素等异常，因此确定诊断为代谢综合征。患者甘油三酯处于正常范围，总胆固醇、低密度脂蛋白明显较高，但对于有动脉粥样硬化的患者，对血脂的要求需更加严格，低密度脂蛋白应低于 2.6mmol/L；若同时合并冠心病/卒中等，低密度脂蛋白应低于 1.8mmol/L。在后续随访中，患者心肌激酶略有升高，考虑可能与氟伐他汀的应用相关，可更换为对心肌影响更小、剂量更小的匹伐他汀，并加强监测及时复查。当患者合并多种症状时，有必要及时进行多学科会诊制订个体化治疗方案。

八、小结

用药前充分评估是制订合理治疗方案的关键步骤；熟练掌握绝经激素治疗的适应证、禁忌证及慎用情况是启动 MHT 的必要条件；血脂异常首选生活方式干预。

病例提供者：孙奎奎
点评专家：张海澄
信息编辑：王子君

参考文献

中华医学会妇产科学分会绝经学组．绝经管理与绝经激素治疗中国指南(2018)［J］．中华妇产科杂志，2018，53(11)：729-739.

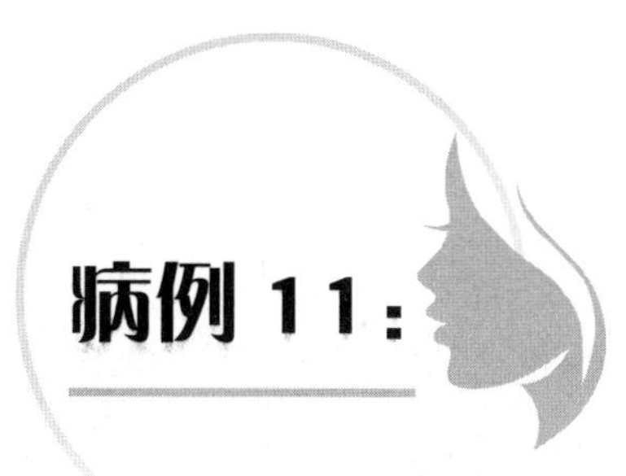

心律失常射频消融术后肥胖患者的更年期综合征

一、病历摘要

1. **一般情况** 患者女性，54岁。

2. **主诉** 绝经3年，自觉乏力、心慌等不适1年余，因心律失常行伴心脏射频治疗后1年。

3. **现病史** 3年前自然绝经。1年前出现乏力、多汗、心悸、睡眠障碍等，逐渐加重。由于心悸严重致行走困难，曾于多家医院就诊，未发现明显异常。1年前于心内科就诊，诊断为“心律失常”，予以电生理治疗，术后心律恢复正常，但心慌症状未见缓解，乏力加重，生活不能自理。再次于外院就诊，考虑心理问题。为求进一步诊治就诊于我科。

4. **既往史** 心律失常治疗史。否认高血压、糖尿病等病史，否认肝炎、结核等传染病病史，否认外伤史、输血史。否认食物及药物过敏史。

5. **月经婚育史** 初潮13岁，平素月经规律，5~6天/30天，量中等，无痛经。3年前自然绝经。G_4P_2，顺产一子一女，人工流产2次。

6. **家族史** 父母均患高血压、冠心病；否认乳腺癌及妇科肿瘤家族史。

二、体格检查

1. **一般检查** 体温36.3℃，血压114/61mmHg，心率61次/min，呼吸18次/min。身高160cm，体重82kg，BMI 32.1kg/m^2。一般情况欠佳，轮椅就诊，不能行走，说话气喘，查体合作，腹软，无压痛。

2. **妇科检查**

(1) 外阴：已婚已产式。

(2) 阴道：通畅，黏膜萎缩，未见异常分泌物。

(3) 宫颈：光滑，萎缩，接触性出血(－)。

(4) 宫体：前位，略萎缩，质中，活动可，压痛(－)。

(5) 双附件:未及异常,压痛(-)。

三、辅助检查

1. **宫颈 TCT、HPV 检查** 未见异常。

2. **经阴道盆腔 B 超检查** 子宫大小 2.8cm × 3.4cm × 2.5cm,子宫内膜厚 0.2cm。附件未见明显异常。

3. **乳腺彩超检查** 双侧乳腺退化。

4. **生殖激素两项检查** 结果见表 2-11-1。

表 2-11-1 患者生殖激素两项检查结果

项目	FSH/($mU \cdot ml^{-1}$)	E_2/($pg \cdot ml^{-1}$)
结果	78	28

注:FSH. 卵泡刺激素;E_2. 雌二醇。

5. **骨骼肌肉系统检查** 骨量正常。

6. **颈动脉超声检查** 未见明显斑块。

7. **血尿常规、生化、心肌酶检查** 血红蛋白 131g/L,甘油三酯 1.83mmol/L,余均未见明显异常。

8. **Kupperman 绝经指数量表检查** 36 分(3 分项目:潮热出汗、失眠、抑郁、疲乏、心悸;2 分项目:眩晕、肌肉骨关节痛;1 分项目:感觉异常、易激动、头痛),见表 2-11-2。

表 2-11-2 患者 Kupperman 绝经指数量表评分

症状	加权系数	程度评分			
		无(0 分)	轻(1 分)	中(2 分)	重(3 分)
潮热出汗	4	无	<3 次/d	3~9 次/d	≥10 次/d
感觉异常	2	无	有时	常有刺痛,麻木,耳鸣等	经常且严重
失眠	2	无	有时	经常	经常且严重,需服药
易激动	2	无	有时	经常	经常不能自控
抑郁	1	无	有时	经常,能自控	失去生活信心
眩晕	1	无	有时	经常,不影响生活	影响生活、工作
疲乏	1	无	有时	经常	日常工作受限
肌肉骨关节痛	1	无	有时	经常,不影响功能	功能障碍
头痛	1	无	有时	经常,能忍受	需服药
心悸	1	无	有时	经常,不影响工作	需治疗
皮肤蚁走感	1	无	有时	经常,能忍受	需治疗
性交痛	2	无	有时	经常,能忍受	影响生活
泌尿系统症状	2	无	有时	经常,不影响生活	影响生活与工作

9. **匹兹堡睡眠质量指数（PSQI）** 16 分，睡眠质量很差。

四、初步诊断

1. **更年期综合征**
2. **心脏射频消融术后**
3. **肥胖**

五、治疗方案

1. 莉芙敏 0.28g，口服，每日 1 次。
2. 健康宣教。
3. 定期复诊。

六、治疗心得

1. 诊治思路及经过

（1）初诊：患者符合更年期综合征诊断，考虑心脏射频消融术后 MHT 无经验可借鉴，且患者生活不能自理，MHT 的血栓风险必须警惕，因此暂予莉芙敏口服治疗，1 个月后复诊。

（2）1 个月后复诊：症状有所改善，KMI 评分降为 22 分，PSQI 评分降为 13 分，予以原方案继续口服治疗，2 个月后复诊。

（3）3 个月后复诊：症状改善不理想，仍不能生活自理，KMI 评分反弹升高为 31 分，PSQI 评分反弹升高为 17 分。再次全面评估衡量获益和风险后调整治疗方案：替勃龙 2.5mg，每日 1 次，预防血栓宣教，1 个月后复诊。

（4）MHT 1 个月后复诊：心悸显著改善，KMI 评分降为 22 分，PSQI 评分降为 12 分，仍不能生活自理，予以原方案继续口服治疗，2 个月后复诊。

（5）MHT 3 个月后复诊：KMI 评分降为 12 分，PSQI 评分降为 8 分，可在室内短暂行走，予以原方案继续口服治疗，予以原方案继续口服治疗，3 个月后复诊。

（6）MHT 6 个月后复诊：KMI 评分降为 8 分，PSQI 评分降为 6 分，能在室外行走 5 000 步，生活完全自理。

2. 绝经与心血管疾病风险 更年期管理涉及多学科，心脑血管疾病尤其相关。Framingham 心脏研究显示，虽然年轻女性动脉粥样硬化性心血管病（atherosclerotic cardiovascular disease，ASCVD）风险低于男性，但绝经后 ASCVD 的发病率迅速增加，与同龄非绝经女性相比，冠心病发生率增加 2~3 倍。

绝经后女性心律失常常见，一般来说多属于非器质性。常见症状为心悸，多考虑由雌激素水平下降引起。患者多首诊于心内科，如果同时伴有血压增高、心律失常等，心内科多予以对症治疗。

心脏射频消融术是一种介入治疗快速性心律失常的方法，已有 20 余年历史。将很细的导管从颈部、大腿根部放入血管内，到达心脏发病位置后，释放射频电流，从而一次性消除“病灶”。这种方法不开刀，创伤小，成功率极高，目前已成为根治快速性心律失常的首选方法。视病情需要，术后多需联合进行抗凝治疗，术后应用抗凝药物至少 1 个月，可联合胺碘酮进行治疗，但要根据患者心率的恢复情况来调整用药方案。

MHT 是绝经女性最好的保健策略,然而常常被误读。MHT 的有效性和安全性得到多方位的重视是其能够推广普及的关键。①卫生部门/监管部门:促进关于更年期和 MHT 的政策调整;②医师:加强对医疗保健人员的教育和培训,以优化更年期管理,分清不同治疗方案作用/风险的差异,以最大限度提高疗效,降低不良反应;③媒体:积极强调有利的数据,并客观地看待风险;④制药行业:必要时转变商业/研发决定,并鼓励新型方案的研究和发展;⑤更年期女性:提高信息获取以利于做出知情选择,增强对于维持更年期健康的积极性和信心。

3. 更年期保健医生需要掌握的心血管疾病指标

(1) 体格检查:血压、BMI 等。

(2) 血液指标检查:血脂和脂蛋白类、葡萄糖和胰岛素代谢、凝血与纤溶、同型半胱氨酸、炎症标志物等。

(3) 非创伤性计算机体层成像血管造影(CT angiography,CTA)。

(4) 血管检查:肱动脉功能检测,血管内皮功能检测;颈动脉功能检测,动脉血管僵硬度测定;颈动脉结构检测,狭窄及斑块稳定性评估。

4. 雌激素对心血管疾病的保护机制 如图 2-11-1 所示。

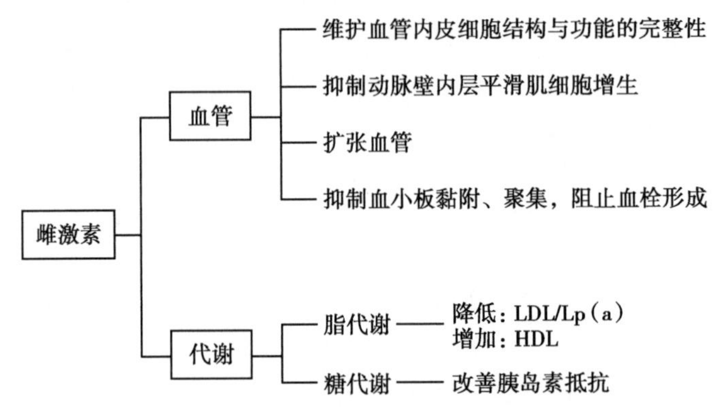

图 2-11-1 雌激素对心血管疾病的保护机制

七、专家点评

首都医科大学附属北京世纪坛医院妇产科主任医师白文佩点评意见:此病例非常有难度,患者有严重的内科合并症,多种更年期症状以及肥胖、缺乏活动等情况。开始时给予 3 个月莉芙敏口服治疗,后续根据病情更改为替勃龙治疗。方案合理且评估客观。

杭州市妇产科医院妇产科主任医师张治芬点评意见:更年期的症状到目前为止有 100 多种,甚至可能有 300 多种。心悸、心慌等也是更年期门诊的常见症状,相当一部分更年期人群有心脏症状后并不会首先就诊于更年期门诊,往往会前往多个科室辗转就诊,走了很多弯路。这例病例也提醒了我们推广更年期科普的重要性。妇产科医生的职责不仅是为患者治病,还应破除 MHT 在全社会范围的"污名化"。

八、小结

更年期是女性从育龄期向老年期过渡的重要时期,很多老年女性健康问题的独立影响因素就是女性绝经，换言之，卵巢功能减退导致的雌激素缺乏是老年健康问题的重要病因之一，MHT 的临床意义也正基于此。作为从事更年期保健的医务工作者，从诸多症状中挖掘出更年期相关健康问题的线索是必须具备的能力。同时严格掌握 MHT 的适应证、禁忌证及慎用情况，是实现恰当治疗的必要前提。

病例提供者：陶敏芳
点评专家：白文佩、张治芬
信息编辑：王小雪

参考文献

1. 中华医学会妇产科学分会绝经学组．绝经管理与绝经激素治疗中国指南(2018)[J]. 中华妇产科杂志，2018，53(11)：729-739.
2. 庞晓界，张瑶，张淑兰．绝经激素治疗与有关疾病的风险评估[J]. 中国计划生育和妇产科，2022，14(1)：13-17.

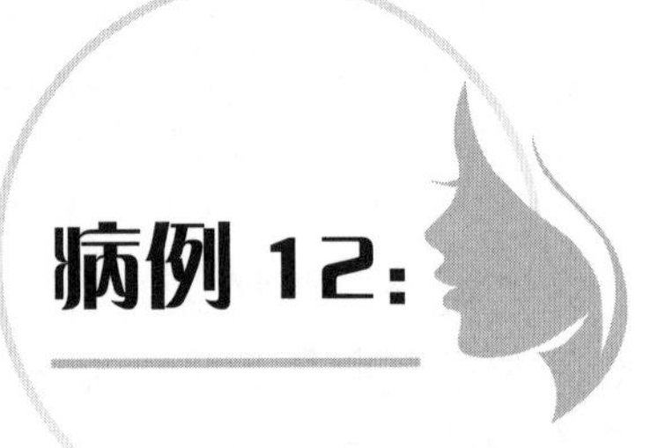

病例 12：

绝经期泌尿生殖系统综合征的激素治疗

一、病历摘要

1. **一般情况** 患者女性，54 岁。

2. **主诉** 绝经 5 年，阴道干燥、疼痛、性交困难半年。

3. **现病史** 自然绝经 5 年，LMP 为 2014 年 10 月。绝经后每年定期体检，未见异常。半年前自觉阴道干燥、疼痛、性交困难，持续至今，无阴道出血及排液，偶有潮热出汗，无其他不适。为求进一步诊治就诊于我科。

4. **既往史** 否认高血压、糖尿病等病史，否认肝炎、结核等传染病病史，否认外伤史、输血史。否认食物及药物过敏史。

5. **月经婚育史** 平素月经规律，初潮 15 岁，5 天/28 天，经量适中，无痛经。LMP 为 2014 年 10 月。已婚，G_3P_1，顺产一女，人工流产 2 次。工具避孕。

6. **家族史** 否认家族遗传病史。

二、体格检查

1. **一般检查** 体温 36.1℃，血压 115/70mmHg，心率 68 次/min，呼吸 18 次/min。身高 170cm，体重 62kg，BMI 21.4kg/m^2。一般情况好，略焦虑，查体合作，腹软，无压痛。

2. **妇科检查**

(1) 外阴：已婚已产式，萎缩，无红肿及破溃。

(2) 阴道：通畅，黏膜充血，有小出血点，尿道外口可见尿道肉阜。

(3) 宫颈：光滑萎缩。

(4) 宫体：前位，萎缩，活动好，无压痛。

(5) 双附件：未及异常，压痛(－)。

三、辅助检查

1. **宫颈 TCT、HPV 检查** 未见异常。

2. **经阴道盆腔超声检查** 子宫 3.2cm × 3.1cm × 2.5cm，肌壁回声不均匀，多个不规则实性低回声，最大 0.9cm × 0.9cm，边界模糊，无血流信号，内膜厚 0.2cm。双附件区未见异常回声。

3. **乳腺彩超检查** 双乳腺未见明显占位病变。

4. **生殖激素六项检查** 结果见表 2-12-1。

表 2-12-1 患者生殖激素六项检查结果

项目	FSH/($mU \cdot ml^{-1}$)	LH/($mU \cdot ml^{-1}$)	E_2/($pg \cdot ml^{-1}$)	P/($ng \cdot ml^{-1}$)	T/($ng \cdot ml^{-1}$)	PRL/($ng \cdot ml^{-1}$)
结果	54.4	18.35	18.35	0.27	0.51	5.3

注：FSH. 卵泡刺激素；LH. 黄体生成素；E_2. 雌二醇；P. 孕酮；T. 睾酮；PRL. 催乳素。

5. **骨骼肌肉系统检查** 骨密度检查提示骨量减少。

6. **凝血功能检查** 未见明显异常。

7. **血尿常规、甲状腺功能、肝肾功能、血糖、血脂检查** 血红蛋白 125g/L，未见明显异常。

8. **Kupperman 绝经指数量表检查** 15 分(2 分项目：泌尿系统症状；1 分项目：潮热出汗、感觉异常、疲乏、肌肉骨关节痛、心悸、性交痛)，见表 2-12-2。

表 2-12-2 患者 Kupperman 绝经指数量表评分

症状	加权系数	程度评分			
		无(0 分)	轻(1 分)	中(2 分)	重(3 分)
潮热出汗	4	无	<3 次/d	3~9 次/d	≥10 次/d
感觉异常	2	无	有时	常有刺痛，麻木，耳鸣等	经常且严重
失眠	2	无	有时	经常	经常且严重，需服药
易激动	2	无	有时	经常	经常不能自控
抑郁	1	无	有时	经常，能自控	失去生活信心
眩晕	1	无	有时	经常，不影响生活	影响生活、工作
疲乏	1	无	有时	经常	日常工作受限
肌肉骨关节痛	1	无	有时	经常，不影响功能	功能障碍
头痛	1	无	有时	经常，能忍受	需服药
心悸	1	无	有时	经常，不影响工作	需治疗
皮肤蚁走感	1	无	有时	经常，能忍受	需治疗
性交痛	2	无	有时	经常，能忍受	影响生活
泌尿系统症状	2	无	有时	经常，不影响生活	影响生活与工作

四、初步诊断

1. 绝经期泌尿生殖系统综合征
2. 子宫肌瘤
3. 骨质减少

五、治疗方案

1. 阴道用普罗雌烯,每日 1 粒。
2. 健康宣教,合理饮食,适量运动。
3. 碳酸钙 D_3 片,口服,每日 1 片。
4. 建议做人体成分分析及盆底三维超声。
5. 1 个月后妇科门诊复诊,病情变化及时就诊。

六、治疗心得

1. 绝经期泌尿生殖系统综合征流行病学 随着人类寿命的延长,绝经期泌尿生殖系统综合征(GSM)已成为影响女性健康及生命质量的重要因素。国外数据显示,绝经 1 年的妇女 GSM 患病率为 64.7%,绝经 6 年患病率高达 84.2%。GSM 症状随着年龄增长及绝经时间延长而逐渐加重,严重影响患者的生命质量和身心健康。

2. 绝经期泌尿生殖系统综合征的治疗方案

(1) 对于以局部症状为主者(如本例患者),首选阴道局部雌激素治疗。

(2) 全身症状明显同时合并局部症状者,系统应用 MHT 可使局部症状得到缓解;若缓解不明显,可在系统用药的同时阴道局部应用低剂量雌激素。

除此之外,需要提醒患者:性功能障碍在绝经女性中发生率增高,MHT 可改善轻度至中度性功能障碍。围绝经期避孕也是备受关注的问题,目前尚没有具体针对年龄的避孕方法禁忌证。高龄女性使用复方口服避孕药的潜在血栓风险高于年轻女性,选择屏障法避孕更安全。

3. 阴道雌激素制剂的使用方法 阴道局部雌激素的应用:每日 1 次,连续使 2 周,症状缓解后改为每周 2 次。短期(3~6 个月)局部应用雌激素阴道制剂,无须加用孕激素,但缺乏超过 1 年使用的安全性数据,长期使用者应监测子宫内膜。

4. 阴道雌激素制剂治疗的年龄窗 由雌激素缺乏引起的 GSM 患者都可以使用,没有年龄限制。

5. GSM 合并子宫肌瘤或乳腺疾病是否为阴道雌激素治疗的禁忌证

(1) GSM 合并子宫肌瘤的患者,局部阴道雌激素短时间内补充是安全的。

(2) GSM 合并乳腺良性疾病可以用阴道雌激素制剂治疗,普罗雌烯属于严格局部作用的雌激素,不吸收入血,短时期内使用是安全的。

(3) 乳腺癌术后患者,阴道雌激素制剂并不增加乳腺癌患者的复发风险,但若有 MHT 禁忌证,仍需对 GSM 患者充分评估利弊,进行多学科会诊权衡获益及风险。

七、专家点评

首都医科大学附属北京世纪坛医院妇产科主任医师魏杨点评意见:绝经后女性泌尿生

殖道萎缩带来的相关症状是困扰更年期女性重要的健康问题。虽然临床目前可供选择的选项相对有限，但我们仍应利用正确的知识处理和解决患者的问题。对于病例的个体化治疗，需要综合考虑 MHT 的适应证及禁忌证，以及药物种类、用药途径、剂量、剂型等是否恰当。本例患者绝经后出现阴道干燥、疼痛等症状，治疗指征明确；局部症状明显，全身症状轻微，应以局部用药为主；因此治疗药物选择普罗雌烯合理。考虑到患者合并多发子宫肌瘤，但肌瘤较小，且未提示恶性表现，因此即使更改为口服 MHT 药物也相对安全。除此之外，其他治疗方案也值得考虑。结合雌激素为一种经皮用雌激素制剂，非阴道制剂，但个人认为其也可经阴道黏膜吸收使用。雌三醇全身雌激素作用较弱，不刺激子宫内膜。因此，需要在制订方案时权衡利弊，并结合患者的具体情况选择用药。因此，局部问题应局部解决，伴全身症状且有适应证、无禁忌证者可考虑系统应用 MHT。本例患者无泌尿系统感染症状及指标，若合并泌尿系统感染，应使用含氯喹那多的复合制剂，改善阴道症状的同时发挥抗菌消炎作用。

除此之外，应用 MHT 时务必关注治疗的安全性。本例患者仅应用普罗雌烯，对于子宫内膜及乳腺的监测可适当放宽，主要关注局部症状的改善效果；若应用可吸收入血的雌激素制剂如结合雌激素，则应适时监测乳腺和子宫内膜。

八、小结

MHT 的直接目的是帮助女性解决更年期带来的各种症状困扰。GSM 治疗原则：对症治疗为主，权衡利弊并结合病情选择局部或系统 MHT 治疗。

病例提供者：陈海霞
点评专家：魏杨
信息编辑：王子君

参考文献

1. 绝经生殖泌尿综合征临床诊疗专家共识专家组．绝经生殖泌尿综合征临床诊疗专家共识[J]. 中华妇产科杂志，2020，55(10)：659-666.
2. 中华医学会妇产科学分会绝经学组．绝经管理与绝经激素治疗中国指南(2018)[J]. 中华妇产科杂志，2018，53(11)：729-739.
3. FAUBION SS，LARKIN LC，STUENKEL CA，et al. Management of genitourinary syndrome of menopause in women with or at high risk for breast cancer：consensus recommendations from the North American Menopause Society and the International Society for the Study of Women's Sexual Health [J]. Menopause，2018，25(6)：596-608.

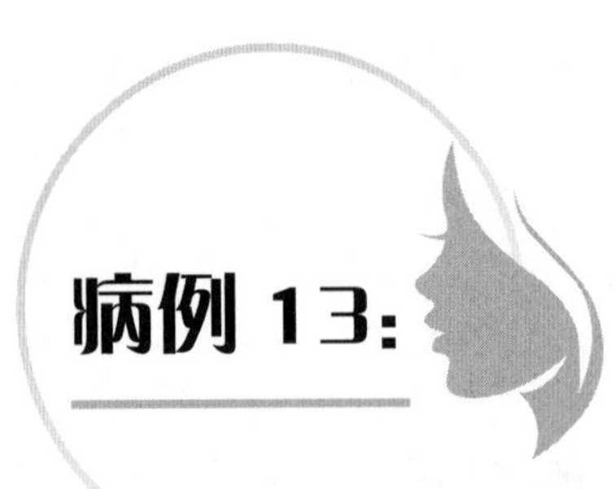

病例 13：

绝经期泌尿生殖系统综合征

一、病历摘要

1. **一般情况** 患者女性，53 岁。

2. **主诉** 绝经 1 年余，潮热出汗及阴道干涩、性交疼痛半年。

3. **现病史** 绝经 1 年余，潮热出汗及阴道干涩、性交疼痛半年，无明显尿频、尿急、尿痛，无咳嗽漏尿。为求进一步诊治就诊于我科。

4. **既往史** 否认高血压、糖尿病等病史，否认肝炎、结核等传染病病史，否认外伤史、输血史。否认食物及药物过敏史。无近期外阴、阴道用药史。

5. **月经婚育史** 13 岁初潮，平素月经规律，5 天/26~30 天，无痛经。绝经前无月经紊乱病史，仅于 2020 年 4 月阴道少量出血半个月，自行好转。G_2P_1，顺产一子，人工流产 1 次。

6. **家族史** 否认家族遗传病史。

二、体格检查

1. **一般检查** 体温 36.1℃，血压 120/72mmHg，心率 68 次/min，呼吸 18 次/min。身高 162cm，体重 48kg，BMI 18.8kg/m^2。一般情况好，查体合作，腹软，无压痛。

2. **妇科检查**

(1) 外阴：已婚已产式，阴毛稀少，阴道口缩窄。

(2) 阴道：通畅，阴道皱褶消失，阴道黏膜可见点状充血，少量白色分泌物，无异味。

(3) 宫颈：光滑萎缩。

(4) 宫体：后位，萎缩，活动好，无压痛。

(5) 双附件：未及异常，压痛（－）。

三、辅助检查

1. **宫颈TCT、HPV检查** 未见异常。

2. **经阴道盆腔超声检查** 子宫4.6cm×4.1cm×3.5cm，右侧壁低回声结节0.8cm×0.8cm×0.7cm，子宫内膜厚0.43cm；左侧卵巢大小2.0cm×1.4cm×1.4cm，其内可见一个低回声结节，大小1.3cm×1.2cm×1.0cm，未见血流信号；右侧卵巢大小2.3×1.2×1.0cm，其内可见一个低回声结节，大小1.3cm×1.2cm×1.0cm，未见血流信号。

3. **乳腺彩超检查** 双侧乳腺低回声结节BI-RADS 3级。

4. **生殖激素六项检查** 结果见表2-13-1。

表2-13-1 患者生殖激素六项检查结果

项目	FSH/($mU\cdot ml^{-1}$)	LH/($mU\cdot ml^{-1}$)	E_2/($pg\cdot ml^{-1}$)	P/($ng\cdot ml^{-1}$)	T/($ng\cdot ml^{-1}$)	PRL/($ng\cdot ml^{-1}$)
结果	128.9	50.95	<15	0.84	0.58	8.2

注：FSH. 卵泡刺激素；LH. 黄体生成素；E_2. 雌二醇；P. 孕酮；T. 睾酮；PRL. 催乳素。

5. **骨骼肌肉系统检查** 骨量减少。

6. **超声造影检查** 左侧卵巢内低回声结节，大小1.3cm×0.9cm×0.9cm，符合良性病变超声造影表现。

7. **人体成分分析** BMI 18.8kg/m^2，体脂含量29.8%。

8. **盆底超声检查** 未见明显异常。

9. **肿瘤标志物、肝肾功能、血脂、血糖、甲状腺功能** 未见明显异常。

四、初步诊断

1. **更年期综合征**
2. **绝经期泌尿生殖系统综合征**
3. **乳腺结节性质待查**
4. **卵巢肿物**

五、治疗方案

1. 乳腺科会诊明确结节性质，提供MHT应用建议。
2. 普罗雌烯阴道胶丸，阴道用药。
3. 加强锻炼，合理饮食，保持良好心态。
4. 定期复诊。

六、治疗心得

1. 诊治思路及经过

(1) 本患者全身症状为潮热出汗，局部症状为阴道干涩、性交疼痛，影响患者正常生活。患者有MHT适应证、无禁忌证，有通过MHT改善生活质量的主观意愿，卵巢肿物考虑良性病变可随诊,但存在乳腺结节的慎用情况,请乳腺科会诊,评估是否适合 MHT 全身用药改善潮热出汗症状。根据目前情况,对于患者阴道干涩、性交疼痛选用局部雌激素治疗——普罗雌烯阴道胶丸阴道用药。

(2) 乳腺科会诊诊疗意见:建议手术治疗,依据术后病理决定是否 MHT 全身用药。后乳腺外科手术病理结果提示为乳腺纤维瘤,非 MHT 绝对禁忌证,建议后续随诊。

(3) 1 个月后复诊:阴道干涩明显好转,阴道分泌物较前增多。调整治疗方案:启动替勃龙 1.25mg,每日 1 次,改善潮热出汗不适。用药第 1 个月、3 个月、6 个月复查,以后每年定期复查。

2. **临床常用阴道雌激素制剂** 见表 2-13-2。

表 2-13-2 临床常用阴道雌激素制剂

药物	成分	特点
普罗雌烯阴道胶丸	每粒含普罗雌烯 10mg	严格阴道局部作用,不刺激子宫内膜,无全身雌激素效应
雌三醇乳膏	每克含雌三醇 1mg	仅选择性与阴道雌激素受体结合,代谢清除较快,不刺激子宫内膜,无全身雌激素效应
结合雌激素软膏	每克乳膏含结合雌激素 0.625mg	局部小剂量用药不需要加用孕激素,但大剂量或长期用药可致血雌二醇水平轻度升高
氯喹那多-普罗雌烯阴道片	每片含普罗雌烯 10mg 及氯喹那多 200mg	可在雌激素作用的同时发挥抗菌消炎作用

七、专家点评

首都医科大学附属北京世纪坛医院妇产科主任医师白文佩点评意见:患者 52 岁,绝经 1 年余,局部及全身均有症状,后期有一次阴道出血经历,是否有异常子宫出血,可仔细描述一下末次月经情况。由于患者局部和全身均有症状,所以需认真听取患者诉求,使治疗有先后顺序和重点。通过查体,我们可以知道患者的阴道萎缩先于子宫;通过辅助检查,患者阴道分泌物的描述过于简单,针对本患者的情况,描述应该更详细,虽然患者没有泌尿系统症状,但是更年期患者泌尿系统及生殖系统症状大多数都是相辅相成的,故应完善尿常规检查。妇科超声提示有很小的肌瘤结节,应查看患者既往是否有,较之前有无改变;乳腺超声提示乳腺增生,乳腺结节 3 级,是 MHT 的慎用情况,请乳腺外科会诊,进行诊断和治疗,能够有效地辅助 MHT 决策。GSM 发病率很高,但是临床就诊的患者不多,这与公众对此疾病的认识不足有关。我们需要对更年期患者进行更周到细致的管理,制订个体化治疗方案,同时,后续的治疗和追访也很重要。

八、小结

1. 详细询问病史,耐心倾听患者的诉求。
2. 全面查体及辅助检查,明确诊断。
3. 严格掌握药物治疗的适应证,排除禁忌证,充分权衡慎用情况。

4. 个体化选择药物。
5. 严密随访。

病例提供者：王志芳
点评专家：白文佩
信息编辑：郭柯晴

参考文献

1. 中华医学会妇产科学分会绝经学组．绝经管理与绝经激素治疗中国指南(2018)[J]. 中华妇产科杂志，2018,53(11):729-739.
2. 绝经生殖泌尿综合征临床诊疗专家共识专家组．绝经生殖泌尿综合征临床诊疗专家共识[J]. 中华妇产科杂志,2020,55(10):659-666.

病例 14:

中西医结合治疗更年期综合征——病例 1

一、病历摘要

1. **一般情况** 患者女性,45 岁。

2. **主诉** 月经稀发 1 年,潮热出汗、失眠半年,停经伴更年期症状加重 3 个月。

3. **现病史** 近一年月经稀发,半年前出现潮热出汗、失眠、心悸等症状,未就诊。3 个月前上述症状加重,影响日常生活。末次月经为 3 个月前。本次就诊妇科 B 超提示子宫内膜厚度 1.9cm,回声不均匀;尿 hCG(-)。给予地屈孕酮 10mg,每日 2 次,连服 12 天。停药后出现少量阴道出血,色淡红,淋漓不尽持续 20 天,伴轻微下腹坠胀。复查妇科 B 超提示子宫内膜厚度 1.42cm。为明确出血原因,遂行宫腔镜检查+诊断性刮宫术,病理报告示子宫内膜息肉,增殖期子宫内膜。为求进一步诊治再次就诊。

4. **既往史** 高血压 1 年,口服硝苯地平,效果不佳,血压控制在(150~160)/(90~100)mmHg。否认糖尿病病史,否认肝炎、结核等传染病病史,否认外伤史、手术史、输血史。否认食物及药物过敏史。

5. **月经婚育史** 初潮 15 岁,平素月经规律,7 天/30 天,经量中等,痛经(±)。LMP:2019 年 2 月 10 日。G_2P_1,顺产一子,药物流产 1 次。工具避孕。

6. **家族史** 否认家族遗传病史。

二、体格检查

1. **一般检查** 体温 36.2℃,血压 120/78mmHg,心率 72 次/min,呼吸 18 次/min。身高 158cm,体重 52kg,BMI 20.8kg/m^2。一般情况好,查体合作,腹软,无压痛。

2. **妇科检查**

(1) 外阴:已婚已产式。

(2) 阴道:通畅,分泌物不多。

(3) 宫颈：光滑，萎缩。

(4) 宫体：后位，常大，质中，活动可，压痛（－）。

(5) 附件：未及异常，压痛（－）。

三、辅助检查

1. **宫颈 TCT、HPV 检查** 未见异常。

2. **经阴道盆腔 B 超检查** 子宫大小 5.9cm × 5.5cm × 4.8cm，子宫内膜厚 1.42cm。双附件未及异常。

3. **乳腺彩超检查** 双侧乳腺增生。

4. **生殖激素六项检查** 结果见表 2-14-1。

表 2-14-1 患者生殖激素六项检查结果

项目	FSH/ ($mU·ml^{-1}$)	LH/ ($mU·ml^{-1}$)	E_2/ ($pg·ml^{-1}$)	P/ ($ng·ml^{-1}$)	T/ ($ng·ml^{-1}$)	PRL/ ($ng·ml^{-1}$)
结果	120.63	69.61	<20	0.21	0.21	8.21

注：FSH. 卵泡刺激素；LH. 黄体生成素；E_2. 雌二醇；P. 孕酮；T. 睾酮；PRL. 催乳素。

5. **骨骼肌肉系统检查** 骨量减少。

6. **血脂检查** 甘油三酯 3.93mmol/L，高密度脂蛋白 0.78mmol/L，余正常。

7. **心电图检查** 不完全性右束支传导阻滞。

8. **血常规、血生化、凝血功能、甲状腺功能、血糖等检查** 未见明显异常。

9. **宫腔镜检查** 病理结果：子宫内膜息肉，(宫腔内容物)凝血及破碎的增殖期子宫内膜。

10. **Kupperman 绝经指数量表检查** 32 分(3 分项目：失眠、易激动、肌肉骨关节痛；2 分项目：疲乏、性交痛、泌尿系统症状；1 分项目：潮热出汗、眩晕、头痛、心悸)，见表 2-14-2。

表 2-14-2 患者 Kupperman 绝经指数量表评分

症状	加权系数	程度评分			
		无(0 分)	轻(1 分)	中(2 分)	重(3 分)
潮热出汗	4	无	<3 次/d	3~9 次/d	≥10 次/d
感觉异常	2	无	有时	常有刺痛，麻木，耳鸣等	经常且严重
失眠	2	无	有时	经常	经常且严重，需服药
易激动	2	无	有时	经常	经常不能自控
抑郁	1	无	有时	经常，能自控	失去生活信心
眩晕	1	无	有时	经常，不影响生活	影响生活、工作

续表

症状	加权系数	程度评分			
		无(0分)	轻(1分)	中(2分)	重(3分)
疲乏	1	无	有时	经常	日常工作受限
肌肉骨关节痛	1	无	有时	经常,不影响功能	功能障碍
头痛	1	无	有时	经常,能忍受	需服药
心悸	1	无	有时	经常,不影响工作	需治疗
皮肤蚁走感	1	无	有时	经常,能忍受	需治疗
性交痛	2	无	有时	经常,能忍受	影响生活
泌尿系统症状	2	无	有时	经常,不影响生活	影响生活与工作

四、初步诊断

1. 更年期综合征
2. 高血压
3. 子宫内膜息肉
4. 血脂异常

五、治疗方案

1. 雌二醇片/雌二醇地屈孕酮片(1mg/10mg),口服,1片,每日1次。
2. 坤泰胶囊4片,口服,每日3次。
3. 改善饮食结构。
4. 加强运动。
5. 口服降压药。
6. 定期复诊。

六、治疗心得

患者45岁,月经稀发1年,处于围绝经期,潮热出汗、失眠半年,KMI评分32分,不适症状严重影响患者的生活质量,需要MHT治疗。考虑患者停经3个月后子宫内膜增厚,尽管目前性激素检查提示雌激素缺乏,但子宫内膜增厚说明前期有雌激素作用,故用低剂量MHT缓解更年期症状,同时调整月经周期;考虑到患者更年期症状较重,加用坤泰胶囊可进一步缓解症状,故治疗2个周期后复诊,患者自述上述相关症状明显缓解,KMI评分降为15分,睡眠障碍及关节疼痛明显好转,月经周期性来潮。嘱其继续低盐、低脂饮食,按照更年期保健宣教内容进行保健,按原剂量服用雌二醇片/雌二醇地屈孕酮片与坤泰胶囊治疗;3个月后复查血生化,定时监测血压。

(1) 生殖激素六项变化情况见表 2-14-3。

表 2-14-3 患者生殖激素六项变化情况

时间	FSH/ ($mU \cdot ml^{-1}$)	LH/ ($mU \cdot ml^{-1}$)	E_2/ ($pg \cdot ml^{-1}$)	P/ ($ng \cdot ml^{-1}$)	T/ ($ng \cdot ml^{-1}$)	PRL/ ($ng \cdot ml^{-1}$)
治疗前	120.63	69.61	<20	0.21	0.21	8.21
MHT 2 个周期后	78.54	45.67	81	0.27	0.18	9.31

注：FSH. 卵泡刺激素；LH. 黄体生成素；E_2. 雌二醇；P. 孕酮；T. 睾酮；PRL. 催乳素。

(2) KMI 评分复测：15 分(2 分项目：易激动；1 分项目：潮热出汗、失眠、肌肉骨关节痛、性交痛、泌尿系统症状)，见表 2-14-4。

表 2-14-4 患者 Kupperman 绝经指数量表评分

症状	加权系数	程度评分			
		无(0 分)	轻(1 分)	中(2 分)	重(3 分)
潮热出汗	4	无	<3 次/d	3~9 次/d	≥10 次/d
感觉异常	2	无	有时	常有刺痛，麻木，耳鸣等	经常且严重
失眠	2	无	有时	经常	经常且严重，需服药
易激动	2	无	有时	经常	经常不能自控
抑郁	1	无	有时	经常，能自控	失去生活信心
眩晕	1	无	有时	经常，不影响生活	影响生活、工作
疲乏	1	无	有时	经常	日常工作受限
肌肉骨关节痛	1	无	有时	经常，不影响功能	功能障碍
头痛	1	无	有时	经常，能忍受	需服药
心悸	1	无	有时	经常，不影响工作	需治疗
皮肤蚁走感	1	无	有时	经常，能忍受	需治疗
性交痛	2	无	有时	经常，能忍受	影响生活
泌尿系统症状	2	无	有时	经常，不影响生活	影响生活与工作

七、专家点评

首都医科大学附属北京世纪坛医院妇产科主任医师白文佩点评意见：本例为围绝经期患者，有较为严重的更年期症状，雌激素缺乏，但子宫内膜增厚，治疗目标是尽快缓解更年期症状，尽量恢复月经周期。在雌激素撤退出血后，发生了淋漓不尽的子宫出血，及时行宫腔镜检查+诊断性刮宫术，除外内膜病变，明确内膜性质，为后续治疗奠定了良好基础；之后低剂量 MHT 和坤泰胶囊联合使用，患者症状明显改善，且月经恢复规律性，说明了中西医结合治疗的有效性和安全性。

八、小结

每位患者的情况各有特色,需要在熟记《绝经管理与绝经激素治疗中国指南(2018)》的前提下,个体化制订诊疗方案。

病例提供者：王子君
点评专家：白文佩
信息编辑：孙德宇

参考文献

中华医学会妇产科学分会绝经学组.绝经管理与绝经激素治疗中国指南(2018)[J].中华妇产科杂志,2018,53(11):729-739.

病例 15:

中西医结合治疗更年期综合征——病例 2

一、病历摘要

1. **一般情况** 患者女性,52 岁。

2. **主诉** 月经紊乱、潮热出汗 1 年余。

3. **现病史** 近 1 年月经周期紊乱,10~15 天/3~4 个月,LMP 为 2019 年 1 月 5 日。近 1 年患者出现烘然而热、面赤汗出,近 1 个月加重,伴腰背酸痛、焦虑、烦躁易怒、失眠健忘、性欲淡漠、性交困难,且偶有外阴灼痛。睡眠差,入睡困难,每日睡眠时间为 3~4 小时,曾间断口服地西泮,但效果欠佳。食欲差,大便干,小便黄。为求进一步诊治就诊于我科。

4. **既往史** 否认高血压、糖尿病等病史,否认肝炎、结核等传染病病史,否认外伤史、输血史。否认食物及药物过敏史。

5. **月经婚育史** 13 岁初潮,5~7 天/28~32 天,经量少,色红,无血块,痛经(-)。LMP 为 2019 年 1 月 5 日。$G_3P_1A_2$,顺产一女,人工流产 2 次。

6. **家族史** 否认家族遗传病史。

二、体格检查

1. **一般检查** 体温 36.4℃,血压 128/77mmHg 心率 72 次/min 呼吸 18 次/min。身高 160cm,体重 65kg,BMI 25.4kg/m^2。一般情况欠佳,略焦虑,查体合作,腹软,无压痛。中医诊察情况:舌质红,苔薄黄,脉弦细。

2. **妇科检查**

(1) 外阴:已婚已产式,老年性改变,阴毛稀疏。

(2) 阴道:通畅,阴道黏膜充血,阴道分泌物量少,色白。

(3) 宫颈:光滑,萎缩,颈管黏膜充血。

(4) 宫体:前位,萎缩,活动好,无压痛。

(5) 双附件:未及异常,压痛(-)。

三、辅助检查

1. **宫颈 TCT、HPV 检查** 未见异常。

2. **经阴道盆腔超声检查** 子宫大小 4.1 cm × 3.5cm × 3.6cm,子宫内膜厚约 0.87cm,回声均匀。宫颈前后径 3.0cm,宫颈回声欠均匀。左侧卵巢大小 2cm × 1cm × 1.5cm,右侧卵巢大小 1.8mm × 1.5mm × 1.6mm。

3. **乳腺彩超检查** 未提示明显异常。

4. **生殖激素六项检查** 结果见表 2-15-1。

表 2-15-1 患者生殖激素六项检查结果

项目	FSH/ $(mU \cdot ml^{-1})$	LH/ $(mU \cdot ml^{-1})$	E_2/ $(pg \cdot ml^{-1})$	P/ $(ng \cdot ml^{-1})$	T/ $(ng \cdot ml^{-1})$	PRL/ $(ng \cdot ml^{-1})$
结果	71.06	62.15	16.00	0.2	<0.1	21.9

注:FSH. 卵泡刺激素;LH. 黄体生成素;E_2. 雌二醇;P. 孕酮;T. 睾酮;PRL. 催乳素。

5. **血生化全项各指标检查** 甘油三酯 2.69nmol/L,余正常。

6. **骨骼肌肉系统检查** 左侧前臂骨密度 T 值为-1.5,余正常。

7. **血常规、血糖、甲状腺功能、心电图检查等检查** 血红蛋白 120g/L,未发现明显异常。

8. **焦虑自评量表检查** 48 分。

9. **抑郁自评量表检查** 51 分。

四、初步诊断

1. **西医诊断** 更年期综合征

2. **中医诊断** 经断前后诸证

五、治疗方案

1. MHT 方案 雌二醇片/雌二醇地屈孕酮片(1mg/10mg)半片,每日 1 次(按雌孕激素序贯治疗周期性服用);必要时后半周期加地屈孕酮 10mg,每日 1 次。注意用药期间经期情况。

2. 患者入睡困难,每日睡眠仅为 3~4 小时,并伴有烦躁易怒、焦虑,焦虑及抑郁自评量表评分分别为 48 分和 51 分。指导患者于更年期心理咨询室就诊,必要时就诊精神科。

3. 患者腰背酸痛,必要时骨科就诊,排除骨科疾病。

4. 患者食欲欠佳,且 BMI 偏高,大便异常,建议于更年期营养门诊就诊,进行膳食指导。

5. 中医治疗以补肝肾、强筋骨、解郁安神定志为主。方用知柏地黄丸加减,每日 1 剂,每次 100ml,每日 2 次口服。

6. 定期复诊。

六、治疗心得

1. 诊治经过

(1) 骨科会诊诊疗意见:根据患者病史及辅助检查,诊断为低骨量,排除其他骨科疾病。

诊疗方案：①碳酸钙 D_3 300mg，口服，每日 1 次；②定期复查骨密度；③运动指导，太极拳、八段锦，每周至少 3 次，每次 30 分钟。

(2) 心理咨询科诊疗意见：根据患者焦虑自评量表及抑郁自评量表得分，患者尚不能诊断为焦虑及抑郁症，但患者确实存在焦虑情绪。

诊疗方案：①针刺治疗：刺关元、气海、子宫（双侧）、足三里（双侧）、三阴交（双侧）、命门、肾俞穴。因患者睡眠障碍，入睡困难，故佐以百会、四神聪、安眠、涌泉（双侧）等穴。②五行音乐治疗：选择亲切、温存，曲调低吟、节奏徐缓而平稳的音乐，嘱患者每晚睡前听 30 分钟音乐，1 个月为 1 个疗程。可起到安神宁心、镇静的作用，代表曲目为《平沙落雁》《烛影摇红》。

(3) 营养咨询门诊诊疗意见：①膳食指导：每天每餐均应均含有水果、蔬菜和全麦纤维，每周 2 次食用鱼肉，增加牛奶及其他乳制品摄入，多食用绿叶蔬菜、干果类食品；②低脂摄入（推荐橄榄油）、控糖（≤50g/d）、少油（25~30g/d）、限制盐的摄入（≤6g/d）；③药膳：茯苓豆腐、独活壮骨鸡。

(4) 随访

1) 1 个月后复诊：患者诸症明显改善，但阴道干涩缓解不明显，食欲欠佳，睡眠好转，每日可睡 6 小时左右，偶有大便干。

调整诊疗方案：①MHT 方案：雌二醇片/雌二醇地屈孕酮片（1mg/10mg）（灰片）1 片，每日 1 次；②结合雌激素乳膏：每周使用 1~2 次；③停用地西泮。

2) 2 个月后复诊：口服中药已服完，现偶有轻微烘热汗出，饮食正常，睡眠明显好转，二便正常。

调整诊疗方案：①MHT 方案：雌二醇片/雌二醇地屈孕酮片（1mg/10mg）（灰片）0.5 片，每日 1 次，或雌二醇片/雌二醇地屈孕酮片（1mg/10mg）（白片）0.5 片，每日 1 次；+地屈孕酮 5mg，每日 1 次；②结合雌激素乳膏每周阴道外用 1~2 次；③应用药膳及膳食指导意见进行饮食调控；④选择合理运动方式：更年期保健操、太极拳、瑜伽；⑤控制自我情绪，定期参加心理辅导及健康宣讲活动；⑥控制体重；⑦口服中药膏方：滋阴补肾，平肝潜阳，解郁安神；⑧定期复查，进行全面检查。

3) 3 个月后复诊：患者无明显不适主诉，饮食正常，睡眠正常，月经规律，二便正常。

体格检查：身高 160cm，体重 60.2kg，BMI 23.5kg/m^2，血压 118/78mmHg。

辅助检查：①生化测定：甘油三酯 1.75nmol/L，总胆固醇 6.54nmol/L，余正常；②肿瘤标志物：未见明显异常；③甲状腺功能三项及抗体：甲状腺过氧化酶抗体 698IU/ml，余正常；④乳腺钼靶：未提示明显异常；⑤骨密度测定：左侧前臂 T 值为-0.8。

诊疗计划：治疗方案同前，可继续服用中药膏方，并定期复查。

2. 中医诊疗更年期综合征的思路 《素问·上古天真论》：女子七七，任脉虚，太冲脉衰少，天癸竭，地道不通，故形坏而无子也。中医认为，经断前后，天癸渐竭、肾阴不足，冲任失调，血海蓄意失常，故发为本病治疗原则：滋补肝肾，育阴潜阳。在诊疗过程中，根据患者症状及自我意愿，采用 MHT 治疗方案。为改善患者腰背酸痛症状，于中药汤剂中加入龙骨、牡蛎、续断、补骨脂等药物以达益肝肾、强筋骨之功；并予以中医特色运动指导，帮助患者养成良好运动习惯和建立健康的运动方式；以酸枣仁、茯神、远志等安神益智，同时进行心理疏导改善患者睡眠障碍；针对患者的焦虑、抑郁情绪，采用合欢花、郁金等药物解郁安神，并结合五行音乐疗法，调畅情志。

七、专家点评

黑龙江中医药大学附属第一医院妇产科主任医师冯晓玲点评意见：患者 52 岁，已经进入绝经期，激素水平中 FSH 和 LH 的值均较高。考虑到前期的更年期症状持续的时间较长，尤其睡眠障碍和焦虑情绪比较严重，因此建议患者首先在心理门诊进行咨询和治疗，心理门诊发现患者目前处于焦虑状态，但排除了抑郁症和焦虑症的可能性。基于这种情况，患者应用了 MHT。随访发现治疗后症状在向好的方向发展。除 MHT 外，中医药在症状的改善方面有自己的优势，基于患者焦虑情绪及失眠的情况，加用益智安神、镇静、抗焦虑药物。在患者 MHT 联合中药、针灸、按摩和运动治疗后，可以看到患者的整体状况得到改善。本病例 MHT 选择药物主要为雌二醇片/雌二醇地屈孕酮片，其次也可以考虑用替勃龙。

上海市第六人民医院妇产科主任医师陶敏芳点评意见：本病例是更年期门诊中一个非常常见的病例，我认为在整个治疗过程中，临床医生对更年期的管理非常规范。女性进入更年期后，往往合并较多疾病，症状主诉“五花八门”，临床医生高度关注此类疾病，所以在症状判断中，能非常周到地考虑抑郁、焦虑、睡眠障碍等情况，并完善相关检查，治疗中充分运用了中医药在改善更年期症状中的独特优势，使患者的症状得到很好的改善，患者得到了最大获益。在更年期的治疗中，绝经激素治疗是一个很重要的手段，对于此例患者，采用雌二醇片/雌二醇地屈孕酮片治疗是一个比较合适的选择。目前本例患者进行了一年多的治疗，依从性很好，症状也得到控制，生活质量得到极大提高。

八、小结

更年期是妇女一生的特殊时期，关爱更年期女性，应当以现代医学为基础，充分发挥中医预防、保健及特色诊疗的优势，达到“未病先防，既病防变”的目的，惠及广大更年期妇女。

病例提供者：谷玥儒
点评专家：冯晓玲、陶敏芳
信息编辑：高帅英

参考文献

中华医学会妇产科学分会绝经学组．绝经管理与绝经激素治疗中国指南(2018)[J]. 中华妇产科杂志，2018，53(11)：729-739.

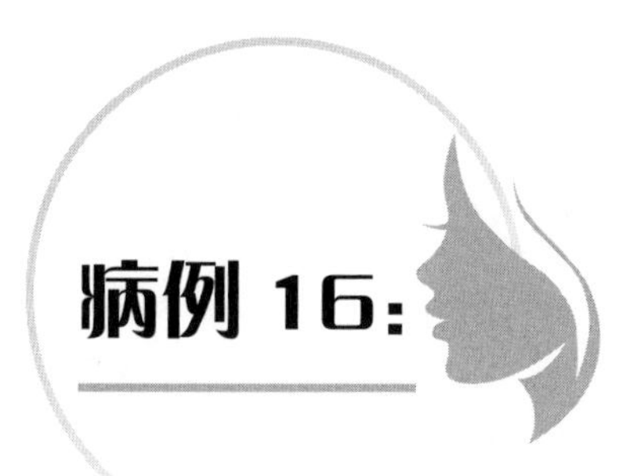

病例 16:

更年期异常子宫出血

一、病历摘要

1. **一般情况** 患者女性,46 岁。

2. **主诉** 月经紊乱 3 年,阴道不规则流血 20 余天。

3. **现病史** 平素月经规律,6~7 天/30~32 天。3 年前行心脏瓣膜置换术后,开始出现月经周期不规则(20~26 天);经期延长,经量时多时少,持续 8~15 天。曾多次在外院就诊,超声检查提示"子宫内膜增厚,回声不均",外院诊断为"月经失调"。因考虑心脏瓣膜置换术后,性激素治疗有血栓风险,一直服用中药治疗,效果差。末次月经为 2020 年 7 月 24 日,经期延长,持续 20 余天,淋漓未净,于 2020 年 8 月 20 日就诊,妇科超声提示子宫内膜息肉,子宫内膜增厚。血红蛋白 88g/L。门诊拟"异常子宫出血、子宫内膜息肉、中度贫血"收入院。

4. **既往史** 2017 年 5 月因"主动脉瓣狭窄伴中度关闭不全、升主动脉瘤样扩张"行心脏瓣膜置换术,术后长期服用华法林药物抗凝治疗,华法林钠片 3mg,每日 1 次;美托洛尔 12.5mg,每日 2 次。否认高血压、糖尿病等病史,否认肝炎、结核等传染病病史,否认外伤史、其他手术史。否认食物及药物过敏史。

5. **月经婚育史** 初潮 14 岁,平素月经规律,6~7 天/30~32 天;末次月经:2020 年 7 月 24 日,未净。适龄结婚,配偶体健,G_1P_1,工具避孕,家庭关系和睦。

6. **家族史** 否认家族遗传病史。

二、体格检查

1. **一般检查** 体温 36.3℃,血压 122/70mmHg,心率 62 次/min,呼吸 18 次/min。身高 158cm,体重 66kg,BMI 26.4kg/m^2。一般情况好,查体合作,腹软,无压痛。

2. **妇科检查**

(1) 外阴:已婚已产式。

(2) 阴道:通畅,见少许血性分泌物。
(3) 宫颈:光滑,萎缩,接触性出血(-)。
(4) 宫体:前位,大小正常,质中。
(5) 双附件:未及异常,压痛(-)。

三、辅助检查

1. **宫颈TCT、HPV检查** 未见异常。

2. **经阴道盆腔超声检查** 子宫大小5.2cm×4.5cm×3.7cm,子宫内膜厚约1.5cm,内膜回声欠均,内可见数枚强回声团,大者约1.21cm×0.67cm×0.32cm。双侧附件未见异常回声。诊断结果:子宫内膜多发息肉、子宫内膜增厚。

3. **生殖激素六项检查** 结果见表2-16-1。

表2-16-1 患者生殖激素六项检查结果

项目	FSH/(mU·ml^{-1})	LH/(mU·ml^{-1})	E_2/(pg·ml^{-1})	P/(ng·ml^{-1})	T/(ng·ml^{-1})	PRL/(ng·ml^{-1})
结果	16.7	8.5	122	0.61	13.3	0.34

注:FSH.卵泡刺激素;LH.黄体生成素;E_2.雌二醇;P.孕酮;T.睾酮;PRL.催乳素。

4. **血hCG检查** 1.20U/L。
5. **血常规检查** 血红蛋白88g/L。
6. **凝血功能检查** 凝血酶原时间24.1秒,国际标准化比值2.11,余正常。
7. **肝肾功能、肿瘤标志物等检查** 未见明显异常。

四、初步诊断

1. **异常子宫出血(AUB-P、AUB-O,AUB-C)**
2. **中度贫血**
3. **心脏瓣膜置换术后**
4. **肥胖**

五、治疗方案

1. 暂停华法林,应用低分子肝素进行桥接。
2. 纠正贫血治疗。
3. 宫腔镜下探查术,术中见子宫腔正常形态,双侧输卵管开口可见,内膜增厚;子宫腔内见多枚息肉样赘生物,最大者位于右侧壁,约1.2cm×0.8cm;行子宫内膜息肉电切术+分段诊断性刮宫术。

六、治疗心得

1. 诊疗思路

(1) 与AUB-M(子宫内膜恶变和不典型增生)相鉴别:子宫内膜不典型增生和恶变是

AUB少见而重要的原因。对于年龄≥45岁、长期不规则子宫出血、有子宫内膜癌高危因素、超声提示子宫内膜过度增厚、伴回声不均、药物治疗不显著者，应行诊断性刮宫术并行病理检查，有条件者首选宫腔镜直视下活检术。

(2) AUB-P(子宫内膜息肉)：合并AUB的子宫内膜息肉在成年女性中的患病率为10%~15%，AUB也是息肉患者的主要手术指征之一。多数子宫内膜息肉是良性病变，确诊需要病理结果。有报道子宫内膜息肉合并AUB时发生子宫内膜增生或癌变的概率约为4.2%，而无AUB表现的检出率约为2.2%。该患者超声提示子宫内膜多发息肉合并异常子宫出血，有宫腔镜手术适应证。

(3) AUB-O(排卵功能障碍)：排卵功能障碍包括稀发排卵，无排卵及黄体功能不足，常见于青春期、更年期妇女，常表现为月经不规律，经量、经期长度、周期频率、规律性均可异常。该患者46岁，异常子宫出血3年，月经周期不规则，经期延长，经量时多时少，完全失去了规律性，符合无排卵性AUB特点，性激素检查结果符合卵巢功能减退的特点。

(4) AUB-C(全身凝血相关疾病)：由于血栓性疾病、肾透析、心脏瓣膜置换术后或放置心脏支架后必须终身行抗凝药物治疗，因而可能导致月经过多、月经淋漓不净，这些AUB可归类为医源性范畴(AUB-I)，但归类为AUB-C更为合适。患者2017年5月行心脏瓣膜置换术，术后长期服用华法林药物抗凝治疗，是AUB的致病因素之一。患者凝血功能检测国际标准化比值控制在2.5以下，但是凝血酶原时间相对延长，与阴道出血不止可能相关，患者也一直考虑此为其长期月经不规律的主要因素。

因此，选择暂停华法林用药，应用低分子肝素进行桥接治疗；及时纠正贫血治疗；并行宫腔镜手术明确病理类型。术中可见子宫腔正常形态，双侧输卵管开口可见，内膜增厚。子宫腔内见多枚息肉样赘生物，最大者位于右侧壁，约1.2cm×0.8cm。遂行子宫内膜息肉电切术+分段诊断性刮宫术。术后病理结果提示：子宫内膜息肉，子宫内膜组织部分复杂性增生伴纤毛细胞化生。

本例患者最终诊断：①异常子宫出血(AUB-P、AUB-O、AUB-C)；②子宫内膜复杂性增生；③中度贫血；④心脏瓣膜置换术后。

根据最终诊断，制订后续治疗方案：术后第7天放置左炔诺孕酮宫内缓释节育系统(LNG-IUS)；继续纠正贫血治疗；继续华法林抗凝治疗。

随访：①术后1个月复查：B超子宫内膜厚0.7cm，宫内节育器位置正常；②放置LNG-IUS后40天余，第1次月经来潮，量少，6天干净，之后有间断性阴道点滴出血，无特殊处理；③拟放置LNG-IUS后6个月，再次行宫腔镜手术评估子宫内膜情况。

2. **内膜增生分类及治疗选择** 2003年修正版的WHO分类将内膜增生按严重程度分为4个等级：增生内膜、简单增生、复杂增生、不典型增生。2014年WHO进行了修订，修订版的分类根据是否存在细胞不典型性将子宫内膜增生分为两类：子宫内膜增生不伴不典型增生、子宫内膜不典型增生。

关于子宫内膜增生的治疗，《中国子宫内膜增生诊疗共识》推荐单纯孕激素口服或局部药物治疗为首选方案，LNG-IUS被国外推荐为无不典型增生的子宫内膜增生的首选治疗方案。而英国皇家妇产科医师学院(Royal College of Obstetricians and Gynaecologists，ROCG)及英国妇科内镜学会(British Society for Gynaecological Endoscopy，BSGE)在2016年提出，子宫内膜增生的一线用药为连续孕激素或LNG-IUS。与口服孕激素相比，LNG-IUS缓解率更高，副作用较少。拒绝接受 LNG-IUS 者可以选择连续口服孕激素：醋酸甲羟孕酮每日 10~20mg，炔诺酮每日 10~15mg，连续孕激素治疗的周期推荐 6 个月。无生育要求者建议选择 LNG-IUS 5 年以减少复发。同时，不推荐周期性口服孕激素。

关于子宫内膜增生术后的随访，《中国子宫内膜增生诊疗共识》推荐治疗过程中至少每 6 个月复检 1 次，而 RCOG 及 BSGE 推荐至少每 6 个月 1 次子宫内膜活检。在至少有连续 2 次间隔 6 个月的组织学检查结果为阴性后，可考虑终止随访。

七、专家点评

杭州市妇产科医院妇产科主任医师张治芬点评意见：患者月经不规律 3 年，属无排卵月经，仅中药治疗，并无内膜的保护，同时患者曾行心脏瓣膜置换，诊断明确，临床处理中 LNG-IUS 对于内膜增生的保护效果和防止子宫内膜息肉增生很有价值。后期复查提示患者 FSH 已升高，则需要考虑是否有更年期症状，对于已经宫内放置 LNG-IUS 的患者，合并有更年期症状时，需注意 MHT 时不再需要添加孕激素。从此病例中我们应吸取以下经验：一定要注重患者子宫内膜的保护，在长期雌激素的刺激下子宫内膜增生而无孕激素使其剥脱，要注意保护子宫内膜，防止内膜病变。

首都医科大学附属北京世纪坛医院妇产科主任医师白文佩点评意见：本病例展示了围绝经期异常子宫出血合并内科疾病且应用抗凝药物的全程管理。从临床思路而言，首先除外了妊娠相关疾病，然后以宫腔镜手术明确了内膜的病理类型，除外了 AUB-M，根据患者病情综合考虑，以宫内缓释避孕系统 LNG-IUS 长期管理子宫内膜，避免了口服雌激素对凝血功能的影响，体现了对患者的全程管理。若使用 LNG-IUS 后，仍存在阴道淋漓出血，在除外内膜病变的基础上，可以考虑内膜消融或电切术。当患者有更年期症状时候，可以考虑使用莉芙敏。

八、小结

患有妇科疾病的中年女性，合并内科疾病的情况较多见。通过详细询问病史，完善相关检查，做好诊断和鉴别诊断，才能为患者制订最适合的治疗方案。

病例提供者：金雪静
点评专家：张治芬、白文佩
信息编辑：郭柯晴

参考文献

全国卫生产业企业管理协会妇幼健康产业分会生殖内分泌学组．中国子宫内膜增生诊疗共识[J]. 生殖医学杂志，2017，26(10)：957-960.

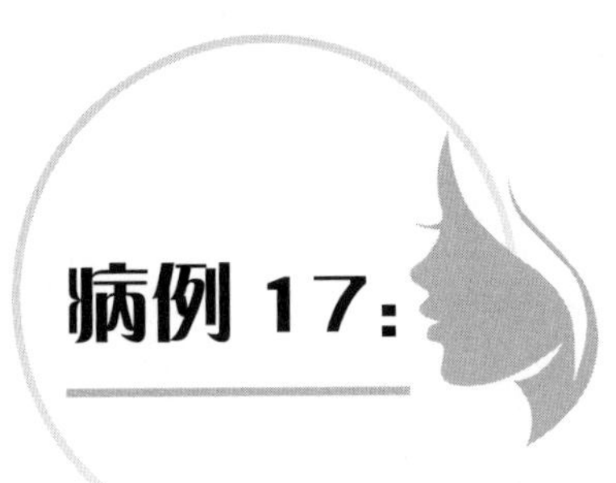

病例 17: MHT 方案的调整策略

一、病历摘要

1. **一般情况** 患者女性,52 岁。

2. **主诉** 绝经激素治疗 8 年,经期头痛 6 个月。

3. **现病史** 患者因潮热出汗、失眠、腰背疼痛、阴道干涩,于2013年6月开始MHT治疗,方案为戊酸雌二醇(1mg,每日 1 次,疗程 21 天)+ 地屈孕酮(10mg,每日 1 次,疗程 14 天),周期序贯治疗 4 年余。治疗期间以上更年期症状明显减轻,每年定期体检评估。2017 年因经期停药时潮热出汗明显,改为口服雌二醇片/雌二醇地屈孕酮片(1mg/10mg)每日 1 次,连续序贯治疗 4 年余。治疗期间潮热出汗症状明显减轻。2020 年 6 月起出现月经前 1 天头痛,持续 1~2 天,伴明显乳房胀痛、肌肉及肩肘关节疼痛不适,渐进性加重,偶有潮热出汗。为求进一步诊治就诊。

4. **既往史** 否认高血压、糖尿病等病史,否认肝炎、结核等传染病病史,否认外伤史、输血史。否认食物及药物过敏史。

5. **月经婚育史** 13 岁初潮,平素月经规律,5~7 天/28 天,量中等。G_3P_1,顺娩一女,人工流产 1 次,异位妊娠 1 次,行腹腔镜下左侧输卵管切除术。28 岁结婚,配偶及女儿体健。

6. **家族史** 否认家族遗传病史。

二、体格检查

1. **一般检查** 体温 36.3℃,血压 112/71mmHg,心率 62 次/min,呼吸 18 次/min。身高 163cm,体重 59kg,BMI 22.2kg/m^2。一般情况好,查体合作,腹软,无压痛。

2. **妇科检查**

(1) 外阴:已婚已产式。

(2) 阴道:通畅,分泌物少量,黏膜无充血,阴道松弛,阴道前壁轻度膨出。

(3) 宫颈:光滑,萎缩,接触性出血(-)。
(4) 宫体:前位,大小正常,质中。
(5) 双附件:未及异常,压痛(-)。

三、辅助检查

1. **宫颈 TCT、HPV 检查** 未见异常。

2. **经阴道盆腔超声检查** 子宫大小 4.7cm×4.4cm×3.3cm,肌壁回声均匀,子宫内膜厚约 0.48cm。左侧卵巢大小 1.8cm×0.8cm×1.0cm;右侧卵巢大小 1.6cm×0.9cm×0.7cm,边缘可见无回声区,大小 1.2cm×1.2cm×1.6cm。提示右卵巢边缘无回声区,建议复查。

3. **乳腺彩超检查** 右侧乳腺腺体厚 1.8cm,左侧乳腺腺体厚约 2.1cm,腺体回声不均匀,其内未见明显异常回声区。

4. **生殖激素六项检查** 结果见表 2-17-1。

表 2-17-1 患者生殖激素六项检查结果

项目	FSH/ ($mU \cdot ml^{-1}$)	LH/ ($mU \cdot ml^{-1}$)	E_2/ ($pg \cdot ml^{-1}$)	P/ ($ng \cdot ml^{-1}$)	T/ ($ng \cdot ml^{-1}$)	PRL/ ($ng \cdot ml^{-1}$)
结果	20.99	18.08	116	0.11	0.29	8.92

注:FSH. 卵泡刺激素;LH. 黄体生成素;E_2. 雌二醇;P. 孕酮;T. 睾酮;PRL. 催乳素。

5. **骨骼肌肉系统检查** 股骨颈骨密度 Z 值为-0.8,提示骨量减少,骨折风险增加;腰椎骨密度 Z 值为 0.5,正常。

6. **血生化全项各指标检查** 总胆固醇 6mmol/L,糖化白蛋白 16.5%,余正常。

7. **25-羟基维生素** D 26.84ng/ml,提示不足。

8. **血糖、甲状腺功能、心电图检查** 未发现异常。

9. **盆底超声检查** 前盆腔:膀胱明显膨出(Green Ⅲ型);中盆腔:子宫明显脱垂;后盆腔:未见直肠膨出声像,肛提肌间隙及肛门括约肌未见明显异常改变。

四、初步诊断

1. **更年期综合征**
2. **阴道前壁轻度膨出**
3. **乳腺增生**
4. **高胆固醇血症**
5. **左侧输卵管切除术后**
6. **骨量减少**

五、治疗方案

1. 停用雌二醇片/雌二醇地屈孕酮片,改服替勃龙 1.25mg,每日 1 次。
2. 观察患者头疼情况及更年期症状。
3. 碳酸钙 D_3,300mg,口服,每日 1 次。

4. 加强盆底肌锻炼。

5. 随诊。

六、治疗心得

1. 诊治思路及经过 患者自 2013 年 2 月开始出现潮热出汗、失眠、月经周期延长至 2 个月，查妇科超声提示内膜 0.7cm，给予孕激素后半周期治疗，口服地屈孕酮 10mg，每日 1 次，疗程 10 天，连续 2 个月经周期停药，后月经规律。

2013 年 6 月因潮热出汗、失眠、腰背部疼痛明显、阴道干涩不适再次就诊，进行全面评估后启动 MHT 治疗，给予周期序贯治疗：戊酸雌二醇（1mg，每日 1 次，疗程 21 天）+ 地屈孕酮（10mg，每日 2 次，疗程 14 天），连续治疗 4 年余。治疗期间以上更年期症状明显减轻，每年定期体检评估。

2017 年周期序贯治疗期间，因经期停药时潮热出汗明显，调整为连续序贯治疗：雌二醇片 / 雌二醇地屈孕酮片（1mg/10mg）每日 1 次，连续治疗 4 年。治疗期间潮热出汗症状明显减轻。

2020 年 6 月起出现经前 1 天头痛，持续 1~2 天，伴明显乳房胀痛、肌肉及肩肘关节疼痛不适，渐进性加重，偶有潮热出汗。2021 年 4 月再次就诊，停用雌二醇片 / 雌二醇地屈孕酮片，改为替勃龙 1.25mg，每日 1 次。3 个月后，头痛、乳房胀痛症状消失，潮热汗出，肌肉及肩肘关节疼痛未见明显改善。复查妇科超声子宫内膜厚 0.3cm。2021 年 7 月改服替勃龙 2.5mg，每日 1 次。潮热出汗稍减轻，肌肉及肩肘关节疼痛明显改善。

患者治疗期间的生殖激素六项变化情况见表 2-17-2。

表 2-17-2 患者治疗期间生殖激素六项变化情况

时间	FSH/ $(mU\cdot ml^{-1})$	LH/ $(mU\cdot ml^{-1})$	E_2/ $(pg\cdot ml^{-1})$	P/ $(ng\cdot ml^{-1})$	T/ $(ng\cdot ml^{-1})$	PRL/ $(ng\cdot ml^{-1})$
2013 年 2 月（治疗前）	53.57	35.48	<20.00	0.69	0.21	6.47
2013 年 12 月（雌孕激素周期序贯半年）	70.43	45.27	<20.00	0.87	0.31	6.17
2019 年 10 月（雌二醇片 / 雌二醇地屈孕酮片连续序贯治疗 2 年半）	19.63	14.25	85.43	0.74	0.46	4.33
2020 年 12 月（雌二醇片 / 雌二醇地屈孕酮片连续序贯治疗 4 年）	20.99	18.08	116.00	0.11	0.29	8.92

注：FSH. 卵泡刺激素；LH. 黄体生成素；E_2. 雌二醇；P. 孕酮；T. 睾酮；PRL. 催乳素。

2. MHT 长期管理中基层医生关注的重点 根据 2016 年 IMS 关于女性中年健康及绝经激素治疗的建议和中华医学会妇产科学分会绝经学组《绝经管理与绝经激素治疗中国指南（2018）》，结合基层妇科诊疗特点，治疗原则包括以下 6 点。

（1）基层医生可以向存在上述问题的更年期妇女介绍 MHT，经过专科培训，掌握 MHT 适应证、禁忌证、启动时期、常用药物和方案、随访管理等内容。

(2) MHT 启动最佳时机为 50~60 岁或者绝经<10 年。当患者年龄超过 60 岁或绝经超过 10 年,建议转诊至上级医院由妇科专科医生评估后决定。

(3) 使用 MHT 前要评估有无禁忌证及慎用情况。雌激素依赖性肿瘤(乳腺癌、子宫内膜癌)、血栓性疾病、严重肝肾功能不全、不明原因阴道出血、血卟啉症、耳硬化症、脑膜瘤(禁用孕激素)为绝对禁忌证。子宫肌瘤、子宫内膜异位症、子宫内膜增生症、血栓形成倾向、乳腺良性疾病及乳腺癌家族史、胆囊疾病、系统性红斑狼疮、垂体泌乳素瘤、癫痫、偏头痛、哮喘者酌情慎用。有禁忌证者不建议激素治疗。存在慎用情况且 MHT 意愿强烈者,建议转诊至上级医院由妇科专科医生评估后决定。

(4) 根据症状和患者的需求、个人史和家族史、相关检查结果、患者本人的偏好和期望等进行个体化治疗,如子宫切除的妇女应用单雌激素补充方案,围绝经期或绝经后有完整子宫且仍希望保持"月经"的妇女应用雌孕激素序贯方案,绝经后有完整子宫但不想有"月经"的妇女应用雌孕激素连续联合方案或替勃龙治疗。具体方案可转诊至上级医院由妇科专科医生制订。

(5) 仅为改善绝经期泌尿生殖系统综合征症状且无全身症状或已过最佳启动时机时,无 MHT 禁忌证者首选阴道局部雌激素治疗,常用的阴道用雌激素制剂包括雌三醇乳膏、结合雌激素乳膏、普罗雌烯乳膏/软胶囊和氯喹那多-普罗雌烯阴道片,其中普罗雌烯属于严格局部作用的雌激素,不吸收入血,安全性较高,适合基层应用。

(6) 应用 MHT 的妇女可以在基层医疗机构进行随访,随访期间发现异常者及时转诊上级医院妇科就诊。随访时间:开始用药第 1 个月、3 个月、6 个月、12 个月,各随访 1 次,了解治疗效果,解释可能发生的乳房胀痛和非预期出血等不良反应,进行个体化调整方案,鼓励适宜对象坚持治疗,以后每 12 个月随访 1 次,随访内容包括体检、最新病史和家族史、相关的实验室和影像学检查,讨论生活方式和预防、减轻慢性病的策略。

七、专家点评

首都医科大学附属北京世纪坛医院妇产科主任医师白文佩点评意见:此病例选择很具有代表性。①绝经期女性 MHT 全程管理要点叙述明白、清晰;②从基层工作角度叙述了在 MHT 治疗中的重点及要点,理论结合实际,对知识的理解更透彻;③提到了在激素治疗中要注意观察患者用药期间出现的可能存在的风险,如非预期阴道出血等,这在 MHT 治疗中非常重要。在该病例治疗过程中,可以看出对患者治疗,不是一种药物就一劳永逸,在长程管理中需要不断观察,及时调整药物,无论是连续序贯还是周期序贯,都需要在药物使用中详细了解患者的获益和风险,仔细分析患者的症状,个体化治疗,才能达到最终获益。

八、小结

更年期妇女健康管理要以基层妇科医生或妇女保健医生为核心,与全科医生及上级医院专科医生一起努力,共同做好更年期妇女健康管理工作,进而减少更年期不良事件的发生,促进更年期妇女身心健康,为老年期健康打下良好基础。

病例提供者:李田田、王艳
点评专家:白文佩
信息编辑:甘亚乐

参考文献

1. BABER RJ,PANAY N,FENTON A. 2016 IMS Recommendations on women's midlife health and menopause hormone therapy [J]. Climacteric,2016,19(2):109-150.
2. 中华医学会妇产科学分会绝经学组. 绝经管理与绝经激素治疗中国指南(2018) [J]. 中华妇产科杂志,2018,53(11):729-739.
3. 中国医师协会全科医师分会,北京妇产学会社区与基层分会. 更年期妇女健康管理专家共识(基层版)[J]. 中国全科医学,2021,24(11):1317-1324.

MHT 过程中的阴道出血

一、病历摘要

1. **一般情况** 患者女性,52 岁。

2. **主诉** 绝经 9 年,关节痛、耳鸣 1 年,阴道出血 3 天。

3. **现病史** 9 年前自然绝经。1 年前出现关节痛及耳鸣,影响日常生活,偶有潮热,口服替勃龙 1.25mg,每日 1 次,后症状改善。用药前超声提示子宫内膜厚度 0.2cm。5 天前漏服 1 次,于次日晨补服。3 天前出现少量阴道出血,色鲜红,为求进一步诊治就诊。发病以来,精神、睡眠、食欲均可,体重无变化,大小便正常。

4. **既往史** 否认高血压、糖尿病等病史,否认肝炎、结核等传染病病史,否认外伤史、输血史。否认食物及药物过敏史。

5. **月经婚育史** 12 岁初潮,平素月经规律,6~7 天/30 天,量中等,无痛经。2012 年自然绝经。G_3P_1,顺产一子,人工流产 2 次。

6. **家族史** 父亲患鼻咽癌。

二、体格检查

1. **一般检查** 体温 36.1℃,血压 122/70mmHg,心率 61 次/min,呼吸 18 次/min。身高 166cm,体重 67kg,BMI 24.3kg/m^2。一般情况好,查体合作,腹软,无压痛。

2. **妇科检查**

(1) 外阴:已婚已产式。

(2) 阴道:通畅,分泌物少量。

(3) 宫颈:光滑,萎缩,接触性出血(-)。

(4) 宫体:前位,萎缩,质中。

(5) 双附件:未及异常,压痛(-)。

三、辅助检查

1. **宫颈 TCT、HPV 检查** 未见异常。
2. **经阴道盆腔超声检查** 子宫大小 4.5cm × 3.7cm × 3.7cm，子宫内膜厚约 0.56cm。
3. **生殖激素五项检查** 结果见表 2-18-1。

表 2-18-1 患者生殖激素五项检查结果

项目	FSH/ ($mU \cdot ml^{-1}$)	LH/ ($mU \cdot ml^{-1}$)	E_2/ ($pg \cdot ml^{-1}$)	P/ ($ng \cdot ml^{-1}$)	PRL/ ($ng \cdot ml^{-1}$)
结果	78.15	23.01	9	1.1	7.1

注：FSH. 卵泡刺激素；LH. 黄体生成素；E_2. 雌二醇；P. 孕酮；T. 睾酮；PRL. 催乳素。

4. **骨骼肌肉系统检查** 骨量减少。
5. **甲状腺功能检查** 结果见表 2-18-2。

表 2-18-2 患者甲状腺功能五项检查结果

项目	TSH/ ($mU \cdot ml^{-1}$)	FT_3/ ($pg \cdot ml^{-1}$)	FT_4/ ($ng \cdot ml^{-1}$)	T_3/ ($\mu g \cdot dl^{-1}$)	T_4/ ($\mu g \cdot dl^{-1}$)
结果	0.32	4.85	13.72	1.78	82.38

注：TSH. 促甲状腺激素；FT_3. 游离三碘甲状腺原氨酸；FT_4. 游离甲状腺素；T_3. 三碘甲状腺原氨酸；T_4. 甲状腺素。

6. **血常规、血生化全项检查** 血红蛋白 112g/L，总胆固醇 5.38mmol/L，低密度脂蛋白 3.68mmol/L，糖化血红蛋白 6.5%。
7. **25-羟基维生素 D 检查** 22.2ng/ml，提示不足。
8. **人体成分分析** 超重，BMI 24.3kg/m^2，体脂含量 34.6%。
9. **乳腺超声检查** 未见明显异常。
10. **D-二聚体检查** 阴性。

四、初步诊断

1. **更年期综合征**
2. **异常子宫出血**
3. **骨量减少**
4. **超重**

五、治疗方案

考虑患者已绝经 9 年，因更年期症状行 MHT 后症状缓解满意，漏服一次后发生阴道出血，且超声提示子宫内膜厚度有所增长，为排除内膜病变，决定完善术前检查后行宫腔镜检查，术中见：宫颈管未见异常，宫腔形态正常，未见占位性病变，内膜薄，色粉，可见散在出血点，双侧输卵管开口不可见。刮出少量内膜组织，病理结果回报：少许增殖状态子宫内膜。手术期间，暂停 MHT 后，症状有所反复，病理结果回报后继续替勃龙 1.25mg 每日 1 次，之后症状改善。

六、治疗心得

1. 选择替勃龙的原因 患者绝经 9 年，没有再来月经的需求，并且有关节痛、耳鸣，偶有潮热。首选 MHT 连续联合方案，代表药物有雌二醇屈螺酮片等。替勃龙是兼有雌激素、孕激素、弱雄激素活性的药物，具有明显的组织特异性，在骨、大脑的体温调节中枢（潮热）和阴道表现为温和雌激素和孕激素作用，在乳房组织表现为明显的孕激素和抗雌激素作用，在子宫内膜表现为温和雄激素和孕激素作用，缓解更年期症状的有效性与雌孕激素方案类似。

2. 严格掌握 MHT 适应证 《中国绝经管理与绝经激素治疗指南（2018）》指出，年龄小于 60 岁或绝经 10 年内，无绝经激素治疗禁忌证的妇女，针对血管舒缩症状、骨量丢失和骨折风险，启动绝经激素治疗的收益风险比增高。

七、专家点评

首都医科大学附属北京世纪坛医院妇产科主任医师白文佩点评意见：宫腔镜术中输卵管开口不可见，这一点需要高度警惕。一个标准的宫腔镜操作要看到输卵管开口，作为一位绝经后女性，子宫萎缩，如果不存在异常情况，为什么输卵管开口不可见？如果双侧输卵管开口未见，说明至少局部存在粘连，需要警惕粘连之下是否有组织被掩盖。术后患者由于担心药物副作用停止 MHT，但若停药以后仍有出血，建议完善磁共振检查，明确内膜及结合带的情况，如果结果有异常，可以再做一次宫腔镜检查，重点关注两侧宫角的情况。也可以选择三维超声和超声造影。另外，宫腔内膜可见散在出血点，说明患者体内缺乏雌激素，因此本例患者虽然补充了替勃龙，但是子宫内膜还是处于低雌激素状态。内膜组织病理结果显示增殖期子宫内膜，此为良性；替勃龙在子宫内膜表现为温和雄激素和孕激素作用，则内膜不应处于增殖期，这同样说明内膜处于一个低雌激素状态。

绝经 9 年的 52 岁女性近期出现更年期症状，主要表现为耳鸣和关节痛。耳鸣虽然不是典型的更年期症状，但还是应考虑为更年期的表现。在临床实践中，这种绝经后无明显诱因出现的耳鸣，经过专科医生的检查和治疗无效，在给予激素治疗后，部分患者是有效的，有效率为 30%。关节痛是典型的更年期症状，因此本例患者的症状考虑由更年期引起，具有口服激素补充治疗的指征。用药后，应严密观察患者耳鸣和关节痛的症状是否有所改善。用药后患者自觉症状得到很大改善，如弯腿、如厕等动作时没有关节痛的表现了，耳鸣症状还需后续随访。通过激素补充治疗改善了症状，让患者有所获益。通过反复的应用和总结，我们发现，潮热出汗一般服药 2 周后改善，骨关节问题一般 1 个月后有所改善，阴道干涩一般 1~2 个月后有所改善；耳鸣症状有些人会有所改善，有些人仍然存在。

关于出血的问题，绝经 9 年后阴道出血，子宫内膜厚 0.26cm，内膜菲薄但有出血，需要高度警惕，应尽快进行宫腔镜检查并关注病理检查结果。

八、小结

任何绝经后出血均应引起重视，MHT 启动前的辅助检查是 MHT 安全性的重要保证。

病例提供者：孙奎奎
点评专家：白文佩
信息编辑：赵欣欣

参考文献

中华医学会妇产科学分会绝经学组．绝经管理与绝经激素治疗中国指南(2018)[J]. 中华妇产科杂志，2018，53(11)：729-739.

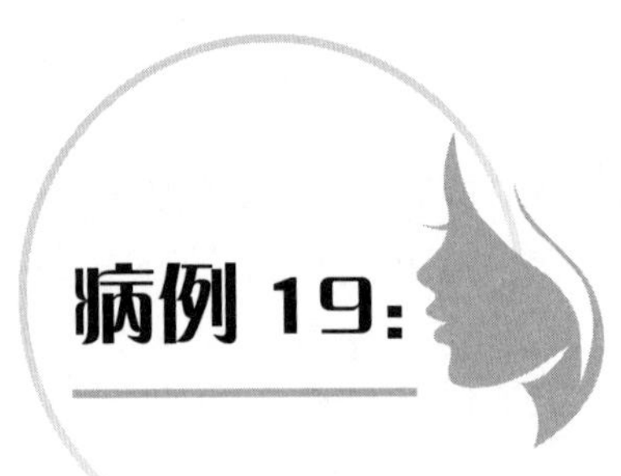

MHT 过程中反复阴道出血的诊治

一、病历摘要

1. **一般情况** 患者女性,52 岁。

2. **主诉** 绝经激素治疗 6 个月,反复阴道出血 2 个月。

3. **现病史** 2 年前自然绝经,伴潮热出汗、睡眠欠佳、焦虑及关节肌肉酸痛,症状逐渐加重。半年前因 KMI 评分 18 分,给予替勃龙 2.5mg,每日 1 次,后症状明显改善。自用外用中药敷贴 2 个月后出现少量阴道流血,色暗红,不伴腹痛等不适,1 天后自行停止,未就诊。10 天前再次少量阴道流血,色暗红,后转为咖啡色,持续 10 天未净,无腹痛、腹胀,无消瘦、发热、头晕乏力等不适,就诊于我院。

4. **既往史** 2009 年体检发现子宫肌瘤,定期超声随访,提示肌瘤缓慢增大;半年前体检行超声提示肌瘤直径约 7cm。否认高血压、糖尿病等病史,否认肝炎、结核等传染病病史,否认外伤史、手术史、输血史。否认食物及药物过敏史。

5. **月经婚育史** 初潮 13 岁,平素月经规律,5~7 天/28~30 天,量中等,色红,无痛经。LMP 为 2017 年 11 月。G_1P_1,顺产一女。

6. **家族史** 否认家族遗传病史。

二、体格检查

1. **一般检查** 体温 36.1℃,血压 112/72mmHg,心率 78 次/min,呼吸 18 次/min。身高 158cm,体重 51kg,BMI 20.4kg/m^2。一般情况好,查体合作,腹软,无压痛。

2. **妇科检查**

(1) 外阴:已婚已产式。

(2) 阴道:通畅,黏膜薄,内见极少量咖啡色分泌物。

(3) 宫颈:柱状上皮轻度外移。

(4) 宫体：后位，如孕 8 周大小，形态略不规则，活动度可，无压痛。

(5) 双附件：未及异常，压痛(－)。

三、辅助检查

1. **宫颈 TCT、HPV 检查** 未见异常。

2. **经阴道盆腔超声检查** 子宫后位，形态失常，宫腔线分离 2.0cm，内见液性暗区，透声差，子宫内膜厚 0.2cm，左侧壁肌层可及 7.7cm × 7.6cm × 5.7cm 偏低回声结节，界清，内部回声不均匀，CDFI 其内及周边可见血流信号，阻力指数为 0.41。双侧卵巢显示欠清。盆腔未见明显游离液性暗区。

3. **生殖激素六项检查** 结果见表 2-19-1。

表 2-19-1 患者生殖激素六项检查结果

项目	FSH/ ($mU \cdot ml^{-1}$)	LH/ ($mU \cdot ml^{-1}$)	E_2/ ($pg \cdot ml^{-1}$)	P/ ($ng \cdot ml^{-1}$)	T/ ($ng \cdot ml^{-1}$)	PRL/ ($ng \cdot ml^{-1}$)
结果	82	72.19	35	0.73	0.55	12.36

注：FSH. 卵泡刺激素；LH. 黄体生成素；E_2. 雌二醇；P. 孕酮；T. 睾酮；PRL. 催乳素。

4. **盆腔 MRI 检查** 子宫明显增大变形，宫体左侧壁可见团块状信号异常灶，T_1WI 呈等信号，T_2WI 呈稍低信号，DWI 未见弥散受限，大小约 7.2cm × 7.9cm × 6.8cm，边界尚清，局部凸向宫腔，宫腔、子宫内膜受压变形，宫腔内可见短 T_1、短 T_2 信号影充填，结合带尚连续。宫颈未见明显异常。双侧附件区形态信号未见异常，盆腔淋巴结未见明显肿大。

5. **血常规、凝血功能、甲状腺功能、肿瘤标志物检查** 未见明显异常。

四、初步诊断

1. **绝经后出血**
2. **子宫肌瘤**

五、治疗方案

1. 完善术前检查，行宫腔镜检查。
2. 术后复诊，根据病理结果决定后续治疗方案。

六、治疗心得

1. 治疗思路及经过

(1) 诊断依据

1) 绝经后出血：指绝经 1 年以后自发性出血、与激素治疗或选择性雌激素受体调节剂(selective estrogen receptor modulator，SERM)应用有关的子宫出血。绝经后出血的最常见原因是生殖道萎缩(44.5%~59.0%)、子宫内膜息肉(9.2%~12.0%)、子宫内膜增生(2.0%~9.9%)和子宫内膜癌(5.0%~10.0%)。其他原因包括外阴、阴道、子宫颈损伤，子宫内膜炎和激素的影响。

2）子宫肌瘤：根据生长部位，子宫肌瘤可分为影响宫腔形态的黏膜下肌瘤与其他肌瘤，前者最可能引起异常子宫出血。子宫肌瘤可无症状，仅在查体时发现，也常表现为经期延长或月经过多，黏膜下肌瘤引起的 AUB 较严重，通常可经盆腔 B 超、宫腔镜检查发现，通过术后病理检查可确诊。治疗方案决定于患者年龄、症状严重程度、肌瘤大小，数目、位置和有无生育要求等。该患者盆腔 MRI 提示肌瘤局部凸向宫腔，宫腔、子宫内膜受压变形，B 超提示宫腔积液，具有宫腔镜检查指征。

⑵ 鉴别诊断

1）子宫内膜不典型增生和恶变：是 AUB 少见而重要的原因，对于年龄≥45 岁、长期不规则子宫出血、有子宫内膜癌高危因素、超声提示子宫内膜过度增厚、伴回声不均、药物治疗不显著者，应行诊断性刮宫术并行病理检查，有条件者首选宫腔镜直视下活检术。

2）子宫内膜息肉：子宫内膜息肉在成年女性合并 AUB 的患病率为 10%~15%，在绝经后出血的患病率为 9.2%~12.0%，多数子宫内膜息肉为良性病变，确诊需要病理结果，该患者超声提示宫腔积液合并 AUB，有宫腔镜手术指征。

3）子宫肉瘤：好发于老年女性，生长迅速，多有腹痛、腹部包块及不规则阴道流血，超声及磁共振有助于鉴别诊断，诊断依据为组织病理学检查，该患者超声及 MRI 均提示宫腔积液、子宫平滑肌瘤，目前不首先考虑子宫肉瘤，但仍不能排除其可能性。

⑶ 宫腔镜检查：宫腔镜术中发现宫腔少量暗红色积血，肌瘤样物由左侧壁部分凸入宫腔，宫腔失去正常形态，子宫内膜菲薄，极少许内膜略不平整。遂行诊断性刮宫，病理结果提示子宫内膜息肉。

⑷ 后续治疗方案：患者拒绝手术治疗子宫肌瘤，嘱其严密随访，定期复查经阴道盆腔超声；再次知情同意后患者要求继续 MHT 治疗，替勃龙 2.5mg，每日 1 次。

⑸ 随访：6 个月后外院体检超声提示子宫后位，形态不规则，子宫内膜厚度 0.3cm，左侧壁肌层可及 7.5cm × 7.1cm × 5.3cm 偏低回声结节，界清，内部回声不均匀。双侧卵巢显示不清。

2. 子宫肌瘤应用 MHT 的注意事项 子宫切除术后或肌瘤剔除术后的女性可行 MHT。保留子宫行 MHT 者，肌瘤<3cm 时安全性较高，>5cm 风险可能会增大，肌瘤 3~5cm 者应根据患者情况综合判断。对肌瘤而言，雌激素口服比经皮更安全，替勃龙比雌孕激素连续联合疗法更安全。

七、专家点评

湖北省妇幼保健院妇产科主任医师易念华点评意见：患者前期检查未提示子宫内膜息肉，之前从未发生过阴道出血，但在应用 MHT 后发生阴道出血，需要评估此次阴道出血与替勃龙的相关性。在宫腔镜诊断性刮宫术除外内膜病变后，为了缓解更年期症状，预防远期并发症，可以选择继续替勃龙 2.5mg，每日 1 次，但需警惕替勃龙存在导致绝经后出血的可能，因此应遵守“最小有效剂量”原则，在合适时机进行减量，如调整为 1.25mg，每日 1 次。另外，在临床实践中一般在子宫内膜厚度超过 0.5cm 时才会进行积极干预，本例患者内膜较薄，但病理结果提示已发生器质性病变，因此提醒我们不应墨守成规，应针对情况具体分析，进行个体化决策。

浙江大学医学院附属妇产科医院妇产科主任医师马袁英点评意见：绝经后出血是 MHT

过程中常见的问题之一，值得警惕和重视。本病例的前期检查均未提示阴道出血的准确原因，因此行宫腔镜探查的指征明确。手术前内膜较薄，可不行孕激素撤退出血。宫腔镜去除息肉后，后期严密的随访中未再发生出血，因此前述出血是由子宫内膜息肉引起的结论成立。同时，随访也关注了肌瘤的变化情况，未发现子宫肌瘤明显增大。

杭州市妇产医院妇产科主任医师金雪静点评意见：本病例最初因绝经症状就诊，合并子宫肌瘤，且肌瘤直径 7cm，同时坚决要求 MHT 治疗。更年期多学科管理团队首先考虑患者肌瘤较大，MHT 是否会影响子宫肌瘤的生长，若肌瘤过大，是否需要手术治疗。同患者沟通 MHT 获益及风险，患者表示理解，但拒绝手术治疗子宫肌瘤，仍坚决要求 MHT 缓解症状。综合评估后，予以替勃龙口服并严密随访，患者接受并配合随访。2 个月后患者出现阴道出血，宫腔镜检查提示子宫内膜息肉，患者仍坚决要求 MHT 继续治疗，拒绝手术解决子宫肌瘤的风险。更年期管理团队再次讨论 MHT 可行性。有研究提示，MHT 是影响子宫内膜息肉的独立危险因素。多位行业学者的研究发现，不同 MHT 方案对子宫内膜息肉发生的影响存在差异，替勃龙的发生率可能高达 3 倍。我们团队前期的一项研究结果也提示，MHT、肥胖、有子宫内膜炎病史者绝经后更易发生子宫内膜息肉，绝经后出血和肥胖是子宫内膜息肉恶变的危险因素。在全面分析获益及风险后，更年期管理团队认为在严密的随访下，可遵循患者意愿继续 MHT 治疗。与患者沟通病情，患者表示配合。本病例目前仍在严密的随访中。

八、小结

绝经后反复阴道出血需尽快行宫腔镜检查明确病因。严密的随访和患者的配合可大幅提高 MHT 的安全性，达到最大获益。

病例提供者：周洁
点评专家：易念华、马袁英、金雪静
信息编辑：石艳

参考文献

中华医学会妇产科学分会绝经学组．绝经管理与绝经激素治疗中国指南(2018)［J］. 中华妇产科杂志，2018，53(11)：729-739.

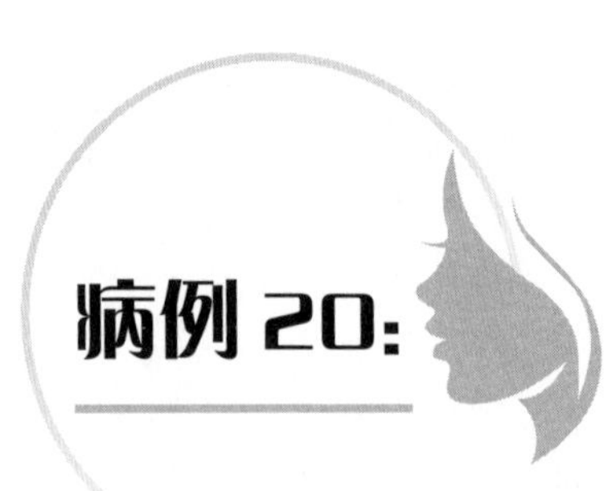

病例 20：MHT 的获益与风险管理

一、病历摘要

1. **一般情况** 患者女性，54 岁。

2. **主诉** 绝经激素治疗 5 年，超声提示宫内异常回声 3 月余。

3. **现病史** 平素月经规律，5~7 天/35 天，量中等，痛经（–）。2015 年 1 月开始出现月经周期延长，随后出现潮热、烦躁等症状；2015 年 10 月外院就诊后诊断为“更年期综合征”，给予 MHT 治疗。治疗期间用药情况及生殖激素变化情况见表 2-20-1。2020 年 6 月 2 日外院超声提示宫腔内异常回声 1.2cm × 1.3cm × 0.7cm，内可探及血流信号，息肉可能。患者拒绝进一步治疗。2020 年 9 月 27 日为求进一步诊治就诊。

表 2-20-1 患者治疗期间用药及生殖激素变化情况

时间	用药情况	症状	FSH/ $(mU \cdot ml^{-1})$	LH/ $(mU \cdot ml^{-1})$	E_2/ $(pg \cdot ml^{-1})$	P/ $(ng \cdot ml^{-1})$	其他
2015 年 6 月 24 日	未服药	月经周期延长	6.3	3.42	66.0	0.25	超声内膜 1.0cm，于检查后第 2 天月经来潮
2015 年 10 月	开始应用戊酸雌二醇片/雌二醇环丙孕酮片	月经仍稀发，潮热、烦躁等加重	—	—	—	—	全身评估后启动 MHT；患者自行间断服用戊酸雌二醇片/雌二醇环丙孕酮片，并加服黄体酮

续表

时间	用药情况	症状	FSH/ $(mU \cdot ml^{-1})$	LH/ $(mU \cdot ml^{-1})$	E_2/ $(pg \cdot ml^{-1})$	P/ $(ng \cdot ml^{-1})$	其他
2015 年 11 月 8 日	服戊酸雌二醇片/雌二醇环丙孕酮片 1 个月停药后	症状改善经期第 3 天	57.9	27.90	37.3	—	AMH<0.06ng/ml FSH↑ FSH/LH>2 卵巢功能衰竭隐匿期?
2016 年 1 月 4 日	自发月经	经期第 3 天	16.3	3.85	<20.0	0.30	E_2↓
2016 年 11 月 24 日	服戊酸雌二醇片/雌二醇环丙孕酮片 1 个月	经期第 3 天	—	—	27.0	—	2016 年 12 月 2 日子宫内膜厚 0.5cm
2017 年 1 月 18 日	停药 2 个月，服用黄体酮后 7 天	无撤退出血	54.6	27.09	<10.0	<0.10	FSH>25mU/ml，卵巢功能衰竭
2017 年 5 月 11 日	周期序贯	潮热、烦躁等症状好转，连续 4 个月无月经样出血	—	—	—	—	检测子宫内膜厚 0.3~0.5cm，更改用药方案为替勃龙
2017 年 12 月至 2018 年 1 月	连续联合	无出血、乳房胀痛	—	—	—	—	考虑卵巢功能已衰竭，患者顾虑其服药情况，更改回原方案
2018 年 2 月	周期序贯	换回此方案后乳房胀痛症状消失	16.3	3.85	<20.0	0.21	超声：乳腺增生
2018 年 6 月 7 日	自行停药 2 个月	再次出现潮热出汗、易哭、烦躁、乏力，且未行经	—	—	—	—	超声：多发小肌瘤（<1cm）
2018 年 7 月 29 日	周期序贯	有周期性出血，量渐减少	63.1	32.60	37.8	0.35	子宫内膜厚 0.6cm
2019 年 2 月 13 日	周期序贯	停经 3 月余	—	—	40.0	—	AMH 为 0.01ng/ml，极低

续表

时间	用药情况	症状	FSH/($mU \cdot ml^{-1}$)	LH/($mU \cdot ml^{-1}$)	E_2/($pg \cdot ml^{-1}$)	P/($ng \cdot ml^{-1}$)	其他
2019 年 3 月 26 日	周期序贯	末次出血,量极少,1 天干净	—	—	—	—	定期检测乳腺较前无显著变化
2020 年 4 月 4 日	周期序贯		58.3	19.50	38.2	0.19	
2020 年 10 月 20 日	终止用药 1 个月		63.8	31.95	<20.0	0.24	

注:FSH. 卵泡刺激素;LH. 黄体生成素;E_2. 雌二醇;P. 孕酮;AMH 抗扛米勒管激素。

4. **既往史** 乳腺增生 20 年余,未规范治疗。既往 MHT 治疗情况如表 2-20-1 所示。否认高血压、糖尿病等病史,否认肝炎、结核等传染病病史,否认外伤史、手术史、输血史。否认食物及药物过敏史。

5. **月经婚育史** 初潮 12 岁,平素月经规律,5~7 天/35 天,量中等,痛经(-)。LMP 为 2019 年 3 月 26 日。2015 年 1 月出现月经紊乱,MHT 治疗 5 年。未婚,有性生活,G_0P_0,现未避孕。

6. **家族史** 父母患有高血压、冠状动脉粥样硬化性心脏病,姐姐患有子宫脱垂,否认恶性肿瘤家族史。

二、体格检查

1. **一般检查** 体温 36.4℃,血压 112/72mmHg,心率 71 次/min,呼吸 18 次/min。身高 165cm,体重 67kg,BMI 26.2kg/m^2。一般情况良好,查体合作,腹软,无压痛。

2. **妇科检查**

(1) 外阴:已婚未产式。

(2) 阴道:通畅,黏膜正常,少量褐色分泌物,无异味。

(3) 宫颈:光滑,接触性出血(-),举痛(-),摇摆痛(-),宫口未见赘生物。

(4) 宫体:后位,质中,活动度好,无压痛。

(5) 双附件:未及异常,压痛(-)。

(6) 三合诊:黏膜光滑,指套无血染。

三、辅助检查

1. **宫颈 TCT、HPV 检查** 未见异常。

2. **经阴道盆腔超声检查** 子宫后位,大小 4.0cm × 3.6cm × 4.0cm,肌壁回声欠均匀,肌壁间可见数个低回声结节,较大者位于后壁,大小约 1.1cm × 0.9cm × 1.1cm,子宫内膜厚约 0.76cm,回声不均匀,冠状面示宫腔形态正常,宫腔内可见一偏高回声区,范围约 1.6cm × 0.9cm × 1.6cm,CDFI 示可见较丰富血流信号,RI:0.49。双侧宫角可见。左侧卵巢大小约 2.1cm × 1.0cm × 1.5cm,右侧卵巢大小约 1.5cm × 1.0cm × 1.3cm。双附件区未见异常回声。子宫直肠窝可见液性暗区，范围约 1.1cm × 2.8cm。提示：宫腔内偏高回声(倾向内膜病变)；子宫肌壁间结节；盆腔少量积液。

3. **超声造影检查** 宫腔内可见一偏高回声区，范围约 1.6cm × 0.9cm × 1.6cm，CDFI 可见较丰富血流信号，RI：0.49。提示：符合子宫内膜息肉超声造影表现（血供丰富)，不除外子宫内膜癌。

4. **乳腺彩超检查** 双侧乳腺 BI-RADS 2 级。

5. **肿瘤标志物检查** 糖类抗原（CA)19-9 68.3U/ml，CA50 33.25IU/ml；CA125、CA15-3、甲胎蛋白（AFP)、癌胚抗原（CEA)、鳞癌相关抗原（SCC）等均正常。

6. **血 hCG 检查** hCG<5mU/ml。

7. **心脏超声检查** 左室舒张功能稍降低。

8. **腹部超声检查** 肝囊肿。

9. **泌尿系超声检查** 未见明显异常。

10. **上腹部 CT 检查** 肝右前下段囊肿。

11. **下腹部 CT 检查** 腹腔少量积液。腹腔及腹膜后未见肿大的淋巴结。

12. **血糖、血脂、肝肾功能、甲状腺功能、超声骨密度检查** 未发现明显异常。

13. **宫腔镜检查** 见宫腔呈桶状改变，双宫角显示清楚，双侧输卵管开口可见，子宫内膜不厚，右侧宫壁及后壁可见异型血管，宫底部可见一约 2.0cm × 1.5cm 息肉样组织，可见丰富血运及异型血管，组织糟脆。术后病理：(宫腔内容物) 中分化腺癌，组织学亚型考虑为子宫内膜样癌，部分区域伴黏液分化；FIGO 分级：Ⅱ级。

14. **盆腔磁共振** 平扫结果：子宫浆膜面完整。盆腔及双侧腹股沟区未见明显肿大淋巴结。增强结果：早期示宫腔内点状异常增强，随时间延长持续呈点状异常强化。诊断：子宫内膜癌，宫腔镜术后状态。

四、治疗方案

2020 年 11 月 16 日行腹腔镜下子宫内膜癌分期术。术后病理：子宫内膜样癌伴局灶鳞化；部分乳头状癌伴黏液化生（子宫内膜样癌伴黏液化生，FIGO Ⅰ级、Ⅱ级)；肿物侵犯子宫肌壁<1/2。

五、术后诊断

1. **子宫内膜样癌ⅠA 期，FIGO Ⅰ级**
2. **子宫内膜恶性肿瘤分期术后**
3. **更年期综合征**
4. **子宫多发性平滑肌瘤**
5. **乳腺增生**
6. **肝囊肿**
7. **超重**

六、治疗心得

1. **本例 MHT 治疗特点** 本例患者具有 MHT 适应证：年龄<60 岁；处于绝经过渡期，并

出现绝经相关症状。无禁忌证，但存在 MHT 慎用情况：血栓形成倾向（超重、家族史），乳腺增生。同时患者有子宫内膜癌的高发风险：年龄、超重、未孕。综合考虑以上因素，可在严密监测下行 MHT。后续治疗过程中出现了新的问题：子宫肌瘤，但肌瘤直径<3cm，尚不是终止 MHT 的情况；影像学提示宫腔占位，及时对患者进行宫腔镜检查明确诊断。个体化用药、完善严密的随诊、准确及时的诊治是本例患者治疗安全性的重要保障。除此之外，患者有良好的依从性，能够遵医嘱定期随诊，也是顺利治疗的关键因素。

2. MHT 过程中对子宫内膜安全性的监测

（1）2016 年国际绝经学会：使用高剂量雌激素或 BMI 高的女性可能需要较高剂量的孕激素来保护子宫内膜；无孕激素拮抗的雌激素治疗的持续时间和使用剂量会增加子宫内膜增生和癌变风险。

（2）2017 年北美绝经协会：MHT 可考虑用于经手术治疗后有症状的早期子宫内膜癌（低风险）。

（3）《绝经管理与绝经激素治疗中国指南（2018）》：有子宫的女性，MHT 方案中应加用足量及足疗程的孕激素以保护子宫内膜。MHT 方案中孕激素的使用时间不应短于 10~14 天。

七、专家点评

首都医科大学附属北京世纪坛医院妇产科副主任医师顾蓓点评意见：该患者用药方案先是周期序贯，然后是连续联合，后来又变成周期序贯。在外院的治疗很规范，患者也配合定期检查。在孕激素的应用当中，患者特别担心乳腺的问题，2018—2020 年的治疗过程中序贯应用的孕激素曾自行减量。因此在 MHT 过程中，药师的参与对患者用药模式的选择非常重要，只有在单孕激素、雌孕激素（连续联合、连续序贯、周期序贯）等最小有效剂量的长期应用并严密监管下，患者才可获益最大。药师规范的管理和互动会对患者有很好的指导。

该患者最终子宫内膜的肿瘤是否与激素应用有关，尚无定论。2020 年 6 月首先发现宫腔内高回声，但由于患者个人及疫情原因未行宫腔镜检查。2020 年 10 月就诊于我院，手术结果为子宫内膜样癌ⅠA 期，FIGO Ⅰ级。因此除了用药风险的监管，对内膜的监管同样重要，观察患者是否有月经稀发、月经频发或者月经模式的改变。

整个 MHT 过程中，陪伴和监督非常重要，陪伴包括多学科的管理和指导，互动需要和患者多沟通，患者会有很多问题，如担心各种治疗方法的风险、药物的副作用、不用药物会怎样等。医生需要及时发现患者的问题及安全性风险，依从性的管理、多学科的沟通和患者的互动是长期的过程。

北京大学人民医院妇产科主任医师杨欣点评意见：MHT 中有关子宫内膜安全性的问题，既有长期 MHT 以后发生子宫内膜癌的情况，也存在短期应用就发生恶性肿瘤的情况。目前的证据认为，MHT 中子宫内膜的安全性问题已经充分解决。无论是周期序贯还是连续序贯治疗，孕激素应用达到 14 天以上者发生子宫内膜癌的风险与未进行 MHT 者相同。连续联合方案的内膜安全性被认为优于序贯治疗，建议在绝经过渡期接受 2~4 年周期/连续序贯治疗后的患者更换到连续联合方案，连续联合方案的内膜安全性会得到更好的保障。但需要注意的是，与未进行 MHT 的人群发生子宫内膜癌风险一致并不意味着 MHT 患者绝对不会发生子宫内膜癌，在临床管理中每年依然要进行监测及评估。患者的症状及子宫内膜厚度非常重要，目前子宫内膜厚度的安全界线为 5mm，MHT 中是否放宽到 8mm 目前尚没有定论。在 MHT 中有预期出血和非预期出血，预期出血如序贯治疗中大部分为孕激素将要撤退时的出血，非预期出血包括使用雌激素期间的出血和后半期使用孕激素期间的出血。如果患者在序贯治疗过程中反复发生非预期出血，要高度怀疑内膜是否有问题，需要先调整剂量，密切观察出血模式、超声提示的情况。启动 MHT 前，要对内膜进行详细评估。用药中如果雌激素使用过程中出血，可能是雌激素的剂量不足，要适当增加雌激素剂量，如果雌激素剂量增加后，前半周期不再出血、后半周期出血，则大部分考虑与孕激素剂量相对不足有关，可考虑将使用的黄体酮胶囊换成效价高的合成孕激素，或增加黄体酮的剂量。在更换了药物的剂量和种类后依然反复出血就要高度怀疑内膜的问题。连续联合方案的出血多出现在 MHT 启动后前半年，其次与药物的剂量也有关系。如果前半年出现少量、点滴、不规则出血，但随着用药过程出血逐渐减少，持续的时间逐渐缩短是一个正常的反应；如果反复出血，一定要高度警惕。有关子宫内膜癌的问题目前已有定论，在规范的评估、治疗下，理论上 MHT 是不增加子宫内膜癌风险的。从孕激素的选择来讲，过去醋酸甲羟孕酮用得比较多，但现在的证据认为醋酸甲羟孕酮会增加乳腺癌的风险；有综述显示地屈孕酮及黄体酮胶囊均可降低乳腺癌风险，从乳腺的安全性来讲是一样的，但从内膜的安全性来讲，地屈孕酮略优于黄体酮胶囊，因为黄体酮胶囊的吸收率较低，剂量过大又会出现头晕等副作用，而地屈孕酮则兼顾了乳腺和内膜的安全性。除此之外，替勃龙成分中有一个 δ-4 异构体，它能对抗分解的 3-α 羟基炔诺酮、3-β 羟基炔诺酮，理论上对内膜是相对安全的，不过最近有一个 meta 分析提出了它有增加内膜癌风险的趋势。总之，这些药都是相对安全的，用药的过程中要加强监测，每年进行子宫内膜厚度的评估，重视子宫内膜有无不均质回声，或者血流信号比较丰富的征象。总体来说，风险并不大但应该提高警惕。

八、小结

MHT 启动前应详细评估，用药中仔细观察，出现异常情况时详细分析，或严密观察，或调整用药方案，或不除外恶性时果断手术治疗，均需临床医生，乃至多学科团队与患者充分沟通，缜密决策，以患者最大获益、最低风险为目标。

病例提供者：罗蕾
点评专家：顾蓓、杨欣
信息编辑：刘敏

参考文献

1. 中华医学会妇产科学分会绝经学组 . 绝经管理与绝经激素治疗中国指南(2018)［J］. 中华妇产科杂志，2018，53(11)：729-739.

2. BABER RJ，PANAY N，FENTON A，et al. 2016 IMS Recommendations on women's midlife health and menopause hormone therapy［J］. Climacteric，2016，19(2)：109-150.

3. The NAMS 2017 Hormone Therapy Position Statement Advisory Panel. The 2017 hormone therapy position statement of The North American Menopause Society［J］. Menopause，2017，24(7)：728-753.

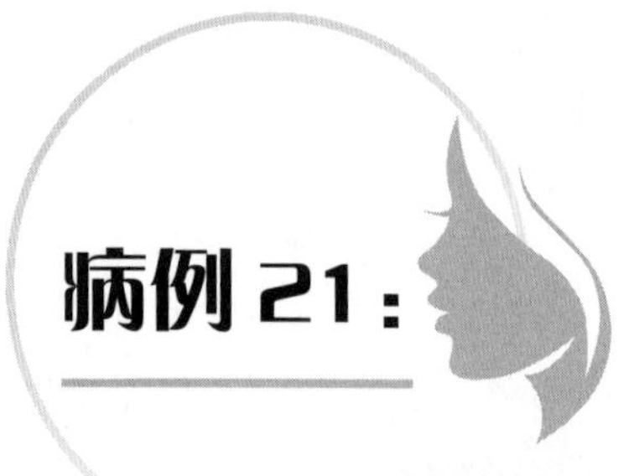

病例 21:

乳腺癌术后应用内分泌治疗的子宫内膜增生问题

一、病历摘要

1. **一般情况** 患者女性,53 岁。

2. **主诉** 乳腺癌术后 1 年余,闭经半年。

3. **现病史** 平素月经规律,5~6 天/28~30 天,2016 年、2017 年曾有 2 次月经稀发病史,自行口服黄体酮胶囊调经治疗后,月经恢复正常。2019 年 2 月因乳腺导管原位癌行右乳腺癌保乳根治术+右侧腋窝淋巴结切除术,术后补充放射治疗,定期复查,口服枸橼酸托瑞米芬 60mg,每日 1 次,术后月经不定期来潮,近半年闭经,LMP 为 2019 年 12 月。2020 年 5 月患者就诊于社区医院,超声检查示子宫内膜厚 1.28cm,提示子宫内膜增厚。为求进一步诊治就诊于我科。

4. **既往史** 2009 年因"肝血管瘤"行开腹血管瘤切除术;2019 年因乳腺导管原位癌行右乳腺癌保乳根治术+右侧腋窝淋巴结切除术;2020 年 5 月行甲状腺癌根治术。否认高血压、糖尿病等病史,否认肝炎、结核等传染病病史,否认外伤史。否认食物及药物过敏史。

5. **月经婚育史** 14 岁初潮,平素月经规律,5~6 天/28~30 天,无痛经。LMP 为 2019 年 12 月。25 岁结婚,G_3P_1,顺产一子,人工流产 2 次。工具避孕。

6. **家族史** 母亲患肺癌;父亲有肝血管瘤病史;否认高血压及糖尿病家族史。

二、体格检查

1. **一般检查** 体温 36.4℃,血压 122/71mmHg,心率 78 次/min,呼吸 18 次/min。身高 164cm,体重 52kg,BMI 19.3kg/m^2。一般情况欠佳,略焦虑,查体合作,腹软,无压痛。

2. **妇科检查**

(1) 外阴:已婚已产式。

(2) 阴道:通畅,黏膜光滑。

(3) 宫颈：光滑，萎缩。

(4) 宫体：前位，萎缩，活动好，无压痛。

(5) 双附件：未及异常，压痛（-）。

三、辅助检查

1. **宫颈 TCT、HPV 检查** 未见异常。

2. **经阴道盆腔超声检查** 子宫前位，大小 6.5cm × 5.5cm × 5.4cm，肌壁回声欠均匀，左侧壁可见一低回声结节，向外生长，约 3.7cm × 3.1cm × 2.6cm，CDFI 可见其内血流信号，RI：0.58，子宫内膜厚约 1.41cm，宫腔内未见明显异常。左侧卵巢无回声区，大小约 3.3cm × 2.5cm × 2.0cm。提示：子宫肌瘤；子宫内膜增厚；左侧卵巢无回声区。

3. **生殖激素六项检查** 结果见表 2-21-1。

表 2-21-1 患者生殖激素六项检查结果

时间	FSH/（$mU \cdot ml^{-1}$）	LH/（$mU \cdot ml^{-1}$）	E_2/（$pg \cdot ml^{-1}$）	P/（$ng \cdot ml^{-1}$）	T/（$ng \cdot ml^{-1}$）	PRL/（$ng \cdot ml^{-1}$）
2017-12-20	4.09	3.98	58	8.37	0.19	11.32
2020-04-13	17.06	19.56	246	0.44	0.13	9.99
2020-05-19	12.56	21.84	505	0.43	0.17	10.92

注：FSH. 卵泡刺激素；LH. 黄体生成素；E_2. 雌二醇；P. 孕酮；T. 睾酮；PRL. 催乳素。

4. **血常规、凝血功能、生化全项、肿瘤标记物、甲状腺功能检查** 未见明显异常。

5. **乳腺癌术后病理检查** （右乳肿物）乳腺导管原位癌伴微浸润（<1mm），合并导管内乳头状癌，原位癌成分大部分为低级别，部分中级别，原位癌镜下最大径 2.0cm，伴发病变包括导管内乳头状瘤。（右乳扩大切除组织）乳腺残腔周围组织内见多灶低级别导管原位癌；（腋窝淋巴结）淋巴结未见转移癌（0/28）；（下切缘补切）缝线处乳腺组织内见小灶低级别导管原位癌。

免疫组化：ER（+），PR（+），HER2（1+），Ki-67（index 15%+），CK5（肌上皮+），P63（肌上皮+），CD10（肌上皮+），Calponin（肌上皮+），P53（-），E-cadherin（+），p120（膜+），CD34（血管+）。

四、初步诊断

1. **子宫内膜增厚**
2. **乳腺癌保乳术后**
3. **甲状腺癌术后**
4. **子宫肌瘤**
5. **卵巢囊肿**

五、治疗方案

结合患者情况，考虑患者对内膜增厚过度焦虑，遂于我院行宫腔镜检查+诊断性刮宫术+子宫内膜息肉电切术。术后病理:子宫内膜息肉;(宫腔内容物)弱增殖期子宫内膜,见少许复层鳞状上皮黏膜。

术后1个月复查经阴道盆腔超声:子宫前位,大小5.8cm×5.0cm×4.1cm,肌壁回声欠均匀,左侧壁回声结节,向外生长,约2.6cm×3.0cm×2.8cm,CDFI可见其内血流信号,RI:0.63,子宫内膜厚约0.57cm,回声欠均,CDFI未见其内信号。双附件未见异常。提示:子宫肌瘤;子宫内膜回声欠均;宫颈腺囊肿。生殖激素六项变化情况见表2-21-2。

表2-21-2 患者生殖激素六项变化情况

时间	FSH/ ($mU \cdot ml^{-1}$)	LH/ ($mU \cdot ml^{-1}$)	E_2/ ($pg \cdot ml^{-1}$)	P/ ($ng \cdot ml^{-1}$)	T/ ($ng \cdot ml^{-1}$)	PRL/ ($ng \cdot ml^{-1}$)
2017-12-20	4.09	3.98	58	8.37	0.19	11.32
2020-04-13	17.06	19.56	246	0.44	0.13	9.99
2020-05-19	12.56	21.84	505	0.43	0.17	10.92
2020-07-06	39.20	26.85	<20	0.16	0.17	10.37

注:FSH. 卵泡刺激素;LH. 黄体生成素;E_2. 雌二醇;P. 孕酮;T. 睾酮;PRL. 催乳素。

考虑到乳腺癌术后子宫内膜增生用药的安全性,患者无异常子宫出血情况,暂予以门诊定期随访。

六、治疗心得

1. 病例特点

(1) 患者53岁,处于围绝经期,乳腺癌术后1年余;补充放射治疗,给予枸橼酸托瑞米芬口服,闭经半年;甲状腺癌术后。

(2) 定期监测发现子宫内膜回声不均,增厚明显;内分泌激素检测示雌激素升高明显,考虑乳腺癌术后药物所致。

(3) 宫腔镜检查示子宫内膜息肉、子宫内膜增生。

2. 常用的乳腺癌内分泌治疗药物

(1) 选择性雌激素受体调节剂:他莫昔芬、托瑞米芬等。

(2) 促黄体生成素释放激素类似物:戈舍瑞林、亮丙瑞林。

(3) 芳香化酶抑制剂:来曲唑、阿那曲唑。

其中选择性雌激素受体调节剂(SERM)应用最为广泛。他莫昔芬的治疗效果来源于它的抗雌激素特性,但其还有微弱的雌激素样活性。在标准剂量时,他莫昔芬与子宫内膜增生、子宫内膜不典型增生、息肉形成、浸润性癌及子宫肉瘤相关。2015年ACOG建议,使用他莫昔芬的妇女应该被告知有发生子宫内膜增生、不典型增生、子宫内膜癌和子宫肉瘤的风险;鼓励患者及时报告所有异常的阴道症状,包括血性分泌物、点滴样出血或白带;任何异常的阴道出血、阴道血性分泌物、点滴样出血或白带都应进行检查;服用他莫昔芬的绝经后妇女应该严密监测子宫内膜增生和子宫内膜癌的症状;接受他莫昔芬治疗的绝经前妇女不增加子宫内膜癌的风险,不需要超出常规妇科检查以外的额外监测,除非患者已经被确定为子宫内膜癌的高危人群。同时《绝经管理与绝经激素治疗中国指南(2018)》认为,虽然同时使用孕激素可以降低单纯使用雌激素女性发生子宫内膜增生和子宫内膜癌的风险，但是孕激素对于乳腺癌以及使用他莫昔芬后子宫内膜的影响还不明确，因此不主张低风险妇女应用孕激素。

《左炔诺孕酮宫内缓释系统临床应用专家共识》提示，乳腺癌患者在他莫昔芬治疗时放置 LNG-IUS 可大大降低上述风险，可以起到有效的子宫内膜保护作用。关于安全性的研究，LNG-IUS 对乳腺癌复发的影响有不同的结论。因此，基于目前的证据，对乳腺癌患者使用 LNG-IUS 应持审慎态度。

七、专家点评

首都医科大学附属北京世纪坛医院乳腺科主任医师李艳萍点评意见：此病例全面讲解了乳腺癌患者内分泌治疗及定期监测子宫内膜的情况。

1. 患者乳腺癌术后、甲状腺癌术后、反复雌激素增高明显，已做宫腔镜手术，但枸橼酸托瑞米芬要求口服 5 年，患者仍有子宫内膜增生甚至内膜病变的高风险，怎样管理患者的子宫内膜？在孕激素及 LNG-IUS 无法应用的情况下，是否可以行卵巢手术去势治疗？

对于绝经前的乳腺癌患者，若肿瘤期别较早、复发风险较低，术后主要应用 SERM 如枸橼酸托瑞米芬；对于复发风险较高的患者，如肿瘤较大、期别较晚、淋巴结转移较多、HER2（+）、化疗后仍未绝经，由于枸橼酸托瑞米芬的不良反应之一是其微弱的雌激素样作用可能引起的子宫内膜增殖，因此术后内分泌治疗需应用枸橼酸托瑞米芬 5 年联合卵巢功能抑制治疗（放疗、手术去势、药物性卵巢去势，如戈舍瑞林、亮丙瑞林）。由于放疗范围大且时间长、手术去势会造成再次创伤，因此不建议本例患者使用前两种方式；而在子宫内膜增长可控制的情况下，也不建议加用药物抑制卵巢功能。

2. 指南共识认为无症状的内膜增生可以不用定期监测，但患者往往十分焦虑，如何权衡子宫内膜是否病变？检测的时机是何时？

根据临床实践，乳腺癌术后使用 SERM 是比较安全的，发生子宫内膜癌的风险相对较低，呈时间和剂量依赖性。如果无异常症状（阴道不规则出血），一般每年 1 次妇科超声检查；若出现子宫内膜异常增殖（≥12mm 且<15mm），可密切随访观察（≤半年一次妇科检查）；如为复发转移的低风险患者，子宫内膜持续性增殖，同时合并卵巢囊肿，可加用药物性卵巢功能抑制，如戈舍瑞林等药物 3~4 个月，若出现了阴道不规则流血、分泌物异常且伴有超声异常等情况，建议妇科就诊进行治疗，必要时行宫腔镜诊刮。

3. 绝经后乳腺癌患者可以用芳香化酶抑制剂，其子宫内膜增生的相对概率要降低，那么药物性闭经的患者如何判断是否绝经？以及如何衡量换药的时机？

芳香化酶抑制剂主要有阿那曲唑、来曲唑、依西美坦 3 种，目前临床研究证明应用 5 年芳香化酶抑制剂疗效优于他莫昔芬，且对子宫内膜影响小，适用于绝经后乳腺癌患者。因此，换药的时机选择取决于对绝经状态的准确判断。判断绝经的标准：①双侧卵巢切除后；②年龄≥60 岁；③年龄<60 岁，但自然停经>12 个月，其间未接受化疗、手术去势、他莫昔芬等药物治疗的情况下，FSH、E_2 达到绝经后范围；④年龄<60 岁，正在服用他莫昔芬等药物治疗的情况下，FSH、E_2 连续 2 次在绝经后范围。满足条件者可进行换药，本例患者在服用他莫昔芬过程中激素水平已属于绝经后水平，可以判断为绝经，因此可以换用芳香化酶抑制剂。

如果是比较复杂的情况，如围绝经期患者接受化疗后闭经，同时患者在服用卵巢功能抑制药物及他莫昔芬,则激素水平无法判断能否反映真正的绝经状态,可将卵巢功能抑制药物停药半年,半年内单独服用他莫昔芬,其间连续监测激素水平,若 3 次激素水平达到绝经后的标准,便可以判断绝经,此时可进行换药治疗。

八、小结

乳腺癌患者的绝经管理是临床工作中的难点,除了熟练掌握妇科内分泌相关知识,与乳腺科的合作也是非常必要的,多学科协作共同为患者安全保驾护航。

病例提供者：陈美玲
点评专家：李艳萍
信息编辑：武艳荣

参考文献

郎景和,冷金花,邓姗,等. 左炔诺孕酮宫内缓释系统临床应用的中国专家共识[J]. 中华妇产科杂志,2019,54(12):815-825.

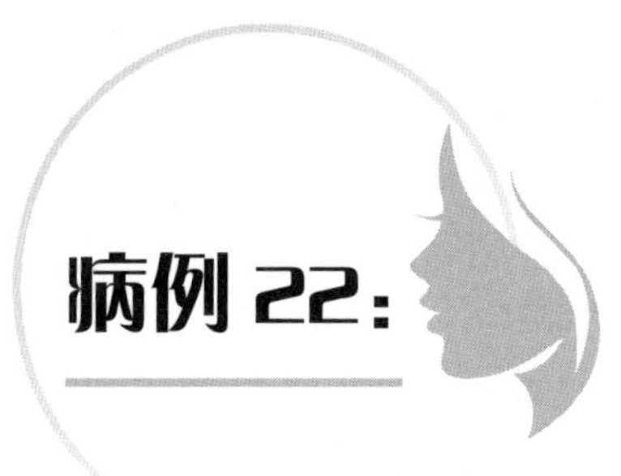

病例 22:如何提高绝经后激素治疗的依从性

一、病历摘要

患者女性,49 岁。月经稀发、量少,潮热出汗,服用雌二醇地屈孕酮片持续 3 个周期,症状改善。患者因担心药物副作用,有停药意愿。患者经过下述过程,充分了解治疗获益及风险后,要求继续 MHT 治疗。

二、治疗心得

依从性也称顺从性、顺应性,指患者按医生规定进行治疗,与医嘱一致的行为,也称患者"合作",反之则称为非依从性。依从性分为完全依从、部分依从、完全不依从三种类型,部分依从是指超过或不足剂量用药、增加或减少用药次数等。以下从四个方面进行讲解。

1. 绝经激素治疗依从性的重要性 依从性是慢性病管理的关键。绝经过渡期、绝经后的生活占女性生命周期的 1/3。其近、中、远期症状时间跨度长,更年期综合征的管理与慢性病的管理类似。

2. 影响患者 MHT 依从性的因素 患者依从性的影响因素包括 3 个方面。①患者相关因素:药物因素,副作用、出血、乳房胀痛、血栓、卒中、冠心病、恐惧肥胖及恶性肿瘤等;社会因素,年龄、文化程度、经济、家庭支持、就诊条件、医疗支付方式、症状严重程度、对绝经激素治疗的认知偏差、精神疾病等。②医生相关因素:理论知识的掌握和更新、工作态度、沟通技巧、是否鼓励患者治疗决策参与。③卫生系统和团队建设:多学科诊疗过程中,各部分充分发挥作用,有效联系、沟通,建立网络化双向转诊及管理。

3. 提高 MHT 患者依从性的方法 多管齐下,排忧解惑,增强信心,提高依从性。

(1) 充分解释药物相关副作用

1) 阴道出血、乳房胀痛:MHT 可能的副作用包括非预期及非月经的出血、乳房胀痛,但不必担心,因为在启动治疗前已充分检查过子宫、乳腺情况,因此这并非恶性肿瘤的信号。

阴道出血和乳房胀痛可能为激素波动所致，短期事件不会影响长期安全性，并嘱患者进行观察，若症状反复或加重，必要时减量或者短暂停药，问题解除后继续 MHT。

2）肥胖：部分患者担心长胖，应向患者解释绝经本身是妇女体重增加和出现腹型肥胖的原因之一，且此激素非彼激素，只有"糖皮质激素"类药物可使脂肪堆积，重新分布于面、胸、背、臀，发生向心性肥胖。而 MHT 推荐应用的药物为天然雌激素、天然或接近天然的孕激素，且为最低有效剂量。但是需要提醒患者，MHT 治疗后食欲可能增加，引起体重增加。应鼓励患者 MHT 治疗配合饮食、运动、行为习惯等生活方式综合干预。

3）乳腺癌：乳腺癌相关危险因素很复杂，是多因素疾病；MHT 引起乳腺癌的风险很小，治疗结束后，风险逐渐降低；乳腺癌发生风险与加用的孕激素种类及持续时间有关；已患乳腺癌者 MHT 是禁忌，要向患者详细解释和鼓励患者，严格定期随访并监测复查。

4）子宫内膜癌：《中国绝经管理与绝经激素治疗指南（2018）》指出，有子宫的女性，MHT 方案中，应加用足量及足疗程的孕激素以保护子宫内膜；连续联合方案对防止子宫内膜增生和子宫内膜癌最有效；MHT 序贯方案中孕激素的使用时间不应短于 10~14 天，同样强调患者定期随访与检查。

5）心血管疾病：《中国绝经管理与绝经激素治疗指南（2018）》指出，对于年龄<60 岁、绝经 10 年内且无心血管系统疾病的绝经期女性，MHT 不增加冠心病和卒中风险，且能够降低冠心病死亡率和全因死亡率；对于年龄≥60 岁，绝经超过 10 年的女性，MHT 可增加冠心病和卒中风险，缺血性卒中发生风险可能轻度增加，但与出血性卒中无相关性，同样强调对患者定期的随访与观察。

（2）社会因素：社会因素中的各个因素都不是孤立的，内部存在相关联系，如文化程度、医疗支付方式、收入等都与经济条件相关；若文化程度较低、年龄较大，则对 MHT 的认知偏差会较大，需要更大力度的科普与宣教；记忆力不好，经常忘记服药或者不带药等，这种情况一般建议患者设置闹钟，于固定的时间、固定的地点服用药物，让其形成一个习惯，不易漏服。另外，家庭的支持也非常重要，包括精神支持与经济支持，因此健康宣教时最好请患者与家属共同参与，争取家属的理解与支持。

（3）医生因素：妇科医生应及时掌握及更新理论知识，通过各种培训、思考、学习诊治思路，从内心尊重每位患者，尊重对方的价值观，保持同理心，对患者的表述有所反馈，语气柔和，避免陷入急躁。在与患者的沟通中，需要掌握沟通技巧，练习通俗易懂的语言方式，每次强调 1~3 个关键点即可。为患者提供宣教材料，若宣教时间有限，及时转诊护理科普门诊，延伸沟通。

（4）卫生系统和团队建设：与 MHT 密切相关，各科室充分发挥作用、有效联系和沟通，上级医院与基层医院建立网络化双向转诊及管理。

以上所有环节均需以患者为中心。妇科医生是决策者，全面评估个体化治疗方案，强调坚持的重要性；护理协助评估，落实督导，进行健身操、凯格尔等运动指导；营养师指导饮食结构、数量，合理分餐，效果监测等；心理咨询师进行心理咨询、心理治疗、情绪管理等；药师指导合理用药，用药咨询、教育，优化用药结构，提高用药依从性，提醒用药注意事项，减少不良反应，首都医科大学附属北京世纪坛医院 2019 年已开设妇科药物治疗管理服务（medication therapy management service，MTMS）门诊，实现网络挂号和预约，是目前北京市唯一一家开设妇科药学门诊的综合医院，MTMS 核心步骤是药物治疗评估，包括与患者沟通，建立患者信息数据库，从适应证、禁忌证、安全性等角度进行用药依从性评估，列出用药相关问题并进行优先性排序，并制订行动计划，对患者进行直接干预，必要时将患者转诊给其他医生。

MTMS 服务的 5 个步骤：①收集信息：收集患者个人信息，全面记录患者治疗信息，包括处方、非处方药物、草药和其他保健品，列出患者用药清单；②分析评估：评估药物治疗方案，识别药物相关问题并列出优先解决问题的清单；③制订计划：制订解决问题的步骤和计划（与患者共同讨论形成，交给患者执行，与其他服务人员分享）；④执行计划：药师要提供咨询服务与干预，如有必要，应建议患者转诊到其他医生或专业医疗机构进行治疗；⑤记录追踪，所有 MTMS 都应记录在案，药师和开处方的医生应与患者进行沟通，药师应进行相应随访，包括转诊相关信息。

三、专家点评

北京大学人民医院妇产科主任医师杨欣点评意见：妇科门诊对于改善患者的依从性是非常重要的。MHT 在中国的使用率非常低，人群中统计大概低于 2%。我们统计了自 2017 年以来在我院进行骨髓移植的患者，卵巢早衰发生率接近 100%，但 MHT 治疗率非常低。由此可以看出大多数女性对 MHT 有一定恐惧。部分患者在 MHT 治疗 3 个月、症状得到改善之后就自行停药，这是目前一个普遍的现象，患者的社会因素、药物的副作用都与依从性相关。另外，医生对 MHT 的理解及态度也是影响依从性的重要原因，因此从多个角度努力才有机会提高 MHT 治疗的依从性。

首先，要有一个专业化的团队对患者进行教育及宣教，建立更年期门诊是关键，更年期门诊团队需要对 MHT 非常了解，对 MHT 有很好的信心，能够很坚定地对患者推广 MHT 治疗，如果患者有问题，能够很规范、很专业地帮助患者解惑。另外，患者因素也非常重要，包括患者的年龄、文化程度、家庭收入、病情等都会影响依从性。最后，多个学科联合诊治，对患者的治疗决定起着非常重要的影响。

广东省妇幼保健院妇产科主任医师夏建红点评意见：依从性问题一直以来都备受关注，不仅是在更年期 MHT 应用过程中，在其他领域也有同样的问题。医护人员不仅仅要自己掌握相关知识，还需要有宣教的技巧，且要掌握心理知识。首次接诊时，识别患者的特点非常重要，部分患者态度很坚定，主动要求 MHT 让自己保持年轻；部分患者会持观望态度，听别人说用着很好，但是又很害怕；还有部分患者完全拒绝用药。因此，需要根据患者的特点，因人而异进行宣教。对于一个有症状的文化程度低的患者，如果谈及药物如何，指南如何描述，患者可能无法理解，治疗中应先给患者用药使其症状缓解后再跟患者慢慢普及后续的治疗问题。另外，同一个医院不同科室的医务人员之间进行定期沟通学习和提高也同样重要。

首都医科大学附属北京世纪坛医院妇产科主任医师白文佩点评意见：现在药师已经不再只是传统意义上的负责发药，还负责为患者提供药物咨询服务。北京世纪坛医院药学门诊常驻妇科药师，除了指导更年期的药物治疗外，也管理抗生素的合理使用。目前还开展线上护理门诊，有专业的健康管理护师进行讲课，患者可以挂号咨询，足不出户，问题就可以得到解决。

四、小结

MHT 可有效缓解绝经过渡期、绝经后期不适症状，但需要良好的依从性，长期坚持，定期复查、随访。影响患者用药依从性的因素众多,更年期多学科综合管理有助于提高患者的治疗依从性。

病例提供者：张江琴
点评专家：杨欣、夏建红、白文佩
信息编辑：赵欣欣

参考文献

中华医学会妇产科学分会绝经学组．绝经管理与绝经激素治疗中国指南(2018)[J]. 中华妇产科杂志，2018,53(11):729-739.